**Psychodynamische Psychotherapie**

**Praxis der psychodynamischen Psychotherapie – analytische und tiefenpsychologisch fundierte Psychotherapie Band 1**

Psychodynamische Psychotherapie

Prof. Dr. Manfred E. Beutel, Prof. Dr. Stephan Doering,
Prof. Dr. Falk Leichsenring, Prof. Dr. Günter Reich

Herausgeber der Reihe:

Prof. Dr. Manfred E. Beutel, Prof. Dr. Stephan Doering,
Prof. Dr. Falk Leichsenring, Prof. Dr. Günter Reich

Manfred E. Beutel
Stephan Doering
Falk Leichsenring
Günter Reich

# Psychodynamische Psychotherapie

## Störungsorientierung und Manualisierung in der therapeutischen Praxis

2., überarbeitete Auflage

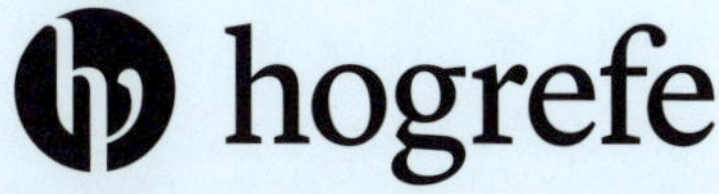

**Prof. Dr. med. Dipl.-Psych. Manfred E. Beutel,** geb. 1955. Facharzt für Psychosomatische Medizin und Psychotherapie, Psychoanalytiker. Seit 2004 Direktor der Klinik und Poliklinik für Psychosomatische Medizin und Psychotherapie der Johannes Gutenberg-Universität Mainz.

**Prof. Dr. med. Stephan Doering,** geb. 1966. Facharzt für Psychosomatische Medizin und Psychotherapie, Facharzt für Psychiatrie und Psychotherapie, Psychoanalytiker. Seit 2011 Leiter der Klinik für Psychoanalyse und Psychotherapie der Medizinischen Universität Wien.

**Prof. Dr. rer. nat. Dipl.-Psych. Falk Leichsenring,** geb. 1955. Psychologischer Psychotherapeut und Psychoanalytiker. Seit 2007 Professor für Psychotherapieforschung in der Abteilung Psychosomatik und Psychotherapie der Justus Liebig-Universität Giessen.

**Prof. Dr. phil. Dipl.-Psych. Günter Reich,** geb. 1952. Psychologischer Psychotherapeut, Psycho-analytiker, Paar- und Familientherapeut, Kinder- und Jugendlichenpsychotherapeut. Bis 2017 Leiter der Ambulanz für Familientherapie und für Essstörungen, der Psychotherapeutischen Ambulanz für Studierende sowie der Psychotherapeutischen Sprechstunde für Mitarbeiterinnen und Mitarbeiter der Universität in der Klinik für Psychosomatische Medizin und Psychotherapie der Universitätsmedizin Göttingen. Seit 2017 tätig in eigener Praxis sowie in Forschung und Lehre, Fort- und Weiterbildung.



**Bibliografische Information der Deutschen Nationalbibliothek**
Die Deutsche Nationalbibliothek verzeichnet diese Publikation in der Deutschen Nationalbibliografie; detaillierte bibliografische Daten sind im Internet über http://dnb.dnb.de abrufbar.



Hogrefe Verlag GmbH & Co. KG
Merkelstraße 3
37085 Göttingen
Deutschland
Tel. +49 551 999 50 0
Fax +49 551 999 50 111
info@hogrefe.de
www.hogrefe.de

Satz: ARThür Grafik-Design & Kunst, Weimar
Druck: AZ Druck und Datentechnik, Kempten
Printed in Germany
Auf säurefreiem Papier gedruckt

2., überarbeitete Auflage 2020

(E-Book-ISBN [PDF] 978-3-8409-2939-7; E-Book-ISBN [EPUB] 978-3-8444-2939-8)
ISBN 978-3-8017-2939-4
http://doi.org/10.1026/02939-000

# Inhaltsverzeichnis

# Einleitung

Das Konzept der Reihe

Die 1. Auflage dieses Buches war vor 10 Jahren der Auftakt zur Reihe „Praxis der psychodynamischen Psychotherapie – analytische und tiefenpsychologisch fundierte Psychotherapie". Um zu der empirischen Absicherung von psychodynamischer Psychotherapie beizutragen, sollen innovative wie bewährte störungsbezogene Behandlungsmanuale für die psychotherapeutische Aus-, Fort- und Weiterbildung zugänglich gemacht werden. Die vier Herausgeber der Reihe, allesamt Psychoanalytiker und Hochschullehrer, sind seit vielen Jahren in der Aus- und Weiterbildung von Psychotherapeuten, Psychoanalytikern und Fachärzten tätig und waren maßgeblich an der Erarbeitung wissenschaftlich medizinischer Behandlungsleitlinien beteiligt (Bandelow et al., 2014). Sie untersuchten in wissenschaftlichen Studien zur Wirksamkeit von psychodynamischen Therapieverfahren ein breites Spektrum von psychischen und psychosomatischen Krankheitsbildern (Beutel et al., 2013, 2014; Doering et al., 2010; Leichsenring, Beutel & Leibing, 2008; Leichsenring et al., 2013, 2014; Leichsenring & Salzer, 2014a; Leichsenring & Schauenburg, 2014; Leichsenring & Steinert, 2018; Leichsenring et al., 2019; Reich, 2007; Reich et al., 2009, 2014; Stefini et al., 2017; Salzer et al., 2018).

Empirische Fundierung psychodynamischer Psychotherapien

Anstoß für diese Reihe war die Tatsache, dass die empirische Fundierung psychodynamischer Psychotherapien in den letzten Jahren wesentliche Fortschritte gemacht hatte, die für Praktiker und Ausbildungskandidaten oft schwer zugänglich sind. Inzwischen konnten wir eine Reihe z. T. nur im angelsächsischen Bereich publizierter Manuale einer breiten Fachöffentlichkeit in einer anwenderfreundlichen und für die deutschsprachige psychotherapeutische Praxis adaptierten Form zugänglich machen (z. B. Subic-Wrana et al., 2012). Auch die im deutschen Sprachraum in einer Reihe von kontrollierten randomisierten Studien entwickelten und systematisch geprüften psychoanalytischen und tiefenpsychologischen Verfahren, z. B. zur Behandlung von Sozialen Phobien (Leichsenring et al., 2014), Somatisierungsstörung (Arbeitskreis PISO, 2012), Essstörungen (Friederich et al., 2014) und Persönlichkeitsstörungen bei Jugendlichen (Streeck-Fischer et al., 2016) wurden veröffentlicht.

50 % psychodynamische Therapien in Deutschland

Im deutschen Versorgungssystem sind etwa 45 % der durch die Krankenversicherungen finanzierten psychotherapeutischen Behandlungen tiefenpsychologische, ca. 2 %analytische und 3 % kombinierte Psychotherapien; die übrigen 50 % sind Verhaltenstherapien (Multmeier & Tenckhoff, 2014). Obgleich die Hälfte der durchgeführten Behandlungen damit psychodynamischer Ausrichtung ist, gab es von psychoanalytischer Seite nur wenige Publikationen und Monografien zu störungsbezogenen Therapiemethoden (Clarkin et al., 2006). Eine kompakte, übersichtliche und klinisch wie wissenschaftlich aktuell aufbereitete Reihe zu Störungsbildern, -gruppen und spezifischen psychotherapeutischen Verfahren fehlte bislang für die psychodynamisch orientierte Praxis.

Bislang unzureichende Systematisierung und Manualisierung psychodynamischer Therapieansätze

Dass Manuale aus psychoanalytischer oder tiefenpsychologischer Sicht gegenüber verhaltenstherapeutischen Behandlungsmanualen weniger Verbreitung gefunden haben, hängt nicht zuletzt mit den Störungs- und Behandlungsmodellen der Psychoanalyse zusammen, die weniger störungsspezifische, sondern mehr übergreifende Kategorien (z. B. der psychischen Struktur) zugrunde legen und die individuelle Entwicklung der Übertragungsbeziehung zwischen Therapeut und Patient in den Vordergrund stellen. Parallel hierzu gibt es ein mehr oder weniger explizit formuliertes und tradiertes klinisches Wissen um Behandlungsschwierigkeiten und Interventionsmöglichkeiten bei bestimmten Störungsbildern, das bisher nur unzureichend systematisiert wurde. Das bewährte allgemeine psychotherapeutische Modell gilt es nun explizit um störungsbezogene Merkmale in Diagnostik und Behandlung zu ergänzen. Auf diese Weise lässt sich das diagnostische und behandlungstechnische Repertoire des einzelnen Psychotherapeuten erweitern und dadurch seine Kompetenz vergrößern. Damit wollen wir auch einen Beitrag zur Qualitätssicherung leisten, die sich in der psychotherapeutischen Praxis zunehmend stellt.

Evidenzbasierte und leitlinienorientierte Behandlungsanforderungen

Darüber hinaus erweisen sich angesichts der gegenwärtigen, evidenzbasierten und leitlinienorientierten Behandlungsanforderungen störungsspezifische Ansätze für die wissenschaftstheoretische und gesundheitspolitische Akzeptanz der psychodynamischen Psychotherapie einerseits als unverzichtbar zur Prüfung der empirischen Absicherung dieser Verfahren in den verantwortlichen politischen Gremien (z. B. dem Gemeinsamen Bundesausschuss) in Deutschland. Die Bereitstellung störungsspezifischer psychodynamisch orientierter Behandlungsmanuale ist andererseits eine wesentliche Voraussetzung für die Einwerbung von Fördermitteln zur Durchführung anspruchsvoller standardisierter empirischer Studien, die als Bedingung für einen Wirksamkeitsnachweis gelten.

Die Reihe „Praxis der psychodynamischen Psychotherapie – analytische und tiefenpsychologisch fundierte Psychotherapie“ soll weiterhin dazu beitragen, dass die genannten Ziele erreicht werden können, indem störungsbezogen neue und innovative psychodynamische Therapiemethoden für Erwachsene und für Kinder und Jugendliche auf anschauliche und wissenschaftlich fundierte Weise vermittelt werden.

**Keine modulare Psychotherapie**

Anders als Vertreter einer modularisierten Psychotherapie nach dem „Baukastenprinzip" sind wir nicht der Meinung, dass diese beliebig mit anderen psychotherapeutischen Verfahren und Methoden kombinierbar sind. Methoden sind in einen theoretischen Hintergrund eingebettet, der neben theoretischen Konzepten auch anthropologische Grundannahmen (Menschenbild) und therapeutische Haltungen beinhaltet (Leichsenring et al., im Druck). Die Reihe richtet sich daher an tiefenpsychologisch fundiert arbeitende Psychotherapeuten und Psychoanalytiker, an Fachärzte für Psychosomatische Medizin und Psychotherapie sowie an Fachärzte für Psychiatrie und Psychotherapie, an Psychologische Psychotherapeuten, Kinder- und Jugendlichenpsychotherapeuten, an Ärzte mit der Zusatzbezeichnung Psychotherapie sowie an Ausbildungskandidaten, Weiterbildungsteilnehmer und Studierende (Medizin, Psychologie, Pädagogik, Sozialwissenschaften), natürlich auch an interessierte Kolleginnen und Kollegen, die vorwiegend mit anderen Therapieverfahren (z. B. Verhaltenstherapie, Klientenzentrierte Gesprächspsychotherapie, Systemische Therapie) arbeiten.

**Prozessmanuale störungsspezifischer psychodynamischer Behandlungsverfahren**

Die einzelnen Bände stellen jeweils ein bestimmtes psychodynamisches Verfahren für einen spezifischen Störungsbereich vor. Voraussetzung für den Einschluss eines Verfahrens in die Reihe ist, dass zumindest ein empirischer Wirksamkeitsnachweis vorliegt. Im Unterschied zu vielen verhaltenstherapeutischen Manualen liegt der Schwerpunkt nicht auf konkreten und detaillierten Behandlungsschritten und -abfolgen. Vielmehr handelt es sich um Prozessmanuale, wie sie für psychodynamische Behandlungsverfahren kennzeichnend sind. Die Schwerpunkte liegen auf der psychodynamischen Diagnostik, auf Übertragungs-/Gegenübertragungsprozessen, auf der therapeutischen Beziehung, auf Abwehr und Widerstand, auf Fokusbildung unter Einbeziehung der Symptomatik und auf der Darstellung von Interventionen, die sich als hilfreich erwiesen haben.

**Konzeptueller und methodischer Grundlagenband**

Die 1. Auflage dieses Buches, das von den vier Herausgebern der Reihe gemeinsam konzipiert und verfasst worden war, hat in die Reihe eingeführt. Es sollte im Geiste der Reihe konzeptuelles und methodisches Grundlagenwissen vermitteln und im Spannungsverhältnis zur psychoanalytischen und psychodynamischen Praxis diskutieren. Nach 10 Jahren haben wir für die 2. Auflage an der bewährten Gliederung festgehalten, aber zugleich die wesentlichen neuen Studien und auch die aktuellen Entwicklungstendenzen in diesem Feld ergänzt.

Im 1. Kapitel werden auf dem Hintergrund ihrer jeweiligen theoretischen Konzepte und Anwendungsbereiche die Entwicklung der psychoanalytischen Behandlungstechnik und die Differenzierung der hauptsächlichen psychodynamischen Verfahren dargestellt. Daran anschließend werden spezifische Fragestellungen diskutiert, u.a. störungsorientierte psychoanalytische Therapie, die Fragen nach Technik vs. Beziehung, nach analytischer vs. tiefenpsychologischer Therapien sowie nach Kurz- vs. Langzeittherapie. Hinzugekommen sind die aktuellen transdiagnostischen Verfahren.

Die Grundlagen evidenzbasierter Psychotherapie werden in Kapitel 2 auch unter wissenschaftstheoretischen Überlegungen dargestellt. Die Wirksamkeit von Psychoanalyse wird anhand der vorliegenden Psychotherapiestudien in Kapitel 3.1 diskutiert, dabei wird auch auf Kosten-Nutzen-Überlegungen eingegangen. Kapitel 3.2 präsentiert eine Übersicht zu störungsbezogenen psychodynamischen Psychotherapien. Kapitel 3.3 präsentiert psychodynamische Online-Verfahren, Kap. 3.4 ausgewählte neurobiologische Befunde. Im 4. Kapitel wird der Einfluss der Therapieforschung auf die klinische Praxis reflektiert. Dabei werden zunächst die Wirkfaktoren von Psychotherapie vorgestellt, bevor anschließend die Bedeutung manualisierter Therapieansätze für die Praxis und die Psychotherapieausbildung sowie der Prozess der Leitlinienerstellung diskutiert werden. Die Vorzüge und Probleme bei der Manualisierung psychoanalytischer Therapieverfahren werden abgewogen und die Möglichkeiten von Psychotherapeuten zur Teilnahme an Therapiestudien auf der Grundlage der bisherigen Erfahrungen besprochen. Kapitel 5 resümiert die Erfahrungen mit der Reihe aus den letzten 10 Jahren und erläutert Zielsetzungen, Aufbau, Format der Reihe sowie Kriterien für den Einschluss von Therapiemethoden.

Mainz, Wien, Gießen und Göttingen, im August 2019

*Manfred E. Beutel, Stephan Doering, Falk Leichsenring* und *Günter Reich*

# 1 Entwicklung von Psychoanalyse und psychoanalytisch begründeten Therapieverfahren

## 1.1 Differenzierungen und Veränderungen der psychoanalytischen Behandlungstechnik

Seit ihren ersten Anwendungen wurde das behandlungstechnische Vorgehen in der Psychoanalyse und später in den analytischen Psychotherapien immer wieder den jeweiligen Störungsbildern, dem Behandlungsprozess und nicht zuletzt den äußeren Lebensumständen von Patienten angepasst. Freud selbst machte hier den Anfang. So formulierte er, „dass die verschiedenen Krankheitsformen, die wir behandeln, nicht durch dieselbe Technik erledigt werden können“ (Freud, 1919, S. 191). Dabei bezog er sich auch auf Patienten, „die so haltlos und existenzunfähig sind, dass man bei ihnen die analytische Beeinflussung mit der erzieherischen vereinigen muss“ (Freud, 1919, S. 190). Freud selbst variierte seine Position zwischen Modifizierung und Kodifizierung, unter anderem aufgrund der in der Frühzeit der Psychoanalyse vorkommenden gravierenden Abstinenzverletzungen sowie der Probleme, die die „wilde Analyse“ für Patienten und den Ruf dieser vielfach angefeindeten neuen Therapie erbrachte.

**Verbreiterung der Anwendung psychoanalytischer Therapien**

Gleichzeitig war es ihm ein Anliegen, die Psychoanalyse für bisher nicht erreichte Leidende verfügbar zu machen. „Andererseits lässt sich vorhersehen: Irgend einmal wird das Gewissen der Gesellschaft erwachen und sie mahnen, dass der Arme ein ebensolches Anrecht auf seelische Hilfestellung hat wie bereits jetzt auf lebensrettende chirurgische. Und dass die Neurosen die Volksgesundheit nicht minder bedrohen als die Tuberkulose und ebenso wenig wie diese der ohnmächtigen Fürsorge der Einzelnen aus dem Volke überlassen werden können. Dann werden also Anstalten oder Ordinationsinstitute errichtet werden, an denen psychoanalytisch ausgebildete Ärzte angestellt sind, um die Männer, die sich sonst dem Trunk ergeben würden, die Frauen, die unter der Last der Entsagungen zusammenzubrechen drohen, die Kinder, denen nur die Wahl zwischen Verwilderung und Neurose bevorsteht, durch Analyse widerstands- und leistungsfähig zu erhalten. (...) Es mag lange dauern, bis der Staat diese Pflichten als dringende empfindet (...) aber irgend einmal wird es dazu kommen (...). Wir werden wahrscheinlich auch sehr genötigt sein, in der Massenanwendung unserer Therapie das reine Gold der Analyse reichlich mit dem Kupfer der direkten Suggestion zu legieren, und auch die hypnotische Beeinflussung könnte dort wie bei der Behandlung der Kriegsneurotiker wieder eine Stelle finden" (S. 193).

**Modifikationen des psychoanalytischen Settings und der Technik**

Vorschläge zur Modifikation der psychoanalytischen Technik bezogen sich von Beginn an auf folgende Aspekte:

- Eine Verkürzung der Dauer psychoanalytischer Behandlungen, obwohl diese in den 1920er, 1930er und 1940er Jahren oft nicht über ein Jahr hinausgingen. Freuds Hysterie-Behandlungen könnten durchaus als „hochfrequente Kurzzeitanalysen" bezeichnet werden (Rüger & Reimer, 2006a, S. 4).
- Eine Intensivierung des psychoanalytischen Prozesses.
- Eine Erweiterung auf bisher nicht oder nur unzureichend behandelbare oder behandelte Patientengruppen, z. B. auf die Behandlung älterer Patienten (Abraham, 1919).

Dabei spielten folgende Aspekte, die im Weiteren detaillierter behandelt werden, eine wesentliche Rolle:

- Die Einführung von Verhaltensaufforderungen, die die spezifische Abwehr, z. B. das Vermeiden bei Angstneurotikern, direkt angehen sollte.
- Die zunehmende Berücksichtigung der Ich-Struktur und deren Störungen sowohl bei den „klassischen Übertragungsneurosen" wie bei anderen Störungsbildern mit „Ich-Schwächen".
- Die Erfahrung, dass hauptsächlich durch Aktualkonflikte (d. h. nicht durch langfristige neurotische Entwicklungen) bedingte Störungen in kürzeren Therapien behandelt werden konnten.
- Die zunehmende Berücksichtigung der Interaktionsmuster von Patienten innerhalb wie außerhalb der therapeutischen Beziehung und die Nutzung von deren Bearbeitung für den therapeutischen Prozess.

**Eingliederung von Modifizierungen in den „mainstream"**

Modifikationen der psychoanalytischen Technik waren lange Zeit mit dem Verdikt der „Dissidenz" versehen. Cremerius (1984c) zeigt auf, dass Freud selbst in seiner Behandlungstechnik „dissidenter" war, als viele seiner engeren Schüler und Nachfolger. Die Entwicklung der Psychoanalyse zeigt, dass Konzepte und technische Überlegungen, die zunächst als „dissident" galten, im Verlaufe der Zeit zumindest partiell Eingang in den psychoanalytischen „mainstream" fanden. Dies gilt für Alexanders und Frenchs „korrigierende emotionale Erfahrung" ebenso wie für Kohuts Konzept des

Selbstobjekts (vgl. auch Mertens, 1990; Thomä & Kächele, 2006). Kaum jemand wird heute ernsthaft bestreiten, dass eine gelungene psychoanalytisch begründete Psychotherapie *auch* eine verändernde emotionale Erfahrung und oft auch eine neue Selbstobjekt-Erfahrung ist. Beispielsweise ist das bei wirksamen Therapien beim Patienten vorhandene oder zunehmende Gefühl von Sicherheit eine solche notwendige Erfahrung mit einem bedeutenden anderen (vgl. auch Thomä & Kächele, 2006, S. 358). Erhellend ist in diesem Zusammenhang auch das Schicksal der Bindungstheorie, der hieraus folgenden Bewertung der äußeren Beziehungsrealität sowie deren Verarbeitung und die mit diesem Ansatz verbundenen therapeutischen Konsequenzen. Obwohl empirisch und konzeptuell überaus fruchtbar, wurde das Konzept Bowlbys (1960) zunächst von prominenten Psychoanalytikern zurückgewiesen (Anna Freud, 1960; Max Schur, 1960; René Spitz, 1960) und über Jahrzehnte kaum zur Kenntnis genommen, so dass sich die Weiterentwicklung der Bindungstheorie und -forschung außerhalb der psychoanalytischen Gemeinschaft vollzog. Heute ist sie jedoch, nicht zuletzt durch die Beiträge Fonagys und Mitarbeiter (2003, 2004), weitgehend ein integraler Bestandteil psychoanalytischer Entwicklungstheorie geworden. Fonagys Konzept der „Mentalisierung“, das bindungstheoretische Grundlagen hat, wird von vielen Psychoanalytikern und psychodynamisch arbeitenden Therapeuten in ihren Fallkonzeptionen und Behandlungen berücksichtigt. Hieraus hat sich inzwischen eine eigene modifizierte psychoanalytische Therapiemethode schwerer Störungen entwickelt (Bateman & Fonagy, 2008).

**Bindungstheorie und psychoanalytische Therapie**

## 1.2 Parameter in der psychoanalytischen Behandlung

Freud selbst setzte in seinen Behandlungen direktive Elemente ein, etwa die Terminsetzung beim Wolfsmann (Freud, 1918). Theodor Reik riet er z. B., eine Patientin, bei der sich keine Übertragungsgefühle zeigten, eifersüchtig zu machen, indem er eine andere Patientin besonders herzlich begrüßte. Eduardo Weiß empfahl er eine Unterbrechung der Therapie einer Patientin, um einem Abbruch zuvorzukommen (vgl. Cremerius, 1984b). Hiermit schlug er eine fraktionierte psychoanalytische Behandlung vor.

Aus Unzufriedenheit mit der weitgehend auf Rekonstruktion und Einsicht beruhenden psychoanalytischen Technik entwickelten Ferenczi und Rank (1924) eigene Modifikationen. Ferenczi benutzte in seiner „aktiven Technik“ (1920) Aufforderungen und Verbote, um die Abwehr zu labilisieren und Neuerfahrungen zu ermöglichen. Diese Techniken wurden von ihm wieder zugunsten einer partiellen Befriedigung von Zuwendungswünschen

**Ferenczis „aktive Technik“**

in der Analyse aufgegeben. Ein Beweggrund dabei war, schwerer gestörten Patienten zu helfen, denen mit bisherigen Mitteln nicht geholfen werden konnte. Eine differenzierte Bewertung seiner Verdienste und Irrtümer gibt Cremerius (1979, 1984c). Auf ebenso heftige Kritik wie die Arbeiten Ferenczis und Ranks, der die Genese von seelischen Erkrankungen sehr stark auf die Verarbeitung des Geburtstraumas einengte, stießen die Vorschläge von Alexander und French (1946), die ebenfalls die Bedeutung der Beziehung zwischen Therapeut und Patient gegenüber der Einsicht betonten und die Unterschiede zwischen Psychoanalyse und modifizierten Formen in Frage stellten. All diese Ansätze standen im Gegensatz zu einer von Eissler (1958) wohl eher defensiv formulierten „normativen Idealtechnik", in der die Deutung zur einzigen bzw. einzig bedeutsamen Technik erhoben wurde (Thomä & Kächele, 2006). Hierdurch wiederum wurde der Kreis der psychoanalytisch behandelbaren Patienten erheblich eingeschränkt. Technische Veränderungen galten nunmehr als „Parameter", die in einer psychoanalytischen Therapie zurückgenommen und durch Deutung aufgehoben werden sollten. Damit wurde konzeptuell ein tiefer Graben zwischen der Psychoanalyse einerseits und den modifizierten Anwendungen andererseits (analytische Psychotherapie, psychodynamische Psychotherapie) ausgehoben.

**„Normative Idealtechnik"**

Schon vorher erschienen technische Veränderungen durch die Gold-Kupfer-Metapher (Freud, 1919) als qualitativ geringwertiger. Erst die Entwicklungen der letzten 20 Jahre, insbesondere die Ergebnisse psychodynamischer Therapien in der vergleichenden Psychotherapieforschung scheinen an diesem Bild etwas zu verändern. Dabei ist auch der aktive Beitrag des Therapeuten zur Entwicklung der therapeutischen Beziehung, der Übertragung und des Behandlungsverlaufes wieder stärker in den Vordergrund der Betrachtung gerückt. „Jedes Phänomen, das in der psychoanalytischen Situation spürbar oder beobachtbar ist, wird vom Psychoanalytiker beeinflusst" (Thomä & Kächele, 2006, S. 9).

**Der aktive Beitrag des Therapeuten**

**Die Entwicklung der psychoanalytischen und der psychodynamischen Therapien wurde insbesondere durch folgende Faktoren beeinflusst:**

1. Die Entwicklung der Ich-Psychologie, die ein breiteres Krankheitsverständnis und einen spezifischen und differenzierten Zugang zu schwerer und auch leichter gestörten Patientengruppen ermöglichte.
2. Hieraus folgend auch die zunehmende Beachtung kognitiver und regulativer Funktionen bei verschiedenen Störungen.
3. Die Beachtung der Über-Ich-Funktionen.
4. Die zunehmende Berücksichtigung typischer Interaktionsmuster bei speziellen Störungsbildern in der Übertragung sowie in den außer-

therapeutischen Beziehungen, also die zunehmende Bedeutung der interaktionellen und interpersonellen Perspektive.
5. Die Einflüsse der Objektbeziehungstheorie, der Selbstpsychologie und zuletzt der Säuglings- und Kleinkindforschung sowie der Bindungstheorie.

## 1.3 Der Einfluss der Ich-Psychologie

### Der Beitrag Otto Fenichels

Modifikationen gemäß der Ich-Struktur

Ein wesentlicher Grund zur Entwicklung von Modifikationen in der Technik der psychoanalytischen Behandlungen liegt in der Einschätzung der „Stärke" bzw. „Beschaffenheit" des Ichs. In seiner Arbeit „Ich-Störungen und ihre Behandlung" (1938) unterscheidet Fenichel zwei Formen der frühen Konfliktbewältigung. Eine, in der das Subjekt „die Angst und das Symptom sofort nach ihrem ersten Erscheinen durch fortgesetzte Verdrängung ausgeschaltet hat - eine Verdrängung, die dann in der Übertragungssituation durchbrochen wird" - und eine andere, bei der „das Ich das Symptom in sich selbst aufnimmt und so seine eigene Natur verändert" (a.a.O., S. 129). Auch wenn Fenichel in dieser Arbeit weitgehend triebtheoretisch-ökonomisch argumentiert, weist er im Folgenden darauf hin, dass ein wie skizziert verändertes Ich in der Behandlung nicht so mitarbeitet, wie es psychoanalytische Therapie eigentlich voraussetzt („Die analytische Behandlung vertraut auf die Mitarbeit des vernünftigen Ichs ...", a.a.O., S. 131). Die Arbeit an der Ich-Störung gewinnt Vorrang. In den Fällen, in denen der „gesunde Rest der Persönlichkeit" fehlt, „muss er durch eine pädagogische Vorbereitungsphase geschaffen werden" (a.a.O., S. 132). Daher empfiehlt er auch Abweichungen von der Regel, dass der Patient den Gegenstand der Sitzung bestimme. Durch „dynamische Deutung" müssten auch die Dinge angesprochen werden, die der Patient spontan nicht erwähnt und die „unfreiwillig zutage treten" (a.a.O., S. 134).

Dass psychoanalytische Therapie die Besonderheiten der Ich-Struktur berücksichtigen muss, skizziert er z.B. an den Zwangsneurosen, bei denen das Ich unter anderem dem magischen Denken verhaftet bleibt, und bei denen zunächst die Affektisolierung bearbeitet sein muss, bevor inhaltliche Deutungen wirksam werden können (Fenichel, 1982). Modifikationen der psychoanalytischen Technik beschreibt er auch für Impulsneurosen und Süchte. Diese erfordern eine erhöhte Aktivität des Therapeuten wegen der Spannungsintoleranz und der Neigung zum Ausagieren bei diesen Patienten.

## Der Beitrag Paul Federns

Federn entwickelt ein vom Freudschen Ich-Begriff z. T. abweichendes Konzept, das eher am Ich-Erleben orientiert ist. Das Ich ist für ihn die „Empfindung und das Wissen des Individuums von der dauernden oder wieder hergestellten Kontinuität in Zeit, Raum und Kausalität, seines körperlichen und seelischen Daseins“ (Weiss, 1978, S. 16). Heute würde hier wohl eher vom Selbst gesprochen werden. Auf der anderen Seite sind mit seinem Ich-Begriff durchaus auch die funktionellen Leistungen angesprochen, auf die Freud sowie die späteren Ich-Psychologen abzielen. Federn widmete sich insbesondere der Behandlung von Psychosen, präpsychotischer und psychoseähnlicher Entwicklungen und formulierte hierbei einige Prinzipien, die auch heute noch in der Behandlung schwerer seelischer Störungen (siehe z. B. den folgenden Abschnitt) Anwendung finden. Psychose stellt einen Zusammenbruch, ein Erliegen des Ichs dar. „Die Psychose selbst ist keine Abwehr, sondern eine Niederlage“ (Federn, 1949, S. 175). Von daher muss der Psychotiker angehalten werden, mit seiner psychischen Energie sparsam umzugehen, das Ich nicht weiter zu überfordern. Die Behandlung soll nicht neues unbewusstes Material zu Tage fördern, wie bei den Neurotikern. Im Gegenteil: gegen das Anfluten von Primärprozesshaftem müssen Widerstände und Abwehr gestärkt werden, damit das Ich wieder „arbeitsfähig“ werden kann. Nur die positive Übertragung ist in der Behandlung dieser Patienten von Nutzen. Sie soll nicht gedeutet werden. Negative Übertragung muss vermieden werden. Dem Psychotiker ist bei der Bewältigung der Probleme der äußeren Lebensrealität, der Unterscheidung zwischen der eigenen Person und der Außenwelt, der Wahrnehmung und der Projektion zu helfen. Die psychotischen und irrationalen Konflikte sind auf die zugrunde liegenden objektiven Konflikte zurückzuführen. Dabei muss das Setting flexibel gehalten werden. Der Therapeut muss auch außerhalb der festgesetzten Stunden zur Verfügung stehen. Er muss vor allem glaubwürdig sein. Probleme des Patienten sollten mit anderen nur in dessen Beisein besprochen werden. Dabei sind Angehörige durchaus in die Behandlung mit einzubeziehen (Federn, 1947; Weiss, 1978).

**Psychose als Zusammenbruch des Ichs**

**Stärkung der Ich-Funktionen**

## Ich-psychologisch orientierte Psychotherapie nach Getrude Blanck und Rubin Blanck

Aufbauend auf den entwicklungspsychologischen Hypothesen und Erkenntnissen von Spitz, Jacobson und Mahler sowie den Theorien von Hartman, Kris und Loewenstein entwickelten Gertrude und Rubin Blanck (1985) Vorschläge zur Behandlung schwer gestörter und häufig auch unmotivierter Patienten. In ihrer deskriptiven Entwicklungsdiagnose versuchen sie, die jeweils erreichte Entwicklungsstufe in der Selbstobjekt-Differenzierung und der „Ich-Reifung“ zu erfassen, wobei z.B. das Niveau der Angst und die Angsttoleranz eine zentrale Rolle spielen. „Bei schwächer strukturierten Persönlichkeiten liegt das technische Problem daher nicht darin, das Unbewusste bewusst zu machen, sondern das Ich zum Umgang mit den Trieben zu befähigen, indem Libido und Aggression neutralisiert und dadurch für den Aufbau höherer Objektbeziehungen verfügbar werden“ (Blanck & Blanck, 1985, S. 131). „Die Faustregel lautet hier, dass Abstinenz und Deutung des Wunsches in Ordnung sind, wenn zuviel Befriedigung angeboten wurde; wo die Deprivation zu stark war, ist ein gewisses Maß an Befriedigung angezeigt“ (S. 163). „Die Befriedigung darf aber niemals so weit gehen, dass eine Fixierung an die Therapie die Folge ist. Sie muss stets symbolischer Art sein“ (S. 164).

**Stufen der „Ich-Reifung“ als Leitlinie für das therapeutische Vorgehen**

**Therapeutische Maßnahmen nach Blanck und Blanck:**

1. Ich-Stützung: Dem Patienten sind konkret die Bereiche, Erlebensweisen und Handlungen aufzuzeigen, in denen seine Ich-Entwicklung die höchste Stufe erreicht hat. Der Patient soll hierdurch seine Stärken (heute würden wir sagen: Ressourcen) kennenlernen. „Initiative, Realitätsprüfung, Neugier und Wissensdrang, Mut zum Widerspruch können dort wieder aufgenommen werden, wo die Entwicklung zum Stillstand kam, als die Ausübung dieser Ich-Funktionen in der Kindheit entmutigt wurde und scheiterte“ (S. 418).
2. Stärkung der Abwehrfunktion des Ichs. Insbesondere ist es therapeutisches Ziel, „das Ich zu befähigen, Angst zu tolerieren und damit fertig zu werden, und sie, wenn möglich, auf die Ebene der Signalangst zu heben“ (S. 419). Dem Patienten müsse bei überflutenden, Angst erregenden Vorstellungen auch vermittelt werden, dass er „ein Recht auf Besänftigung hat“ (S. 420). Wenn derartige Vorstellungen auftauchen, solle „jede erdenkliche Erleichterung geschaffen“ werden, „etwa durch verstandesmäßige Erklärungen, durch die Lockerung des Drucks allzu strenger Über-Ich-Komponenten usw. So kann man zum Beispiel dem Erwachen aus einem Angsttraum den Schrecken nehmen, indem man bemerkt: „Zumindest konnten Sie der Angst Herr werden, indem Sie erwachten“ (S. 420).
3. Verbalisierung macht bis dahin unerwähntes, auch präverbales Material zugänglich, hilft vor allem der Neutralisierung, stärkt somit das Ich.

4. Ich-Bildung durch Stärkung der synthetischen Funktion des Ichs. Der Patient soll ermutigt werden sein eigenes Verständnis von Erlebens- und Verhaltensweisen zu formulieren, zu „deuten“.
5. Neutralisierung beider Triebe durch Etablieren eines vorhersehbaren Rhythmus von Befriedigung und Frustration. Dazu muss das therapeutische Klima Vorhersehbarkeit bieten.
6. Neben neutralisierter Libido muss neutralisierte Aggression eingesetzt werden können, damit Autonomie-Entwicklung stattfinden kann. Ein „zu guter“ Therapeut verhindert Wut, Frustration und deren Bemeisterung.
7. Konfrontation soll dem beobachtenden Teil des Ichs helfen, „den erlebenden Teil ‚anzuschauen‘ und ihm intrasystemisch entgegenzutreten“ (S. 426).
8. Verinnerlichungen führen allmählich zu neuen Ich- und Über-Ich-Identifizierungen.
9. Regulierungen, die vorher nur in der therapeutischen Beziehung möglich waren, werden dabei in die Ich-Struktur aufgenommen.
10. Die Autonomie ist während der gesamten Behandlung entsprechend den Ich-Fähigkeiten des Patienten und der Entwicklung in der Selbstobjekt-Differenzierung zu schützen und zu fördern.
11. Kriterien für die Beendigung einer solchen Behandlung sind:
    a. Erwerb von Identität.
    b. Linderung der vorgebrachten Beschwerden.
    c. Erwerb der Fähigkeit zu kompetenter Abwehr (Signalangst statt traumatischer Angst).
    d. Die Objektbeziehungen nähern sich der Objektkonstanz. „Der Therapeut wird nicht mehr gebraucht, um dem Patienten zu helfen, seine Ich-Funktionen auszuüben“ (S. 437).
    e. Damit sind höhere Ebenen der Verinnerlichung erreicht.
    f. „Das Ich übt seine Funktionen in immer höherem Maße selbst aus und lässt den Therapeuten hinter sich“ (S. 437). Dabei soll die Furcht vor dem Ende der Beziehung bei dieser Patientengruppe als mangelnde Erfahrung mit der Objektkonstanz verstanden werden.

Auch wenn die zuletzt genannten Kriterien z. T. sehr weit gefasst sind und von daher „schwammig“ wirken, lohnt es sich doch, sich die Überlegungen und Vorschläge des Autorenpaares genauer vor Augen zu führen, denn sie finden sich partiell auch in vielen anderen Behandlungsmodifikationen, z.B. was die Internalisierung von Regulierungsfunktionen, die adaptive Funktion der Abwehr und auch die Betonung der Ich-Stärken angeht.

## Ich-Psychologie und interaktionelle Perspektive: Die psychoanalytisch-interaktionelle Therapie nach Annelise Heigl-Evers und Franz Heigl und ihre Weiterentwicklungen

Diese zum guten Teil ebenfalls durch die Ich-Psychologie beeinflusste Behandlungsform entstand wie die eben beschrieben von Blanck und Blanck aus der Arbeit mit schwer gestörten Patienten, mit z.B. Substanzmissbrauch oder -abhängigkeit, Persönlichkeitsstörungen, antisozialem Verhalten oder Perversionen und defizitären Über-Ich-Funktionen (z.B. Forensik). Sie ist für Patientinnen und Patienten mit schweren strukturellen Beeinträchtigungen gedacht, wie sie durch die Diagnostik entlang der Strukturachse von OPD-2 festgestellt werden können. Es bestehen massive Probleme in wesentlichen Bereichen der Selbstregulierung (z.B. Affektwahrnehmung und -regulierung) und in den interpersonellen Beziehungen, bei in der Regel unrealistischem Selbstbild und nicht selten ausgeprägter Kränkbarkeit. Auch das körperliche prozedurale Beziehungswissen ist oft gestört, so dass körperliche Signale (Gesten, Mimik) nicht „verstanden" werden (Streeck & Leichsenring, 2015; Streeck, 2018).

Diese entwicklungsgestörten Patienten brauchen nicht zu regredieren, damit sich infantile Affekte, Impulse und Beziehungswünsche an der Oberfläche zeigen. Aufgrund der Schwäche der Abwehr sind sie oft schon bewusst, können aber nur schädigend oder selbstschädigend „gehandhabt" oder „reguliert" werden. Die Therapie basiert zum einen auf einem „objektivierenden Blick" auf die defizitären Strukturen, zum anderen auf einer sozialwissenschaftlich-kontextuellen Perspektive der Mikronalayse von Interaktionen (Streeck, 2018). Bezugpunkt ist die gemeinsam geteilte soziale Lebenswelt von Patient und Therapeut, auf die sich beide in der Therapie beziehen (Streeck, 2018).

**Das „Prinzip Antwort"**

In der therapeutischen Beziehung werden hier intrapsychisches Erleben und Interaktion auf einer bewussten Ebene in einem aktiven Austausch verbunden. Dies geschieht durch die „Antwort" des Therapeuten, in der dieser dem Patienten als Subjekt mit einer eigenen Realität begegnet und ihm so zu komplementären oder alternativen Sichtweisen des eigenen Erlebens und Verhaltens verhilft. Gegenwartsorientiert und sozial resonant wird „selektiv authentisch" progressionsfördernd unter Beachtung der jeweiligen Toleranzgrenzen gearbeitet, indem der Therapeut eigenes Erleben und eigene Handlungsbereitschaften einbringt, sich u.a. virtuell „in die Schuhe" des Patienten oder anderer Personen stellt.

**Dieser Modus kann folgende Funktionen erfüllen (Streeck, 2018; Streeck & Leichsenring, 2015):**

1. Die Differenz von Selbst und Objekt und damit Getrenntheit und Individuierung werden betont.
2. Die Wirkungen des Verhaltens des Patienten auf andere (hier: Therapeut), deren Erleben und Handlungsbereitschaften werden selektiv herausgearbeitet.
3. Der Beitrag des Patienten zur Aufrechterhaltung maladaptiver Beziehungsmuster wird auf diese Weise klar aufgezeigt.
4. Die Entwicklung von auf Wechselseitigkeit gründenden Beziehungen wird so unterstützt.
5. Die interaktiven Kompetenzen sowie die Fähigkeiten zu hinreichend stabilen Kontakten werden verbessert.
6. Grundlegende Elemente interpersonellen Geschehens werden transparent.
7. Der Therapeut zeigt, dass er seine Grenzen beachten und schützen kann, sich nicht in destruktive und ausbeuterische Muster verstricken lässt. Das reduziert die Angst schwer gestörter Patienten vor heftigen Impulsen und Affekten.
8. Die Entwicklung nicht oder nur eingeschränkt vorhandener psychischer Funktionen wird gefördert, damit auch das Mentalisieren.

**Hilfs-Ich-Funktionen des Therapeuten**

Ähnlich wie in dem Ansatz von Blanck und Blanck übernimmt der Therapeut u.a. Hilfs-Ich-Funktionen in folgenden Bereichen (vgl. König, 1993; Streeck, 2006, 2018, Streeck & Leichsenring, 2015):

1. *Kontaktinitiative durch den Therapeuten.*
2. Eingrenzen der Regression, z.B. durch Vermeiden von Schweigepausen.
3. Kein „Eintauchen“ in die Vergangenheit, Gegenwartsbezug.
4. Orientierung auf Progression.
5. Primat der Selbstregulierung und deren Förderung. *Unterstützung der Regulierungsfunktion* bei entsprechenden Problemen.
6. *Besondere Aufmerksamkeit für körperliches nichtsprachliches Interaktionsverhalten.*
7. *Normative Regulierungen:* Es wird aufgezeigt, welche Folgen bestimmte normative Regulierungen, z.B. in Gruppen, haben. Zudem wird eine gewisse Modellfunktion im Verhandeln von Normen übernommen.
8. *Regulierung interpersoneller Beziehungen:* Mögliche Wirkungen des eigenen Verhaltens auf andere werden aufgezeigt. Patienten mit schweren Störungen fehlen hier oft realistische Einschätzungsmöglichkeiten.
9. *Hilfe beim Verstehen von Affekten*, die nicht benannt werden können.

10. *Hilfe bei der Differenzierung von Affekten* („Affektklarifizierung"), die nur global, undeutlich oder auf körperlicher Ebene empfunden werden können.
11. *Hinweise auf Defizite in Ich-Funktionen* und Anregung von Patienten, sich mit diesen auseinanderzusetzen.

Im Gegensatz zu der Technik Kernbergs (s. u.) werden hier Spaltungen nicht gedeutet. Verkennungen werden auch durch Information aufgezeigt. Widerstandsdeutungen beziehen sich auf Bewusstes, aber Verschwiegenes, nicht auf Unbewusstes (König, 1993; Streeck, 2018; Streeck & Leichsenring, 2015).

Diese Behandlungsmethode wird im Einzel- und Gruppensetting systematisch verwendet, auch in der Behandlung von Jugendlichen und jungen Erwachsenen (Streeck-Fischer et al., 2016). Ihre „Techniken" können auch in Familien- und Paartherapien gut eingesetzt werden (Reich & Boetticher, im Druck) setzt eine klare Beziehungsdiagnose sowie Klarheit über gestörte strukturelle Funktionen, die unbedingt verbessert werden müssen, und eine genaue Beobachtung der Interaktion, auch der Körpersignale und deren Verarbeitung voraus.

## Strukturbezogene Psychotherapie nach Gerd Rudolf

Ähnlich wie die oben skizzierten Ansätze von Blanck und Blanck und Heigl-Evers und Heigl sowie der Weiterentwicklung des letzteren durch Streeck (2018) zielt der strukturbezogene Ansatz von Rudolf (2013) auf Patienten, die basale Ich-Fähigkeiten nicht erworben haben und deren Pathologie nicht (primär) konfliktbedingt ist, wobei die strukturelle Störung sekundär zu Konflikten führen kann. Diese Patienten haben Schwierigkeiten in folgenden Bereichen:

**Aspekte ich-struktureller Störungen**

- Sich selbst und andere zu differenzieren.
- Sich selbst, das Handeln, Fühlen und den Selbstwert steuern zu können.
- Sich selbst und das Gegenüber emotional verstehen zu können.
- Emotional wichtige Beziehungen zu anderen innerlich und äußerlich zu bewahren.
- Sich selbst im Gleichgewicht zu halten und Orientierung zu finden.

Diese Patientengruppe wird oft von Affekten überflutet, fühlt sich von anderen wie abgeschnitten oder zu stark mit den anderen verwickelt, verliert sich oder ihre Orientierung im Kontakt mit anderen oder bei der Bewältigung von Aufgaben und fühlt sich zur Selbststimulierung oder -beruhigung auf Gegenmaßnahmen wie Selbstverletzung, Essanfälle oder andere

Substanzen angewiesen. Die Störungen zeigen sich v. a. interpersonell. Der „psychische Binnenraum" ist wenig entwickelt. Entlang der Strukturdiagnostik nach OPD (Arbeitskreis OPD, 2014) kann das Funktionsniveau von Patienten in unterschiedlichen Bereichen eingeschätzt werden. Hierdurch können Fehleinschätzungen von Patienten als „neurotisch" und Fehlindikationen vermieden werden. Diese Patientengruppe profitiert in aller Regel nicht von analytischen Psychotherapien, die mit Regression, Übertragungs- und Widerstandsdeutungen arbeiten, und zwar aufgrund der Abwehrschwäche und eventuellen konkretistischen Missverständnissen von Deutungen.

**Aus dem Ansatz resultiert als spezifische therapeutische Haltung:**

- Sich hinter den Patienten stellen (z. B. Identifizieren, Containing, Sorge, Hilfs-Ich).
- Sich neben den Patienten stellen (geteilte Aufmerksamkeit, Untersuchung des Dritten außerhalb der therapeutischen Dyade).
- Sich dem Patienten gegenüberstellen (Spiegelung, Antwort, Alterität, Konfrontation).
- Dem Patienten vorausgehen (anstehende Entwicklungen, Aufgaben, Schwierigkeiten ansprechen).

Aggression wird als Ausagieren von negativen Selbst- und Objektvorstellungen oder Zerstörung von positiven Beziehungsansätzen gesehen. Die strukturelle Problematik wird als ein Drittes untersucht und bearbeitet (nicht in der Übertragung).

**Strukturbezogene Interventionen**

Als therapeutische Interventionen kommen Anregungen, klärende Fragen, Einladungen zur Selbstreflexion, antwortende Mitteilungen, strukturierende Interventionen, aufzeigende und hypothesengeleitete Interventionen zum Tragen. Diese sind auf die Selbst- und Objektwahrnehmung, die Affektregulierung, Steuerung und Abwehr, die Kommunikation, die innere und äußere Bindung ausgerichtet. Das Erkennen von Beziehungsmustern und die Eigenverantwortung sollen gestärkt werden. Die Interventionen orientieren sich am Fokus der strukturellen Störung und dem sich hieraus ableitenden Therapieziel. Deutungen treten in den Hintergrund (Rudolf, 2013).

## Modifikationen der analytischen Technik bei Über-Ich-Pathologie

Insbesondere bei Patienten mit Zwangsstörungen und mit depressiven Störungen, aber auch bei schweren Pathologien, z. B. masochistischen Entwicklungen oder „negativen therapeutischen Reaktionen" liegt häufig eine

Über-Ich-Pathologie vor. Modifikationen und Akzentuierungen der psychoanalytischen Technik für diese Patientengruppe hat insbesondere Cremerius (1984a) zusammengefasst. Ähnlich wie Wurmser (1987, 2019) arbeitet er vor allem heraus, dass bei dieser Gruppe von Patienten Deutungen oft nicht das Verstehen fördern, sondern aufgrund der Tendenz zur Identifizierung mit dem Aggressor als Angriff oder Anklage erlebt werden. Statt zur Einsicht kommt es zur Selbstentwertung. Verdrängtes sollte nicht gedeutet werden, bevor nicht das Über-Ich gemildert ist. Abgewehrtes darf deshalb lange Zeit nicht hörbar gemacht werden, da das Ich hierauf mit Schuld- oder Schamgefühlen reagiert. Der Patient muss zunächst vor Beschämung geschützt werden. Insbesondere muss die Regel, von der Oberfläche auszugehen, hier besonders beachtet werden. Vor allem in der Anfangsphase muss es der Therapeut vermeiden, als böses Objekt erlebt zu werden. Zugleich kann betonte Freundlichkeit, Trösten oder Bestätigen den Patienten in der selbstentwertenden Auffassung bestätigen, dass er es „nötig" habe. Auch längeres Schweigen wird von diesen Patienten häufig als Ablehnung, Verurteilung oder Unzufriedenheit verstanden. Übertragungsdeutungen müssen deswegen besonders sorgfältig gehandhabt werden. Der Analytiker wird oft als Vertreter höchster moralischer Werte gesehen.

**Neigung zu Schuld- und Schamaffekten**

Neben der „Ermäßigung" des Über-Ichs und als Hilfsmittel hierbei steht das „hören Lehren und hören Lernen" zunächst im Vordergrund dieser Behandlungen. Vor allem durch klärende Interventionen wird das Ich gestärkt. Auch hier geht es, wie in den skizzierten Ich-psychologischen Modifikationen, weniger darum, Unbewusstes bewusst zu machen, sondern darum, „dass ein Stück Geschichtlichkeit in die starre Welt der Prinzipien einbricht, dass erinnert wird und dass kognitive Ich-Funktionen, die bisher gelähmt waren, in Aktion treten. Das Bewusstwerden ist die Voraussetzung dafür" (Cremerius, 1984c, S. 118). Die Tendenz der Patienten, nur Negatives zu berichten und Positives, Gelungenes wegzulassen, ist ebenso anzusprechen wie das Bedürfnis nach Liebe, Anerkennung und Bewunderung. Auch alle weiteren dargestellten Überlegungen zielen darauf ab, das Ich gegenüber dem Über-Ich in seinen verschiedenen Funktionen zu stärken. Hierzu ist, wie skizziert, auch ein erhöhtes Aktivitätsniveau des Analytikers notwendig.

**Identifikation starrer Prinzipien**

## 1.4 Niederfrequente analytische Psychotherapie nach Sven O. Hoffmann

Eine Sonderform der analytischen Psychotherapie mit breiter Anwendungsmöglichkeit stellt Hoffmann (1983) vor. Diese auf 2 bis 5 Jahre angelegte Behandlung findet in der Regel einmal in der Woche im Sitzen „über Eck" statt, wobei sich Therapeut und Patient nicht automatisch ansehen

Aktive Interventionen im Gegenübersitzen

müssen, sondern aneinander vorbeisehen können. Hierdurch werden mehr als im Gegenübersitzen die gleich schwebende Aufmerksamkeit und freies Assoziieren möglich. Auch kann im Liegen oder im Wechsel zwischen Sitzen und Liegen behandelt werden. Eine Grundregel wird ebenso wenig vereinbart wie eine Regelung bezüglich des Stundenausfalls. Die Therapie ist dialogisch angelegt. Langes Schweigen, auch von Seiten des Therapeuten, soll vermieden werden. Das Bearbeiten von Übertragungsmanifestationen steht deutlich weniger im Mittelpunkt als das Bearbeiten äußerer Beziehungen und Konflikte. Konfrontationen, Klärungen und Erörterung von Konfliktlösungsstrategien überwiegen gegenüber Übertragungsdeutungen und Rekonstruktionen. Bei Patienten mit strukturellen Ich-Störungen werden zudem Interventionen angewendet, die soziales Lernen fördern sollen. Hier ähnelt das Vorgehen dem von Dührssen in der dynamischen Psychotherapie. Neutralität und Anonymität werden als Grundhaltung beibehalten. Supportive Interventionen wie die Befriedigung von Abhängigkeitsbedürfnissen, intellektuelle Führung oder Stützung einer notwendigen neurotischen Abwehr (etwa im Sinne von Blanck & Blanck, 1985, s. o.) werden hier nicht angewendet. Der Autor nennt sein Verfahren psychoanalytische Therapie, weil sich eine, allerdings nicht im Zentrum der Bearbeitung stehende, Übertragungsneurose entwickelt und weil unbewusste Persönlichkeitsanteile des Patienten bewusst gemacht und bearbeitet werden (vgl. auch König, 1993).

## 1.5 Der Einfluss der Objektbeziehungstheorien

### Modifikationen durch den Einfluss der Objektbeziehungstheorien

Richtungen der „Objektbeziehungstheorien“

Mit dem Begriff „Objektbeziehungstheorien“ werden sehr unterschiedliche psychoanalytische Modelle bezeichnet (vgl. Kernberg, 1988). Die Vorstellungen von Melanie Klein und ihren Nachfolgern gehören hierzu ebenso wie die von Fairbairn, Winnicott, Bowlby, Jacobson und Mahler. Allen gemeinsam ist, dass sie gegenüber den klassischen Ansätzen die Bedeutung der präödipalen Phasen der Entwicklung betonen und Fragen der Individuation und Separation auf die Agenda der Entwicklungspsychologie sowie der Behandlung setzen. Nachteilig ist bei einigen dieser Ansätze, dass spätere Entwicklungsphasen als nahezu bedeutungslos erscheinen. Alle Ansätze liefern Beiträge zum Verständnis von schweren seelischen Erkrankungen wie schizoiden, psychotischen und Borderline-Zuständen, z. B. mit den Konzepten der Teilobjektbeziehungen, der Spaltung, der Projektion und projektiven Identifikation. Unterschiede bestehen in der Bedeutung, die der Triebtheorie einerseits und den Umwelteinflüssen andererseits beigemessen wird. Der Ansatz von Melanie Klein geht von der dualen Triebtheorie aus, betont insbesondere die Bedeutung des Todestriebes und der Aggression für die Entwicklung, sieht die Objektbeziehungen fast ausschließlich als innere phantasmatische Repräsentanzen, die durch den Einfluss der Triebe und der Projektion entsprechender Impulse und Vorstellungen geprägt sind. Demgegenüber wird beispielsweise im Ansatz von Fairbairn die Freud'sche Metapsychologie völlig durch ein neues System ersetzt. Das Subjekt wird als primär Beziehung (Objekt) suchend gesehen. Auch hier spielen intrapsychische Vorgänge die zentrale Rolle. Eine mittlere Position im Hinblick auf den Einfluss von Umwelteinflüssen vertraten Winnicott, Jacobson und Mahler. Letztere verbanden Objektbeziehungskonzeptionen mit der amerikanischen Ich-Psychologie. Eine nochmals völlig andere Position nahm Bowlby ein, der ausgehend von dem Modell eines biologisch angelegten Bindungssystems den Umwelteinflüssen eine zentrale Rolle in der Ausbildung eines inneren Arbeitsmodells von Beziehungen zuwies.

**Die Rolle von Umwelteinflüssen**

Durch die Entwicklung der Objektbeziehungstheorien wurde die Beziehung zwischen Therapeut und Patient besonders akzentuiert betrachtet, insbesondere die Übertragungs-Gegenübertragungsdynamik. Letzterer wird zum Teil eine zentrale Rolle beim Verständnis der inneren Vorgänge von Patienten zugewiesen. Je nach dem zugrunde liegenden Ansatz wird dabei diese Dynamik als Ausdruck der inneren Welt des Patienten gesehen, oder die Rolle des Therapeuten und seines Erlebens des Patienten und seines Verhaltens diesem gegenüber betont. Bei den zuletzt genannten Ansätzen wird die Relevanz von Deutungen zugunsten der Erfahrung von Halt, Empathie, emotionaler Resonanz, sowie dem Worte finden und Worte geben für schwer verbalisierbare Erfahrungen und schwer erträgliche und einzuordnende innere Zustände relativiert (Fairbairn, Winnicott, Balint, Bion). Hierdurch sollen schädigende Erfahrungen und Affektstürme besser verarbeitet werden können, allerdings nicht fehlende Mütterlichkeit oder Väterlichkeit im Sinne einer „Wiedergutmachung" ersetzt werden. Ziel ist die Entwicklung reiferer Beziehungsfähigkeit, auch mithilfe reiferer Ich-Funktionen.

**Die Beziehung Therapeut – Patient**

## Die Therapie von schweren Charakterpathologien und Borderline-Zuständen nach Otto F. Kernberg

Dieser Autor suchte bereits in den 1960er Jahren, beeinflusst durch die entwicklungspsychologischen Modelle von Jacobson und Mahler sowie die britischen Ansätze der Objektbeziehungspsychologie, nach Möglichkeiten,

Charakteristika von Borderline-Patienten

Patienten mit Borderline-Störungen mit einem modifizierten analytischen Vorgehen zu behandeln (Kernberg, 1978). Vorausgegangen war hierbei die Erfahrung, dass sich die Zustände dieser Patientengruppe bei einem „klassischen" regressionsorientierten psychoanalytischen Vorgehen häufig verschlechterten, unter anderem, weil reifere Abwehrmechanismen nur unzureichend entwickelt waren und sie Deutungen nicht als Deutungen, sondern als Angriffe erlebten und von diesen entsprechend nicht profitieren konnten. Ausgehend von der dualen Triebtheorie und bei diesen Patienten vermuteten Teilobjektbeziehungen, basalen Identitätsstörungen, Störungen in der Realitätsprüfung, Selbstobjekt-Differenzierung und Impulskontrolle sowie dem Vorherrschen sog. primitiver Abwehrmechanismen wie Spaltung und projektive Identifikation wurde aufgrund der Ergebnisse des Psychotherapie-Forschungsprojektes der Menninger Foundation ein Regression nicht förderndes, vorwiegend im Hier und Jetzt orientiertes therapeutisches Vorgehen entwickelt. In den früheren Arbeiten wird der Bedeutung von Umwelteinflüssen bei der Entwicklung der Störung eher weniger, in neueren Arbeiten mehr Raum zugewiesen. Die früheren Modifikationen finden sich weitgehend in den neueren Formulierungen der Übertragungsfokussierten Psychotherapie von Borderline-Störungen („Transference Focussed Psychotherapy", TFP) wieder. Dabei lehnt Kernberg ein rein stützendes Vorgehen bei diesen schwer gestörten Patienten ab. Dieses fördere nur die Ich-Schwäche.

**Drei Säulen der Therapie nach Kernberg:**

1. Die systematische Analyse der Übertragung im Hier und Jetzt.
2. Die Klärung, Konfrontation und Deutung als vorrangige Interventionen.
3. Die Aufrechterhaltung der technischen Neutralität.

Arbeit im „Hier und Jetzt"

Im Zentrum stehen die dominanten Objektbeziehungs-Dyaden und die mit ihnen verbundenen Affekte, die sich im „Außen", insbesondere aber in der therapeutischen Beziehung reinszenieren. Diese gilt es zu erfassen, die heftigen Affekte zu „containen" und die Gesamtbeziehung zu deuten. Dabei könne zunächst als dominant erscheinende Dyaden (z. B. Opfer – Täter) eine andere (z. B. Täter – Opfer) abwehren. Auch die hierbei wirksamen Mechanismen sind zu deuten. Unterschieden werden hierbei Strategien, Taktiken und Techniken, die ebenso detailliert beschrieben werden wie die Probleme in unterschiedlichen Phasen der Behandlung (Doering, 2016; Yeomans et al., 2017). In der therapeutischen Arbeit müssen zu allererst die Verzerrungen der Realität und der Übertragung durch primitive Abwehrmechanismen sowie die hiermit verbundenen Teilobjektbeziehungen aufgegriffen werden, weil diese ein destruktives Potenzial für die gesamte Therapie bilden, insbesondere das Ich schwächen. Dabei muss vor allem die unmittelbare Realität mit ihren oft dramatischen Entwicklungen bearbeitet werden, auch auf ihre Übertragungsbedeutung hin. Die Klärungen und Deutungen beziehen sich dem entsprechend auf das Hier und Jetzt innerhalb und außerhalb der Therapie, nicht auf das Dort und Damals der frühen Entwicklung. Letzteres kann beim Fortbestehen der primitiven Abwehr sowieso nur verzerrt wahrgenommen werden. Von daher beruht eine hierauf ausgerichtete Übertragungsarbeit nicht auf einem soliden Fundament, sondern gleicht eher einem Herumtappen im Nebel und muss dementsprechend fruchtlos bleiben, weil es die Integration der gespaltenen Selbst- und Objektrepräsentanzen gar nicht fördern kann. Besonders beachtet werden muss zudem, wie Deutungen des Therapeuten vom Patienten gedeutet werden. Häufig besteht bei dieser Patientengruppe eine Tendenz, sie paranoid zu verarbeiten. So muss diese „Deutung der Deutung" nochmals einer Deutungsarbeit unterzogen werden, damit Verzerrungen bearbeitet und die Ich-Funktionen gestärkt werden können. Die Diagnostik erfolgt u.a. durch ein spezielles strukturelles Interview (Structured Interview of Personality Organisation, STIPO; Doering, 2016; Yeomans et al., 2017). Diese Behandlung benötigt einen klaren Rahmen, auf dessen Einhaltung strikt geachtet wird. Abweichungen werden sofort thematisiert und eventuell auch sanktioniert, z.B. durch Unterbrechung der Therapie und stationär-psychiatrische Behandlung. Agieren, Lügen und Verschweigen sind vor allem anderen aufzugreifen. Hierbei kann auch auf Informationen, die der Therapeut von Dritten erhält, zurückgegriffen werden.

**Verzerrung von Deutungen**

**Besondere Probleme in der Behandlung**

Als besondere Schwierigkeiten, insbesondere in den Anfangsstadien, die immer wieder aufgegriffen werden müssen, nennen Kernberg (1978) sowie Yeomans et al. (2017):

- Bewusstes Verschweigen.
- Unablässige Entwertung sämtlicher Angebote menschlicher Hilfe, oft als Ausdruck eines unbewussten Neides.
- Chronische Ausbreitung von Sinnlosigkeit in der therapeutischen Interaktion.
- Paranoides Kontrollieren und Verschweigen.
- Frühzeitiges Auftreten von schwerem Agieren, z.B. Suizidversuche.
- Missbrauch von Vorinformationen über Psychotherapie und von psychotherapeutischem Jargon.

Zum Eingrenzen des Agierens und zum Schutz der technischen Neutralität des Behandlers ist das Setzen von Regeln und Grenzen erforderlich. Es wird vor allem erläutert, dass der Patient sich verändern muss und Veränderung nicht von der Umwelt erwarten kann. Geklärt werden auch der Umgang mit Suiziddrohungen und -handlungen, selbstverletzendem Verhalten, Substanzmissbrauch und Delinquenz.

Technische Empfehlungen

Die Behandlungen finden in der Regel zwei- bis dreimal in der Woche im Gegenübersitzen statt. Es muss vermieden werden, dass die Therapie zur Ersatzbeziehung und -befriedigung wird. Bei gelingendem therapeutischem Prozess kommt es zu einer Reduktion primitiver Abwehr, einer zunehmenden Integration von Selbst- und Objektrepräsentanzen, einem klareren Identitätsgefühl sowie verminderten Verzerrungen in der Wahrnehmung der äußeren Realität und in der Folge zu einer Reduktion der Symptomatik insgesamt.

Narzisstische Persönlichkeitsstörungen

Die technischen Auffassungen Kernbergs zum Umgang mit narzisstischen Störungen enthalten im Gegensatz zu denen Kohuts (vgl. den folgenden Abschnitt) keine wesentlichen Modifikationen der analytischen Technik. Zusammengefasst sieht Kernberg (1978; vgl. auch Yeomans et al., 2017) den pathologischen Narzissmus nicht als Hemmung einer normalen narzisstischen Entwicklung, sondern als eine Verzerrung, das Größenselbst als eine Abwehrformation, z. B. gegen Neid, aber auch gegen primitive Über-Ich-Anteile, z. B. archaische Schuldgefühle. Im Gegensatz zu Kohut betont er die Rolle der Aggression in der Entstehung dieser Störungen. In der Therapie müssen die positiven wie die negativen Übertragungsanteile bearbeitet werden. Eine besondere Schwierigkeit für die Gegenübertragung wie für die Deutungstechnik bieten die massiven Entwertungstendenzen, die beim Therapeuten zu schwer aushaltbaren und zu Gegenaggression verleitenden Kleinheitsgefühlen führen können.

Die übertragungsfokussierte Therapie wurde mittlerweile auch für andere („neurotische") Störungsbilder modifiziert formuliert (Caligor et al., 2007/2010).

## 1.6 Einflüsse der Selbstpsychologie

### Der Beitrag Heinz Kohuts

Selbstpsychologie als eigenständiger Zweig der Psychoanalyse

Die Selbstpsychologie entwickelte sich aus der Behandlung narzisstisch gestörter Patienten (Kohut, 1973). Der Geltungsbereich der hier entwickelten Modellvorstellungen und Modifikationen der Behandlungstechniken wurde im Laufe der Jahre allerdings auf sämtliche psychische Erkrankungen ausgedehnt (Kohut, 1979; vgl. auch Mertens, 1990). Selbstpsychologie hat sich inzwischen zu einem eigenständigen „Zweig" der Psychoanalyse mit eigenen Modellen über psychisches Funktionieren und Interventionstechnik entwickelt. Dabei werden Erkenntnisse aus der Säuglings- und Kleinkindforschung (z. B. Lichtenberg et al., 1992) und eine interpersonelle Perspektive (Stolorow & Atwood, 1992) integriert.

Kohut geht davon aus, dass narzisstische Störungen entstehen, wenn dem sich entwickelnden Kind sog. Selbstobjekt-Funktionen versagt werden. Hierzu gehören emotionale Resonanz, Bestätigung, Beruhigung und Reizschutz. Es kommt zu übermäßigen Frustrationen. Das Kind entwickelt dann keine reife psychische Struktur, sondern verbleibt in der Entwicklung seines Selbst in wesentlichen Aspekten auf der Stufe des Größen-Selbst, das Kohut – im Gegensatz zu Kernberg (s. o.) – als ein normales Durchgangsstadium ansieht. Bei normalen, Reifung fördernden Frustrationen kann das Kind die Selbstobjekt-Funktionen allmählich in das eigene Selbst integrieren, obwohl ein gewisses Bedürfnis nach einem Selbstobjekt ein Leben lang bestehen bleibt. Das Größen-Selbst schrumpft – bildlich gesprochen – auf das Format eines gesunden Narzissmus. In der Therapie narzisstischer Patienten übernimmt der Analytiker lange Zeit durch empathisches Spiegeln die fehlende Selbstobjekt-Funktion. Sogenannte Spiegel-Übertragungen (der Patient spiegelt sein grandioses Selbst im Analytiker) oder idealisierende Übertragungen werden nicht gedeutet (etwa als Abwehr sensu Kernberg, 1978), sondern zugelassen. Der Patient internalisiert die Selbstobjekt-Funktionen des Analytikers. Durch allmähliche Frustrationen, vor allem bedingt durch die Empathie-Schwankungen des Therapeuten, wird dieser Prozess gefördert. Die wesentlichen therapeutischen Wirkfaktoren sind hier Empathie und Selbstobjekt-Erfahrungen.

**Pathologischer und gesunder Narzissmus**

Trotz der zum Teil vehementen Kritik an den Kohutschen Konzepten (s. Kernberg, 1978; auch: Cremerius, 1982) wurden das Konzept des Selbstobjektes und die Bedeutung der empathischen Beziehung als ein basaler Wirkfaktor der Behandlung in den „mainstream“ der psychoanalytisch begründeten Psychotherapien integriert. Empathiemangel wird ebenfalls als ein möglicher Faktor in der Genese psychischer Störungen angesehen. Hier gehen die Beiträge der Selbstpsychologie und der interpersonell orientierten objektbeziehungstheoretischen Ansätze in dieselbe Richtung.

**Selbst-Objekt und Empathie**

## Einflüsse der neueren Säuglings- und Kleinkindforschung

Es waren vor allem an der Selbstpsychologie orientierte Psychoanalytiker, die die Befunde der neueren Säuglings- und Kleinkindforschung rezipierten und hieraus erhebliche Modifikationen des psychoanalytischen Krankheitsverständnisses sowie der Behandlungstechnik ableiteten. Nachdem sich eine Reihe psychoanalytischer Entwicklungsannahmen als nicht mehr vereinbar mit den Ergebnissen der zunehmend hoch differenzierten empirischen Säuglings- und Kleinkindforschung erwiesen, entwickelte die Gruppe um den Washingtoner selbstpsychologisch orientierten Psychoanalytiker Lichtenberg ein die klassische Metapsychologie völlig verlassen-

Motivationssysteme statt Triebe

des Motivationssystem und eine hierauf basierende Behandlungstechnik (Lichtenberg et al., 1992). Das neu formulierte Motivationssystem umfasst fünf Bereiche, für deren Existenz klare beobachtbare Verhaltensweisen sprechen, nämlich das Bedürfnis nach

1. psychischer Regulation physiologischer Bedürfnisse,
2. Bindung und später nach Zugehörigkeit,
3. Exploration und Selbstbehauptung,
4. aversiver Reaktion durch Feindseligkeit oder Rückzug,
5. sinnlicher Lust und sexueller Erregung.

Modellszenen

Das Selbst entwickelt sich als unabhängiges Zentrum zum Initiieren, Organisieren und Integrieren von Motivationen, Kognitionen, Fantasien, Emotionen und Handlungen. In der Therapie werden sog. Modellszenen beobachtet, in denen zentrale Motivationen und Erfahrungen von Patienten sichtbar werden. Indem der Therapeut die Bedeutung dieser Szenen erfasst und kommuniziert, werden sie auch für den Patienten versteh- und regulierbar. Versagen der Empathie und akute Traumatisierungen spielen in den potenziell pathogenen Modellszenen eine herausragende Rolle. Die Rolle des Selbstobjektes, auch des Therapeuten als ein solches, wird auf der Basis neuerer entwicklungspsychologischer Beobachtungen reformuliert. Entscheidende Basis aller therapeutischen Interventionen ist die Empathie mit der Sicht des Patienten und die Schaffung einer Atmosphäre von Vertrauen, in der auch Aversives zugelassen werden kann. Dabei ist es zentral, die Selbstzustände des Patienten zu berücksichtigen. Ein ängstlicher oder verbal wütend um sich schlagender Patient muss zunächst zu einem ruhigeren und aufnahmefähigeren Selbstzustand verholfen werden, bevor er emotional belastende Situationen verstehend betrachten kann. Zum Verständnis der zentralen Modellszenen ist der intersubjektive Zugang von wesentlicher Bedeutung. In der therapeutischen Situation werden frühe Beziehungserfahrungen, nicht selten in vertauschten Rollen, wiederholt, mit der Hoffnung, sie nun überwinden zu können. Dabei kommen die Art, wie der Patient den Therapeuten wahrnimmt, und dessen Beitrag zu dieser Wahrnehmung in den Fokus. Die Konzeption der Übertragung als Verzerrung lenkt die Aufmerksamkeit vom direkten Beitrag des Therapeuten (z.B. Auslösung oder Intensivierung der Übertragung) ab. Die Therapie wird hier also vom Standpunkt der Zwei-Personen-Psychologie aus konzipiert.

Therapie als Interaktion

Ebenso wie einige Konzepte der Objektbeziehungspsychologie machen die neueren, die Erkenntnisse der Säuglingsforschung integrierenden Konzepte der Selbstpsychologie die psychodynamische Therapie zu einem interaktiven und dialogischen Prozess beider Beteiligter. Der Therapeut bekommt eine haltende und die Selbstzustände des Patienten mitregulierende Funktion. Er trägt aktiv zu den Übertragungsmanifestationen bei. Dieser

Beitrag ist ebenfalls Gegenstand der gemeinsamen Reflexion. Die Beobachtungen der Säuglings- und Kleinkindforschung haben wesentlich zur Ausbildung der intersubjektiven Therapieansätze der Psychoanalyse (vgl. den Abschnitt „Interpersonelle Therapien" in Kapitel 1.7) beitragen, insbesondere die Arbeiten der Boston Change Process Study Group (2014; vgl. auch Bohleber, 2018).

## 1.7 Die Entwicklung interpersoneller Ansätze in der psychodynamischen Psychotherapie

### Spezifische Interaktionsmuster und Übertragungen bei verschiedenen Störungsbildern

Bereits Freud (1916/1917) wies darauf hin, dass Patienten mit verschiedenen Störungsbildern unterschiedliche Widerstände in der analytischen Situation entwickeln.

**Behandlungswiderstände bei verschiedenen Krankheitsbildern**

*Zwangsneurotiker* machen die Therapie durch ihre Übergewissenhaftigkeit und ihre Zweifel, die sie in einer Art „reservatio mentalis" verbleiben lässt, wirkungslos. Das Ausmaß der Gegenbesetzung, die Affektisolierung und das magische Denken bewirken hier einen großen Teil der Behandlungsschwierigkeiten (Fenichel, 1982). Angsthysteriker produzieren Einfälle, „die so weit vom Gesuchten entfernt sind, dass sie für die Analyse keinen Ertrag bringen" (Freud, 1916/1917, S. 299). Zum Umgang mit diesen Schwierigkeiten äußert er sich nicht explizit. Eine Ausnahme ist die Behandlung von *Angsterkrankungen.* Bei Angsthysterien und Phobien, so Fenichel (1982) „muss der Analytiker aktiv intervenieren, um seinen Patienten zu einer ersten Anstrengung zu veranlassen, seine Phobie zu überwinden. Er muss den Patienten dahin bringen, sich den angstauslösenden Erfahrungen auszusetzen, um die ganze Kraft des neurotischen Konfliktes nach oben dringen zu lassen" (Fenichel, a.a.O., S. 38). Das Vermeiden muss also aktiv angegangen werden.

Einen systematischen Überblick über Übertragungs- und interpersonelle Symptome bei verschiedenen Erkrankungen bietet Schwidder (1972) in seiner „Klinik der Neurosen".

**Interpersonelle Muster bei der Hysterie**

*Konversionsneurotische (hysterische)* Patienten suchen immer wieder die Anlehnung an Leitbilder, versehen daher auch ihren Therapeuten mit hohen Erwartungen, „neue erfolgreiche Lebensprinzipien vermittelt zu bekommen" (a.a.O., S. 395). Aufgrund der narzisstischen Problematik stellen sich unterschwellig, später häufig offen, Rivalitätsauseinandersetzungen ein, die z. B. durch eine abgewehrte Verachtung der Beziehungspersonen und der Realitätsanforderungen motiviert sind. Bei gegengeschlechtlichen Therapeuten stellt sich zunächst eine Übertragungsverliebtheit bis zum Auftreten der unvermeidlichen Enttäuschungs- und Kränkungserlebnisse ein. Im interpersonellen Kontext ist immer wieder das Inszenieren von Dreieckskonflikten um Potenz und sexuelle Attraktivität zu beobachten. Sowohl Frauen als Männer rächen sich am anderen Geschlecht. Beide finden keine wirklich befriedigenden Partner. Shapiro (1991) beschreibt den kognitiven Stil von Hysterikern und damit auch ihre Art, mit der Außenwelt in Kontakt zu treten, als impressionistisch, von einer Konzentrationsunfähigkeit und hohen Beeindruckbarkeit gekennzeichnet, zudem romantisierend und theatralisch-dramatisierend, wobei sie sich als ihren Eindrücken und Affekten „ausgeliefert" ansehen, auf eine vorübergehende „Unzurechnungsfähigkeit" plädieren. Benjamin (2001) fasst aufgrund einer umfangreichen Literaturübersicht, die sie entsprechend ihrem SASB-Modell (Structural Analysis of Social Behavior, s. u.) vornimmt, die interpersonelle Problematik der histrionischen Persönlichkeitsstörung im DSM (vgl. American Psychiatric Association, 2018), die als „Nachfolgerin" der hysterischen (Charakter-)Neurose gelten kann, folgendermaßen zusammen: Gleichzeitig mit dem Wunsch, von einem starken Menschen geliebt und umsorgt zu werden, besteht eine große Angst davor, missachtet zu werden. Das Selbstkonzept beruht nicht auf Kompetenz oder dem Anzeichen persönlicher Stärke, sondern kreist um Charme, Aussehen und Unterhaltungswert. Hierdurch wird die Beziehungsperson kontrolliert. Bei freundlichem Vertrauen besteht gleichzeitig das Bestreben, sich die gewünschte Fürsorge und Liebe durch manipulative Manöver zu erzwingen. Ein Mittel hierzu ist die Koketterie, ein anderes Klagen über körperliche Beschwerden und Unfähigkeit („koketter" und „kränklicher" Untertypus). In der Übertragung zeigt sich eine Grundhaltung fordernder Abhängigkeit, wobei der Patient versucht, sich die Zuwendung des Therapeuten durch äußere Attraktivität und angenehme Unterhaltung zu sichern.

**„Histrionische" Persönlichkeitsstörung**

**Interpersonelle Muster bei der Angstneurose („Angststörungen")**

*Angstneurotiker* beschreibt Schwidder (1972) als in der Übertragungsbeziehung gehemmt, gefügig und mit übergroßen Erwartungen an den Therapeuten, mit starkem Aufforderungscharakter an diesen für liebevolle und steuernde Aktivitäten. Es besteht eine ausgeprägte Neigung, sich führen oder gar bevormunden zu lassen. Hohe Fehlerwartungen führen zu kopflosem Anklammern an andere Personen. Auch Phobiker zeichnen sich durch Hilflosigkeit und Vermeidungsverhalten, zudem durch Fluchttendenzen aus. Im Zusammenhang mit der Hilflosigkeit werden nicht selten Ansprüche an Begleitung, Führung und Schutz durch Beziehungspersonen gestellt, die dies schließlich auch als dominierend und aggressiv erleben, wodurch sich eine Ambivalenz zwischen Schutzsuchen und Anlehnen einerseits

Das Konzept des „steuernden Objekts“

sowie Herrschenwollen andererseits zeigt. König (1981) beschreibt Angststörungen und Phobien auf der Basis des Konzeptes vom steuernden Objekt. Dieses wird aufgrund unterschiedlicher genetischer Faktoren in der Außenwelt, bei Beziehungspersonen und auch beim Therapeuten gesucht. Das Erleben ist in der Regel zunächst durch ein Gefühl des Nichtkönnens und eine starke Abhängigkeit geprägt. Patienten mit phobischer Struktur sind daher zur Realitätsprüfung bezüglich ihres Könnens anzuhalten. Erst mit einer tragfähigen Arbeitsbeziehung kann das von Phobikern erfahrene Kritisieren und Herabsetzen in der Übertragung bearbeitet werden. Angstneurotische Patienten werden in Behandlungen eher zu wenig als zu stark gefordert, weil sie Signale aussenden, „die besagen: ich kann nichts; man kann mir nichts zutrauen; ich bin empfindlich und schutzbedürftig“ (König, 1981, S. 53). Dies kann Therapeuten zu komplementärem Verhalten veranlassen, was Behandlungen erschwert. Der Therapeut wird dazu angeregt, dem Patienten die Arbeit abzunehmen. Dieser spricht z.B. die Sätze zu Ende, die jener nicht beendet hat. Wird der Therapeut als zudringliches Mutterobjekt erlebt, wird dessen Aktivität zurückgewiesen. Ähnliche Muster treten auch in Gruppensituationen auf. Die von König (1981) beschriebenen Patienten mit phobischer Struktur ähneln in ihrem interpersonellen Verhalten zum Teil den von Benjamin (2001) beschrieben Zügen der vermeidend-unsicheren Persönlichkeitsstörung. Hier geht es wie bei den interpersonellen Mustern der Generalisierten Sozialen Phobie um die Einschränkung sozialer Kontakte aus Angst vor Demütigung oder Zurückweisung, dem Nichterreichen von Liebe und Akzeptanz, die auch in der Übertragung besteht, in der sich diese Patienten schnell erniedrigt und gedemütigt fühlen.

Vermeidend-unsichere Persönlichkeitsstörung

Zwangsneurosen: Dominanz vs. Unterwerfung

*Zwangsneurotiker* gestalten die therapeutische Beziehung häufig durch vordergründige Unterwürfigkeit mit hohen Erwartungen an den Therapeuten und untergründiger Aggressivität (Schwidder, 1972; zusammenfassend: Lang, 2015; Reich, 2019). Bei pseudokorrekter Mitarbeit wird oft Wesentliches nicht berichtet. Der unterschwellige Kampf um Dominanz und Unterwerfung kann sich auch in einer „Eulenspiegel-Übertragung“ zeigen, in der sich die Betreffenden an den Wortlaut von Instruktionen (z.B. Grundregel) oder Interventionen halten, dabei deren Sinn ad absurdum führen. Nach Sullivan (s. Conci, 2005) benutzen Zwangsneurotiker die freie Assoziation in der Regel dazu, angstbesetztes Material zu vermeiden. Zudem spielen Rationalisierungen mit Ideologien, die auch in fest gefügten Gemeinschaften gesucht werden, eine große Rolle. Deren Leben orientiert sich in allen Bereichen an Regeln, Normen und übergeordneten Prinzipien, die Sicherheit vor den Unruhe und Unsicherheit erzeugenden Emotionen geben sollen (vgl. auch Quint, 1976). Grundsätzlich fällt es ihnen schwer, andere Menschen als gleichwertig zu akzeptieren. Sie erleben Partner (oder

Rationalisierungen und Ideologien

auch Kinder oder Mitarbeiter) als Besitz und versuchen, sie zu formen. Die zwischenmenschlichen Beziehungen werden unter dem Aspekt von Regeln, Macht und Kontrolle gesehen. Sie werden dementsprechend als „Hammer-Amboss-Verhältnis“ (Heigl-Evers & Heigl, 1967) strukturiert. Die emotionalen Bedürfnisse ihrer Mitmenschen frustrieren sie durch die Haltung, dass es „nichts Neues unter der Sonne“ gebe (Heigl-Evers & Heigl, 1967), und dadurch, dass sie keine Gefühle ausdrücken (Schwidder, 1972). Dies ist nach Shapiro (1991) dadurch zu verstehen, dass sie die gefühlsmäßige Tönung von Situationen, das „Atmosphärische“ oder „Beeindruckende“, oft nicht wahrnehmen, weil sie sich in rigider Weise auf Details konzentrieren. „Solche Menschen hören sich beispielsweise eine Schallplattenaufnahme mit größtem Interesse und besonderer Aufmerksamkeit an – sie achten nämlich auf die Qualität der Instrumente, die Aufnahmetechnik und -qualität und so weiter, aber sie hören dabei kaum auf die Musik als solche und lassen sich schon gar nicht von ihr gefangen nehmen“ (Shapiro, 1991, S. 35). In ähnlich rigider Weise werden neue Gesichtspunkte oder andere Sichtweisen ignoriert. Der „technisch-signalverarbeitende Stil“ (Shapiro) ist verbunden mit einem getriebenen Modus der Aktivität, einer generellen Verzerrung des Autonomieerlebens, die die Person alle Aktivitäten in einer zwingenden objektiven Notwendigkeit begründet erleben lässt, und einer Verzerrung des Realitätserlebens, in der sich Zweifel und Dogmatismus gepaart finden. Die Zentrierung auf Details lässt einerseits ein Gefühl der Sicherheit entstehen („So lange bestimmte technische Anforderungen erfüllt sind, „müssen“ seine Vorstellungen richtig sein …“; Shapiro, 1991, S. 58). Zugleich erhöht dies die Unsicherheit: „Was dem normalen Menschen als unwichtiges Detail im Verhältnis zum Ganzen erscheinen mag, wird dem Zwanghaften oft Grund genug, nun alles ganz anders zu sehen“ (a. a. O.). Nach Benjamin (2001) möchte der Patient in der Behandlung „perfekt“ sein, „das Richtige“ tun, empfindet gleichzeitig eine tiefe Angst, die Kontrolle zu verlieren, dies insbesondere in unstrukturierten Therapieangeboten. Daraus resultiert der Versuch, stets auch die Therapie zu kontrollieren. Die Kontrolle ist zudem eng mit Feindseligkeit verbunden. Daher befindet sich der Patient immer an der Schwelle zur Wut, die der Notwendigkeit entspringt zu erzwingen, „dass alles perfekt ist“ (S. 361).

Rigide Fixierung auf Details

Perfektionismus

Verlustangst bei Depression

*Neurotisch-depressive* Patienten fürchten den Objekt- oder Liebesverlust, wenn sie nicht selbstlos, bescheiden, verzichtsbereit, aufopfernd und friedfertig sind. Vorwürfe und Anklagen an andere werden zu Selbstvorwürfen und Selbstanklagen. Zwischenmenschliche Schwierigkeiten entstehen durch enttäuschte Belohnungserwartungen für Verzicht und Aufopferung (Schwidder, 1972). Die Über-Ich-Konflikte spielen hier ebenfalls, wie bei Zwangsneurosen, eine besondere Rolle.

**Modifikationen der Technik**

Edith Jacobson (1983) widmet sich ausführlich der besonderen erforderlichen Einstellung des Analytikers zum schwer depressiven Patienten. Sie empfiehlt eine Reduktion der Frequenz – von 6 oder 7auf 3 oder 4 Stunden wöchentlich –, um die Ambivalenz zu vermindern, damit die Vereinbarung nicht in eine unerträgliche Verpflichtung umschlägt, der sich die Patienten masochistisch unterwerfen. In depressiven Phasen können diese Patienten keine Deutungen aufnehmen. Sie benötigen im Therapeuten vor allem den geduldigen Zuhörer für ihre Klagen. Leeres, inhaltsloses Schweigen sei ebenso zu vermeiden wie rasches, eindringliches Reden. Sie fordert warmherziges Verständnis ebenso wie Spontaneität und echte, unerschütterliche Achtung für den Patienten, aber keine zu große Freundlichkeit oder gar Beschwichtigung. „Ich weiß, dass sich Analytiker, die ihrem Wesen nach eher distanziert sind, mit der Behandlung depressiver Patienten ziemlich schwertun. Schwer gestörte depressive Patienten können ohne diese Atmosphäre von Wärme und flexibler Einstimmung keine therapeutische Arbeit leisten ..." (S. 373). Ein dosiert offener Umgang mit Freundlichkeit und auch Ärger sowie ein unterstützendes Vorgehen sollen für die weitere Analyse nutzbar gemacht werden. Sie hebt insbesondere die Analyse der Übertragungs- und Über-Ich-Konflikte als Vorbereitung für das Ertragen und Bearbeiten tieferen Fantasiematerials hervor. Der Beitrag von Edith Jacobson leitet unmittelbar über zu den Modifikationen psychoanalytischer Therapie bei Patienten mit Über-Ich-Pathologie (s.o.).

**Über-Ich-Konflikte**

Die Schwerpunkte der Behandlung depressiver Patienten verschoben sich im Verlaufe der Entwicklung der psychoanalytischen Theorie von der Betrachtung der oralen Triebkonflikte über die Über-Ich-Konflikte hin zu Selbstwertkonflikten und schließlich bindungstheoretischen Überlegungen.

**Schizoide Neurosen: Verschmelzung vs. Distanz**

Bei *schizoiden* Neurosen (heute: schizoiden Persönlichkeiten bzw. schizoiden Persönlichkeitsstörungen) besteht im interpersonellen Feld eine starke Ambivalenz zwischen extremer Bindung und symbiotischer Verschmelzung und starker Distanziertheit, Isolierung und Unbeteiligtheit (Schwidder, 1972). In der Übertragung dominieren zunächst Bedürfnisse nach Abgrenzung, Unabhängigkeit, klarem sachlichen Überblick und Bekanntheit. Diese Schutzmaßnahmen gegen die Angst vor dem Unbekannten, unvertrauter emotionaler Nähe und gefühlsmäßigen Bindungen zeigen sich auch sonst in zwischenmenschlichen Beziehungen. Zur Einleitung einer Behandlung sollen hier insbesondere die von ihnen selbst nicht wahrnehmbaren Wirkungen dieser Patienten auf andere Personen aufgezeigt und besprochen werden. Dies wirkt ich-stärkend und fördert die anfänglich eher fragile therapeutische Beziehung.

**Intentionale Störung**

Hieran anknüpfend versteht Rudolf (1977) die „nicht typischen Neurosen" (schizoide und auch narzisstische Neurosen) als intentionale Störung, eine

Art Grundstörung (durchaus im Sinne Balints, 1966, zu verstehen), die sich auch deutlich im zwischenmenschlichen Bereich zeigt. Diese wird häufig basal deutlich im Blickkontakt (gar nicht hinsehen, zur Seite schauen mit abgewandtem Gesicht, oder durchdringender Fixierung), und auch in der sprachlichen Interaktion. Die Patienten sprechen u. a. unmoduliert, unangemessen laut, überakzentuiert etc. Insbesondere haben sie keine Vorstellung davon, „wie sie sprechen und wie ihre Sprache auf andere wirkt" (Rudolf, 1977, S. 109). Zudem fehlt der lebendige Ausdruck des emotionalen Gehalts des Gemeinten. Die Atmosphäre des Verwirrenden und Befremdlichen lässt sich „bei genauerer Betrachtung aus den Störungen kommunikativer Signalsysteme verstehen" (a. a. O., S. 111). Logisch Widersprüchliches steht nebeneinander. Zwischenmenschliche Signale werden missverstanden. Hieraus entsteht ein Zirkel: Nicht verstehen können – sich falsch verhalten – angegriffen oder lächerlich gemacht werden – sich misstrauisch und enttäuscht zurückziehen – außerhalb und fremd bleiben – noch weniger verstehen usw." (a. a. O., S. 115). Dagegen werden Sicherheitsvorkehrungen getroffen, die andere auf Distanz halten oder unter Kontrolle bringen sollen. Dies kann durch abweisendes, ausnutzendes, quälerisches oder selbstquälerisches Verhalten geschehen. Mitmenschen werden in der Regel als blass, schemenhaft oder uninteressant erlebt. Wegen des sich ausbreitenden Misstrauens und der Feindseligkeit können sich diese Personen durch für als Kleinigkeit erscheinende Vorkommnisse gekränkt, missachtet oder bedroht fühlen. Wut ist gegen die als diffus erlebte Bedrohung gerichtet. Minderwertigkeits- und Beschämungsgefühle sind dabei nicht primär, sondern sekundär. Primär ist das Nicht-Verstehen und Nicht-Verstanden-Werden. Dieses wird als beschämend erlebt. Größenideen und andere narzisstische Phänomen werden kompensatorisch eingesetzt. All diese Prozesse zeigen sich auch in der therapeutischen Beziehung. Die Therapie muss an den oben skizzierten Manifestationen der intentionalen Störung ansetzen.

**Störung der emotionalen Resonanz**

**Bedrohtheitsgefühle**

Das Konzept von Rudolf leitet inhaltlich über zum interpersonellen Verständnis der *schizoiden* und schizotypischen Persönlichkeitsstörung des DSM. Nach Benjamin bestehen bei der ersteren „keine Ängste oder Wünsche in Bezug auf andere" (2001, S. 478), also eben keine Ambivalenz. „Die Grundhaltung umfasst aktive und passive Autonomie" (a. a. O.). Trotz Unterentwicklung der sozialen Bewusstheit und der sozialen Fertigkeiten bestehen instrumentelle Fähigkeiten zur Erfüllung sozialer Rollen, z. B. im Beruf. In engeren Beziehungen allerdings wird keine Intimität entwickelt. Zur Übertragung äußert sich Benjamin nicht.

**Angst vor Kontrolle und feindseliger Rückzug**

Demgegenüber liegt die *schizotypische Persönlichkeitsstörung* im Grenzbereich zur Psychose, gehört also im psychoanalytischen Verständnis zum „Borderline-Spektrum". Zur Borderline-Störung im Sinne des DSM gibt es bei den betreffenden Personen Überschneidungen. Im interpersonellen Feld bestehen hier nach Benjamin (a.a.O.) die Angst vor angreifender und demütigender Kontrolle sowie der Wunsch, allein gelassen zu werden in Verbindung mit feindseligem Rückzug und Selbstvernachlässigung. Aggressive Gefühle gegenüber anderen sind dabei bewusst. Zudem besteht der Glaube an eigene magische Fähigkeiten, z.B. Telepathie (vgl. Benjamin, 2001, S. 492).

Benjamin beschreibt darüber hinaus weitere typische maladaptive Beziehungsmuster für die im DSM klassifizierten Persönlichkeitsstörungen aufgrund klinischer und auch quantitativ-empirischer Beschreibungen.

Die *Borderline-Persönlichkeitsstörung* sieht sie durch ständige Angst vor dem Verlassenwerden und den Wunsch nach schützender Fürsorge gekennzeichnet, die in feindselige Kontrolle umschlagen, wenn das Subjekt von der Beziehungsperson nicht genug erhält, was aufgrund der immensen Bedürftigkeit immer der Fall ist. Zudem greift ein böses Introjekt an das Selbst an, wenn Zeichen für Glück und Erfolg auftreten. Dies führt zu negativen therapeutischen Reaktionen.

*Narzisstische Persönlichkeitsstörungen* vereinen eine extreme Empfindlichkeit gegenüber Kritik oder Missachtung mit einem großen Wunsch nach Zuwendung und Bewunderung. Unbedingte Liebe zum eigenen Selbst und anmaßende Kontrolle anderer gehen mit einem Mangel an Empathie und Entwertungstendenzen einher, die auch in extremer Form gegen das eigene Selbst gerichtet werden können. Probleme in der Behandlung tauchen auf, wenn diese Muster konfrontativ in Frage gestellt werden, da auch hier Bestätigung und Bewunderung gesucht werden.

Personen mit *dependenten Persönlichkeitsstörungen* erleben sich vor allem als instrumentell inkompetent. Deshalb unterwerfen sie sich einem dominanten Anderen, von dem Fürsorge und Führung erwartet werden, auch wenn alles dagegen spricht, also Ausbeutung oder Misshandlungen vorliegen. In der Therapie dominiert ebenfalls ein Muster von Unterwerfung.

Die *passiv-aggressive Persönlichkeitsstörung* ist interpersonell gekennzeichnet durch Wünsche nach Wiedergutmachung und Angst vor Kontrolle. Autoritäten werden unterschwellig oder unbewusst als inkompetent, ungerecht und grausam wahrgenommen. Macht wird als rücksichtslos und vernachlässigend angesehen. Vordergründiger Anpassung in der Therapie steht ein Mangel an eigener Beteiligung und Leistung gegenüber. Klagen über ungerechte Behandlung und Neid auf andere gehen damit zusammen, dass das Gegenüber in seinem Bemühen um Besserung des Patienten immer wieder scheitert.

In der *paranoiden Persönlichkeitsstörung* bestehen vornehmlich die Angst, dass andere verletzen und beschuldigen, und zugleich der Wunsch, von anderen bestätigt und verstanden zu werden. Bei Enttäuschungen kommt es rasch zu zornigem Rückzug. Das Subjekt fühlt sich bedroht und greift dem entsprechend andere Personen an.

## Interpersonelle Therapien

Die Entwicklung interpersoneller Ansätze in der psychoanalytisch begründeten Psychotherapie ist wesentlich durch die Arbeiten Harry S. Sullivans beeinflusst. Dieser geht einen wesentlichen Schritt weiter, als dies in den zuletzt beschriebenen klinischen Konzepten der Fall ist. In seinem programmatischen Werk „The illusion of individual personality“ (1950) überträgt er das ökologische Prinzip auf seelische Erkrankungen und betont die lebensnotwendige Bedeutung eines interpersonellen Kontaktes in einer angemessenen Umgebung. Dies wird ähnlich wie in einigen Objektbeziehungstheorien (Bowlby, Fairbairn, Winnicott) und der Selbstpsychologie als elementares biologisches Bedürfnis gesehen. Er formulierte seinen Ansatz in Übereinstimmung mit der sich ungefähr zeitgleich entwickelnden Allgemeinen Systemtheorie, und hierbei entwickelte er auch ein eigenes Konzept des Selbst, das entsprechend den interpersonellen Beziehungen des Subjekts wandelbar ist. Seelische Störungen stellen eine Anpassung an dauerhaft gestörte Beziehungen dar. Sie sind eine „abweichende Existenzform“ (Chrzanowski, 1982), die hauptsächlich durch Angst motiviert ist. Auf der Basis des Gleichartigkeitsprinzips grundlegender menschlicher Reaktionen wird in der Psychotherapie dem entsprechend Verständigung in der Kommunikation gesucht, wobei an die ungestörten Persönlichkeitsanteile des Patienten angeknüpft wird, ebenso an positive zwischenmenschliche Erfahrungen in der Entwicklung. Psychiatrie wird als „interpersonale Theorie“ (Sullivan, 1980) verstanden. Der therapeutische Veränderungsprozess erfolgt in der Kommunikation zwischen Therapeut und Patient. Zentral ist dabei, herauszufinden, wo Kommunikation durch Angst gestört wird. Hier setzen dann Sicherheitsoperationen (Abwehrmuster) des Patienten ein. Die typischen Beziehungsmuster werden sowohl in den außeranalytischen Beziehungen als auch in der Übertragung deutlich und so allmählich erkannt und bearbeitbar. Dabei muss stets die Selbstachtung des Patienten gewahrt bleiben. Therapeutische Fehler sind immer mit einer Kränkung des Patienten verbunden. Diese muss zur Korrektur erkannt werden. Ein Patient darf sich durch das Verhalten des Therapeuten (z. B. auch durch Schweigen) nicht erniedrigt fühlen. Insgesamt muss der aktive Beitrag des Analytikers zur therapeutischen Situation und somit zur Übertragung beachtet werden. Diese hat auch eine reale Basis in der Beziehung

Das Selbst im Beziehungskontext

Psychiatrie als interpersonale Theorie

zum Analytiker, von dem der Patient eben auch Eindrücke sammelt (Berman, 1997; Greenberg & Mitchell, 1983). Der von Sullivan entwickelte Ansatz ist aufgrund der Arbeit mit schwer gestörten, oft psychotischen Patienten aktiver als das „klassische“ Vorgehen, ähnlich wie bei Federn (s. o., vgl. auch Sullivan, 1976; Conci, 2005). Therapie wird als kooperatives Projekt verstanden, in dem die Ressourcen beider Beteiligter zum Einsatz kommen, die es dem Patienten ermöglichen, selbstständig weiter zu wachsen. Der Ansatz ist beobachtungsnah, obwohl Sullivan ihn nicht empirisch im heutigen Sinne untersuchte. Moderne interpersonelle psychodynamische Behandlungsansätze sind ohne seine Pionierarbeit nicht denkbar. Sullivans Ideen finden sich in den selbstpsychologisch orientierten intersubjektiven Ansätzen (s. o.), dem entwicklungspsychologischen Ansatz von Daniel Stern, dem Konzept des zentralen Beziehungskonfliktes (Luborsky, Crits-Cristoph, s. u.), dem Ansatz der maladaptiven Beziehungsmuster (SASB; Benjamin, s. u.) und moderneren Auffassungen der Übertragungs-Gegenübertragungsdynamik (z. B. Gill) wieder (vgl. Berman, 1997; Conci, 2005). Dabei befinden sich die Begrifflichkeiten, die das Intersubjektive, das „Dazwischen“ in der Interaktion, das über die Beschreibung der Anteile der jeweiligen Akteure hinausgeht und das hierbei entstandene „Neue“ erfassen, in der Psychoanalyse noch in statu nascendi (Bohleber, 2018).

**Therapie als Kooperation**

Die heutigen interpersonellen Kurztherapiemodelle stehen in der Tradition der Objektbeziehungstheorien, der Selbstpsychologie und der interpersonellen Psychologie und haben eine starke Forschungsorientierung; weniger Aufmerksamkeit wird klinischen Themen der Behandlungsdauer oder Patientenselektion gewidmet. Diese Ansätze knüpfen an die oben skizzierten klinischen Beobachtungen an, dass Patienten mit unterschiedlichen Störungen ihre Beziehungen unterschiedlich gestalten. Internalisierte Repräsentanzen des Selbst, der anderen („Objekte“) und deren Wechselbeziehungen bilden die Grundlage der Persönlichkeitsstruktur. Konflikthafte Beziehungsmuster (z. B. Wunsch nach Selbstbehauptung vs. Angst vor Zurückweisung und Beschämung) haben einen dynamischen, die hiermit verbundenen unbewussten Überzeugungen erfüllenden, Charakter, indem sie konkrete Erwartungen, Interaktionsverhalten und Interpretationen prägen und so scheinbar immer wieder in alltäglichen Interaktionen bestätigt werden. Patienten schaffen von Neuem zuvor erlebte Beziehungen, versuchen, pathogene Situationen zu korrigieren oder ersehnte Zustände mit signifikanten anderen herzustellen. Diese Beziehungsmuster werden unbewusst von Anfang an in der Übertragung aktualisiert; Therapeuten werden auf unterschiedlichste Weisen zu reziprokem Verhalten gedrängt (zur Bedeutung der nonverbalen, affektiven Interaktion vgl. Krause et al., 1998).

**Unbewusste Überzeugungen und Intervention**

Supportiv-expressive Therapie

- Als generisches psychodynamisches Behandlungsmodell wurde die supportiv-expressive Therapie (SET) von Luborsky (1995) entwickelt. Sie wurde manualgeleitet für ein breites Spektrum psychischer Störungen adaptiert und empirisch validiert. In dieser Reihe wurden bisher Manuale zur Behandlung der Generalisierten Angststörung (Leichsenring et al., 2014; Leichsenring & Salzer, 2014b), Sozialen Phobie (Leichsenring et al., 2015) und Depressionen bei Krebskranken (Beutel et al., 2014, 2015) veröffentlicht. Das zentrale Beziehungskonflikt-Thema wird anhand einer Reihe von Beziehungsepisoden, geschilderten Erfahrungen im Umgang mit anderen Menschen, formuliert. Es repräsentiert ein wiederkehrendes Schema oder Übertragungspotenzial, das zentrale Wünsche, antizipierte Reaktionen der anderen und des Selbst verknüpft. Aufgrund seiner selbst bestätigenden Natur (im Sinne einer maladaptiven Reaktionsbereitschaft) wird es wiederholt reproduziert (Luborsky & Crits-Christoph, 1990, Luborsky, 1995). Die Flexibilität des Ansatzes zeigt sich auch darin, dass dieser erfolgreich einer therapeutengestützten internetbasierten Intervention zugrunde gelegt wurde (Zwerenz, Becker, Gerzymisch et al., 2017). Beutel et al. (2015) nennen folgendes Beispiel aus der Behandlung einer depressiven Brustkrebspatientin (S. 36):

  Zentrales Beziehungskonflikt-Thema als Behandlungsfokus

  Bewusster Wunsch (W): „Ich wäre so schrecklich gern ein ‚tough cookie', der niemanden zu Hilfe braucht."

  Reaktion der anderen (RO): „Die anderen werden mich als jämmerlich und armselig ansehen, wenn ich mich als hilfsbedürftig erweise."

  Reaktion des Selbst: (RS): „Ich werde die Zähne zusammenbeißen und niemanden merken lassen, wie viel Angst ich habe."

  Wie das Beispiel zeigt, zieht sich die Patientin enttäuscht zurück. Die ausbleibende Unterstützung der anderen wird wiederum im Sinne der selbsterfüllenden Prophezeiung als Bestätigung der negativen Erwartungen gewertet.

  In der supportiv-expressiven Therapie verbessern expressive (interpretative) Interventionen das kognitive und emotionale Verständnis der Patienten in Bezug auf Symptome und das zugrunde liegende ZBKT. Supportive Interventionen dienen der Etablierung einer hilfreichen Beziehung zwischen Patienten und Therapeuten. Dabei gilt die Regel: Je gestörter der Patient und je akuter die Probleme, umso mehr stehen supportive Interventionen gegenüber expressiven im Vordergrund.

Das SASB-Modell

- Das *Zyklisch-maladaptive Muster* (CMP; beschreibbar in der SASB-Methodik; SASB = Structural Analysis of Social Behavior, Strukturelle Analyse sozialen Verhaltens; vgl. Junkert-Tress et al., 1999) verknüpft die folgenden Komponenten: Introjekt (der Umgang des Patienten mit sich selbst), generalisierte Erwartungen bzgl. des Verhaltens anderer, und beobachtetes Verhalten anderer, das als Bestätigung des negativen

Introjekts gewertet wird (z. B. „Wenn man mich so verächtlich behandelt, dann heißt das doch, dass ich wirklich nur und ausschließlich verachtenswert bin“, Junkert-Tress et al., 1999, S. 144). So werden frühere, negative Erfahrungen mit wichtigen Bezugspersonen wiederholt und scheinbar bestätigt. Die SASB-Methode (Benjamin, 2001) beschreibt differenziert zeitlich überdauernde Beziehungsmuster entlang der Achsen „Affiliation“ (mit den Polen Liebe vs. Hass) und „Dominanz/Kontrolle“ (Dominanz vs. Submission). Entsprechend der Intention von Sullivan, interpersonelles Verhalten und nicht Symptome zur Grundlage psychiatrischer Diagnosen zu machen, können diesen Mustern auch Diagnosen von Persönlichkeitsstörungen zugeordnet werden (s. o.), wobei die empirische Bestätigung zum Teil noch aussteht. In das SASB-System flossen neben psychoanalytischen Konzepten das motivationale Modell von Murray und insbesondere das interpersonelle Circumplex-Modell von Leary ein. Der Fokus der Beschreibungen liegt dabei auf dem Erleben des Selbst und dem Erleben jeweils bedeutsamer anderer aus der (vermuteten) Sicht des Subjekts. Aggression wird in diesem System als Ausdruck eines Problems mit Nähe und Distanz gesehen. Die therapeutischen Interventionen werden in fünf Kategorien beschrieben: Interventionen, die

**Interventionen nach dem SASB-Modell**

1. die Kooperation zwischen Patient und Therapeut erleichtern,
2. dem Patienten helfen, gegenwärtige und vergangene Muster und die Beziehungen zwischen ihnen zu erkennen,
3. maladaptive Beziehungsmuster blockieren,
4. den Willen des Patienten stärken, destruktive Wünsche und Ängste aufzugeben,
5. dem Patienten helfen, neue, adaptivere Muster zu erlernen.

„Wenn eine therapeutische Handlung keine dieser fünf Bedingungen erfüllt, ist sie wahrscheinlich ein Fehler“ (Benjamin, 2001, S. 121). Patienten für diese Form der Behandlung müssen eine Bereitschaft zeigen, ihr Verhalten kritisch in Erwägung zu ziehen. Ausdrücklich wird davor gewarnt, starke Empathie mit maladaptiven Mustern zu zeigen, da diese hierdurch nur verstärkt werden. Neben Konfrontation, Klärung und Deutung kommen auch verhaltensorientierte Interventionen zur Anwendung. Diese Form der rekonstruktiven Therapie wird in der Regel mit einer bis zwei Sitzungen pro Woche durchgeführt.

**Andere Formen der interpersonell-orientierten Kurztherapie**

- In der *Zeitbegrenzten Dynamischen Psychotherapie* beschreiben Strupp und Binder (1984) detailliert, wie Analytiker durch vorübergehende Partizipation an den Inszenierungen der inneren Welt der Patienten mithilfe der Reflexion ihrer Gegenübertragung maladaptive Beziehungsmuster auffinden und deuten können und den Patienten so die Möglichkeit geben, diese eingeengten Beziehungsmuster zu erkennen und zu verändern.

- Horowitz et al. (1984; Horowitz, 1991) beschreiben in der *Kurzpsychotherapie von Trauerreaktionen*, wie widersprüchliche Rollenbeziehungsmodelle (Schemata) über die Beziehung zum Verstorbenen und bestimmte Persönlichkeitsdispositionen (z. B. Affektvermeidung) eine phasengerechte Verarbeitung des Verlustes von Nahestehenden blockieren und zu pathologischer Trauer führen. Der Trauerprozess wird als Veränderung von Schemata in Bezug auf die eigene Person und in Bezug auf den Verstorbenen charakterisiert.
- Auch Weiss und Sampson (1986; vgl. Albani et al., 1999) gehen in der *„Control Mastery"-Theorie* davon aus, dass sich die pathogenen Überzeugungen (z. B. kein Anrecht auf eine eigenständige Entwicklung zu haben) aus traumatischen Erfahrungen mit Bezugspersonen in der Kindheit entwickeln. Unbewusst streben Patienten an, diese in der Therapie zu widerlegen. Hierzu dienen „Tests", in denen Patienten sich z. B. so verhalten, wie sie sich gegenüber ihren Eltern verhalten haben (etwa prüfen, ob der Therapeut auf die Selbstbehauptung verletzt reagiert). Bestehen die Therapeuten die „Tests", verhalten sie sich also nicht konform mit den pathogenen Annahmen, können Patienten diese allmählich aufgeben (vgl. Silberschatz & Curtis, 1986). Längere Zeit ging man in der psychoanalytischen Therapie davon aus, dass Frustration von Bedürfnissen des Patienten dem therapeutischen Prozess förderlich sei, z. B. dem Unbewussten zum „Auftrieb" verhelfe. Auch aus diesem Grund wird nicht selten die Beantwortung von Fragen verweigert (vgl. Thomä & Kächele, 2006). Es ist das Verdienst der Arbeitsgruppe um Weiss und Sampson, die Frustrationshypothese auch empirisch widerlegt zu haben. Patienten suchen nicht primär nach Gratifikation unbewusster Triebwünsche. Als tragender für einen produktiven therapeutischen Prozess hat sich Freuds andere Hypothese erwiesen, dass nämlich Patienten in der Therapie nach Meisterung von bisher ungelösten Konflikten und Bewältigung von Traumatisierungen streben.

**Pathogene Überzeugungen und „Beziehungstests"**

Besteht der Therapeut den „Test", fühlt sich der Patient in seinem unbewussten Plan zur Überwindung der pathogenen Situationen bestätigt. Dann kann abgewehrtes, unbewusstes Material auch ohne Deutung auftauchen, wie die Untersuchungen der Gruppe zeigen (Weiss & Sampson, 1986). Werden die pathogenen Überzeugungen bestätigt, kann dies den therapeutischen Prozess extrem hemmen. Die Sicherheit der pathogenen Überzeugung kann erst aufgegeben werden, wenn Patienten sich in der therapeutischen Situation sicher fühlen. So kann es sein, dass Demütigung und Schuld wiederholte Erfahrungen im Leben eines Patienten waren, die mit intensiverem intimen Erleben verbunden waren als Respekt oder eine unkomplizierte Übernahme von Verantwortung. Erst wenn der Patient sicher sein kann, vom Therapeuten nicht gedemütigt oder beschuldigt zu werden, kann die neue Erfahrung allmählich Sicher-

**Das Prinzip „Sicherheit"**

heit geben. Dies führt dazu, dass die Kontrolle von Verdrängtem durch die pathogenen Überzeugungen allmählich aufgegeben werden kann. Die systematische heuristische Frage des Therapeuten nach dem jeweiligen Beziehungstest und der damit vermutlich verbundenen pathogenen Überzeugung ist in kürzeren wie in längeren Therapien außerordentlich hilfreich. Sie erleichtert es, therapeutische Prozesse zu fokussieren, etwa im Sinne des zentralen Beziehungskonflikt-Themas von Luborsky.

- Die dynamisch-interpersonelle Therapie (DIT; Lemma et al., 2011, 2017) für affektive Störungen verbindet Bindungs- und Mentalisierungstheorie mit ich-psychologischen Ansätzen sowie den Konzepten von Luborsky (1995) und Kernberg (1988). Die auf 16 Sitzungen zugeschnittene Therapie zentriert auf eine interpersonell-affektiven Fokus (IPAF), in dem eine Selbstrepräsentanz und eine entsprechende Objektrepräsentanz mit einem Affekt sowie der Abwehrfunktion dieser interpersonellen Konfiguration in Beziehung gesetzt werden. Diese Gesamtkonfiguation wird auf die Symptomatik des Patienten bezogen. Der Fokus wird mit dem Patienten explizit durchgesprochen und bearbeitet (Lemma et al., 2011).

**Dynamisch-interpersonelle Therapie**

## 1.8 Mentalisierungsbasierte Therapie schwerer Persönlichkeitsstörungen

Dieses Konzept nimmt eine gewisse Sonderstellung ein, weil es Ansätze der Objektbeziehungstheorie, der Bindungsforschung, der Säuglings- und Kleinkindforschung, der Neurobiologie, kognitiv orientierte Ansätze einer „theory of mind" und auch interpersonelle Ansätze sowie Erkenntnisse der Psychotherapieforschung verbindet. Es ist vergleichsweise jungen Datums, auch wenn manche der verwendeten Konzeptionen bereits älter sind. Es wurde von Bateman und Fonagy (2008) entwickelt und empirisch überprüft. Mit Mentalisierung ist die Fähigkeit gemeint, innere seelische Zustände bei sich und anderen zu verstehen bzw. diese zu interpretieren. Diese inneren seelischen Zustände umfassen Gefühle, Fantasien, Wünsche, Impulse, Gedanken und Absichten. Sie betreffen die eigene Person und andere Personen. Mentalisierung ist eine reflexive Fähigkeit, eine Art „theory of mind" von sich und anderen zu bilden. Die hierbei gebildeten Annahmen müssen von der betreffenden Person als Interpretationen, als Hypothesen behandelt werden können, nicht als völlig sichere Wahrnehmung dessen, wie der andere „ist". Dies setzt eine gewisse Ambiguitätstoleranz voraus. Die Fähigkeit zur Mentalisierung wird im Rahmen einer sicheren Bindungserfahrung durch eine angemessene Bezogenheit und emotionale Resonanz der zentralen Beziehungspersonen erworben. Die

**Mentalisierung**

**Spiegelung und sichere Bindung**

Regulierung der Affekte des Säuglings und Kleinkindes durch die Eltern erfolgt durch Spiegelung und gleichzeitige Markierung einer Differenz zum Säugling. Entfällt die Differenz, wird der Affekt des Kindes lediglich reproduziert und nicht verarbeitet, kontextualisiert und in ein Repräsentanzensystem integriert. Mangelnde Resonanz, auch im Sinne der einfachen Reproduktion des kindlichen Affektes, unberechenbar wechselhaftes elterliches Verhalten, Vernachlässigung, Misshandlung oder Missbrauch führen zu einer Störung der Mentalisierungsfähigkeit, im extremen Fall z. B. dadurch, dass es für das Kind zu bedrohlich ist, sich vorzustellen, dass eine Person, von der es völlig abhängig ist, es hasst oder vernichten will. Das durch einen gestörten Bindungshintergrund erworbene innere Arbeitsmodell von Beziehung erweist sich insbesondere in Situationen großer interpersoneller Spannungen und Unsicherheit als dysfunktional. Diese werden fehlinterpretiert. Das in diesen Situationen automatisch entstehende Hyperarousal wird nicht mehr reguliert. Es kommt zu Kampf-, Flucht- und Erstarrungsmechanismen, Panikreaktionen und impulsivem Verhalten.

Auf der Basis einer unsicheren Bindung werden Vorstufen reiferer Mentalisierung nicht überwunden. Der Äquivalenz-Modus (innere und äußere Welt werden gleichgesetzt), der Als-ob-Modus (die Verbindung zwischen innerer und äußerer Realität wird durch die innere Realität, z. B. Fantasien ersetzt), und der teleologische Modus (nur die beobachtete oder gefühlte Handlungsrealität wird als „wirklich“ und „wirksam“ angesehen) sind weiterhin wirksam.

Personen mit Borderline- und anderen schweren Persönlichkeitsstörungen zeigen ihre Probleme im Bereich der Mentalisierung vor allem in nahen menschlichen Beziehungen. Hier setzt entsprechend die Therapie nach dem Mentalisierungskonzept an. Hierauf aufgebaute Interventionen können in unterschiedlichen Settings (Einzel, Gruppe, Paar, Familie, stationär, Tagesklinik) zur Anwendung kommen. Da wohl alle ernsthaften psychischen Erkrankungen auch ein gewisses Ausmaß an Problemen mit der Mentalisierung aufweisen, wurde dieses Konzept auf weitere psychische Erkrankungen wie z. B. Essstörungen, Depressionen, Autismus-Spektrum-Störungen oder Drogensucht und Psychosen ausgeweitet, bisher allerdings ohne entsprechende empirische Wirksamkeitsnachweise (Bateman & Fonagy, 2015; Rottländer, 2015; Schulz-Venrath, 2015).

**Prinzipien Mentalisierungsbasierter Therapie**

Die Behandlung folgt dabei diesen Prinzipien:

- Ein hoher Grad an Strukturierung.
- Konsistenz der therapeutischen Beziehungsangebote und des Verhaltens, Konstanz und Kohärenz.
- Richten des Behandlungsfokus auf das Verstehen von Beziehungen.

- Flexibilität insbesondere bei dem Aufbau eines Arbeitsbündnisses.
- Ausreichende Intensität, um das Chaos im Leben der Patienten zu stabilisieren und impulsive Verhaltensweisen zu reduzieren.
- Individueller Versorgungsansatz.
- Integration der medikamentösen Behandlung.

**Die Behandlungsstrategien umfassen Folgendes:**

- Eine mentalisierende Haltung des Therapeuten: Welche inneren Zustände der eigenen Person oder des Patienten können das aktuelle Geschehen erklären?
- Schließen der Lücke zwischen affektivem Erleben und symbolischer Repräsentation.
- Bearbeitung der Übertragung als reale und aktuelle Erfahrung.
- Aufrechterhalten der psychischen Nähe im Sinne der emotionalen Resonanz und Förderung der Bildung von Repräsentanzen im oben skizzierten Sinne.
- Arbeit mit den aktuellen seelischen Zuständen.
- Aufrechterhalten der angemessenen Grenze zwischen Therapeut und Patient.

Techniken

Bateman und Fonagy (2008, 2015) geben auf dieser Basis eine Reihe behandlungstechnischer Empfehlungen, z. B. zur Identifizierung und zur angemessenen Äußerung von Affekten, zur Etablierung einer verbesserten Impulskontrolle, zum Umgang mit Aggression und paranoider Angst, mit passiver Aggression, Neid, sexueller Anziehung und anderen Phänomenen. Ihrer Meinung nach ist nicht die Agression, sondern das Erleben von Liebe und Bindung das zentrale Problem von Borderline-Patienten. Ziel der Therapie ist der Aufbau sicherer Bindungen, eines kohärenten Selbstgefühls und stabiler Repräsentationssysteme.

## 1.9 Eklektische Ansätze

Bei den *eklektischen* Ansätzen handelt es sich um eine heterogene und nicht leicht abgrenzbare Kategorie. Sie verbindet der Versuch, Theorien und Behandlungstechniken aus unterschiedlichen Therapieschulen zu kombinieren; einige (z. B. McCullough Vaillant, 1997) bezeichnen sich selbst als „integrativ". Bellak und Small (1965; Bellak et al., 1992) geben mit ihrer 6-stündigen *Kurz- und Notfallpsychotherapie* pragmatische und klinisch detaillierte Empfehlungen für begrenzte Kriseninterventionen. Die *Kurzpsychotherapie* von Garfield (1989) beruht auf dem Versuch, verschiedene

Krisenintervention

Veränderungsmechanismen wie therapeutische Beziehung, Deutung, Einsicht, Katharsis, Verstärkung und Desensibilisierung und therapeutische Techniken (Zuhören, Reflexion, Suggestion, Information etc.) zu kombinieren. So plausibel es erscheinen mag, wirksame Behandlungskomponenten aus verschiedenen Ansätzen im Einzelfall oder für spezifische Problemstellungen zu kombinieren, so können ähnlich beschriebene Techniken (etwa zur Förderung der therapeutischen Allianz) im unterschiedlichen therapeutischen Kontext verschiedene Bedeutungen gewinnen: „... wie kann man gleichzeitig neutral im Dienste der Übertragung, didaktisch im Dienste der Anleitung des Patienten und real und genuin im Dienste der Echtheit sein ...?“ (Messer & Warren, 1995, S. 223, Übers. d. Verf.). Das Verfahren von McCullough Vaillant (*Short-Term Anxiety-Regulating Psychotherapy for Restructuring Defenses, Affects and Attachment,* 1997) zur Behandlung von Persönlichkeitsstörungen lehnt sich an die *Dynamische Kurztherapie* Gustafsons (1984) an. In Abgrenzung zu den konfrontierenden und Angst provozierenden Ansätzen (Davanloo, Sifneos) stellt sie in ihrem Behandlungsmanual Techniken der Klarifizierung, Unterstützung und Angstregulation in den Vordergrund.

**Behandlung von Persönlichkeitsstörungen**

**Das Affektphobiemodell**

McCullough und Andrews (2001) gingen von der Hypothese aus, dass Patienten bestimmte Emotionen vermeiden, da deren Aktivierung mit Ängsten verbunden ist. So gelingt es ihnen freilich nicht, die letzlich krankmachenden, konflikthaften und unverarbeitenden Emotionen zu erkennen, zu symbolisieren und zu kommunizieren. Entscheidend für die Entwicklung ist daher, das Vermeidungsverhalten durch Exposition gegenüber diesen vermiedenen Gefühlen und der damit verbundenen Angst zu konfrontieren. Dies gelingt wirkungsvoll mit einem Online-Selbsthilfeprogramm (Zwerenz, Becker, Johansson et al., 2017; ein Band hierzu ist außerdem in dieser Buchreihe geplant).

## Dynamische Psychotherapie nach Annemarie Dührssen

Eine in Deutschland recht verbreitete Form eines „eklektischen“ Ansatzes ist die dynamische Psychotherapie nach Dührssen. Diese Therapieform hat in der Regel ungefähr denselben Stundenumfang wie die tiefenpsychologisch fundierte Psychotherapie. Das Arrangement ist allerdings flexibler, d.h. die Frequenz wird den Therapieerfordernissen (Bearbeitung von Krisen und umschriebenen Konfliktssituationen, Sammeln neuer Erfahrungen bei Veränderungen von Lebenssituationen, deren weitere Bearbeitung in der Therapie) angepasst. Der Zeitraum der Behandlung kann also dem einer analytischen Psychotherapie entsprechen. Faktisch werden folgende Patientengruppen mit diesem Verfahren behandelt:

**Flexible Frequenz**

**Indikationsbereiche**

1. Patienten, die sich aufgrund äußerer Umstände nicht auf ein regelmäßiges frequentes Setting einlassen können.
2. Patienten mit vorwiegend aktuell wirksamen, wenig chronifizierten Störungen und Konflikten.
3. Schwer gestörte Patienten mit hoher Risikobelastung in der Genese und schweren Symptomen bzw. Erkrankungen wie Suizidversuchen, Substanzmissbrauch, Verwahrlosungszügen (Dührssen, 1988), also Patienten mit ich-strukturellen Störungen, die auch zum Indikationsspektrum für die ich-psychologisch orientierte Behandlung nach Blanck und Blanck, die psychoanalytisch-interaktionelle Therapie nach Heigl-Evers und Heigl bzw. Streeck oder die strukturbezogene Therapie nach Rudolf gehören.

**Zentrierung auf aktuell wirksame Konflikte**

Die Behandlung ist sehr stark auf die gegenwärtigen Konflikte und Schwierigkeiten der Patienten in zwischenmenschlichen Beziehungen, in der Ausbildung und Arbeitswelt zentriert, hier auf die Übertragungen außerhalb der therapeutischen Situation. Übertragungen „innerhalb" werden nur angesprochen, wenn sie zum Widerstand werden. Positive Übertragungen und Idealisierungen werden in der Regel eher nicht in Frage gestellt, regressive Tendenzen nicht gefördert. Der Therapeut ist in verschiedener Hinsicht aktiver Dialogpartner und nimmt auch Hilfs-Ich-Funktionen ein. Der Therapeut spricht aktiv Themen an, sorgt u. U. selbst für die Beibehaltung des „roten Fadens". Wesentlich ist auch in dieser Therapieform die Affektklarifizierung, das „In-Worte-Fassen" von vom Patienten nur „dumpf" erlebten Empfindungen. Interpersonelle und auch intrapsychische Vorgänge werden aufgezeigt, ebenso Zusammenhänge, Wahrnehmungstäuschungen und Haltungen. Deutungen beziehen sich auf die Gegenwart, zeigen Parallelen zur Vergangenheit auf. Durch pädagogisch-verhaltensorientierte Interventionen werden Lernprozesse angeregt. Hierzu werden Informationen gegeben, auch Vorschläge gemacht und Empfehlungen gegeben. Lücken beim Patienten werden lehrend ausgefüllt (Rüger & Reimer, 2006b).

**Die „innere Formel"**

Eine wesentliche Rolle spielen in diesem Konzept zudem die „inneren Formeln" von Patienten, „... die in oft erstarrter und stereotyper Form zum Ausdruck von Selbstgefühl und Selbsteinschätzung werden ..." (Dührssen, 1995, S. 81). Sie beschreiben die Erwartungen an das Selbst und an die Objekte (König, 1993). Sie werden in Interaktionen oft zu „selbsterfüllenden Prophezeiungen". Diese inneren Formeln sind in der Regel ambivalent motiviert. Sie müssen auf ihre Genese hin untersucht und gedeutet werden. König (1993) sieht als Unterschied zu Luborskys Therapie mit dem zentralen Beziehungskonflikt-Thema (ZBKT), dass die hier beschriebenen Reaktionen des Objekts und die darauf Folgenden des Subjekts nicht untersucht werden. Es geht eben mehr um Selbsteinschätzungen. Zudem wird im Ansatz Luborskys die Übertragung in der Therapie stärker berücksichtigt.

## Psychotherapie traumatisierter Patienten

In den letzten 20 Jahren haben Traumaerfahrungen und deren Verarbeitungen eine zunehmende Beachtung innerhalb und außerhalb der psychodynamischen Psychotherapierichtungen gefunden. Dabei ist daran zu erinnern, dass auch Freud ursprünglich von der Verarbeitung traumatischer, hier insbesondere sexueller, Erfahrungen als Ursprung der neurotischen Entwicklung, vor allem der Hysterie ausging. Sein Vorgehen zielte zunächst darauf ab, die traumatische Erinnerung aus der Verdrängung zu heben und zu einer Neuverarbeitung durch „Abreaktion" (Katharsis) zu führen. Erst später wurde der Traumaeinfluss als hauptsächlicher pathogenetischer Faktor zugunsten der inneren Realität, der Fantasie, relativiert. Die psychobiologischen und biologischen Folgen von Traumatisierungen werden zunehmend gut untersucht (Fischer & Riedesser, 2003; Beblo, 2016). Ihr Einfluss auf die Entwicklung verschiedener Formen schwerer seelischer Erkrankungen wird zunehmend (wieder) anerkannt, z.B. auch bezüglich der Entwicklung von Psychosen (Reich & Klütsch, 2014; Sack et al., 2013). Kontrovers diskutiert wird aktuell noch die eigenständige Diagnose einer komplexen posttraumatischen Belastungsstörung (Reddemann & Wöller, 2017). Neben der traumazentrierten psychodynamisch orientierten Psychotherapie nach Horowitz (1986) sind vor allem die Ansätze von Fischer und Riedesser (2003) sowie Reddemann (2004) bzw. Reddemann und Wöller (2017) sowie Sachsse (2009) bekannt geworden.

**Traumatisierungen bei schweren Störungen**

Alle Ansätze gehen davon aus, dass eine neutrale Haltung des Therapeuten, die Bearbeitung der Abwehr und die deutende Arbeit in der Übertragung bei traumatisierten Patienten kontraindiziert sind. Die traumabedingten Beziehungsstörungen sollen nicht in die therapeutische Beziehung eindringen, da dies zu einer übermäßigen Belastung durch Angst, Hilflosigkeit, Lähmung, Misstrauen, Schuld- und Schamgefühle, Aggression und dissoziative Prozesse führen könnte. Die therapeutische Beziehung soll als gut, stabilisierend, sicher und stützend erlebt werden können. Spaltungsprozesse werden nicht bearbeitet, sondern unterstützen die Therapie. Das wesentliche Prinzip ist, dass sich zwei Erwachsene (Therapeut und Patient) um einen Dritten, das misshandelte Kind, bemühen. Dissoziation wird als oft überlebensnotwendig angesehen, ebenso werden dies Verleugnung und Idealisierung. Die Selbstheilungskräfte des Patienten werden in der Therapie durch imaginative Techniken, die u.a. der Katathym-Imaginativen Psychotherapie entnommen sind, gestärkt (Reddemann & Wöller, 2017).

**Stabilisierende therapeutische Beziehung**

**Stabilisierung vor Traumaexposition**

Priorität hat die Stabilisierung des Patienten in einer guten therapeutischen Arbeitsbeziehung. Pharmakotherapie, Aufklärung und Information sowie Stressmanagement sind ebenso wichtig wie die Imaginationen des sicheren Ortes und der inneren Helfer. Aktiv herbeigeführte Dissoziation und die sog. Tresor-Übung sollen vor der Überflutung durch traumatisches Material schützen und das Gefühl der Kontrollfähigkeit über Intrusionen aufbauen. Die Arbeit mit dem „inneren Kind" soll die Selbstschutz- und Selbstfürsorgekräfte des Patienten weiter anregen. Eine Traumaexposition ist erst indiziert, wenn der Patient ausreichend stabilisiert und kein Täterkontakt vorhanden ist. Ansonsten kann sie äußerst deletär wirken. Zur Exposition werden verschiedene Techniken angewendet, die es ermöglichen sollen, dass der Patient hinreichend Distanz zur traumatischen Erfahrung halten kann. Am bekanntesten ist die EMDR-Technik (Eye Movement Desensitization and Reprocessing) geworden. Diese geht von einer, nachgewiesenen, beeinträchtigten Informationsverarbeitung bei traumatischen Erfahrungen aus und nutzt die induzierten horizontalen Augenbewegungen oder andere Reize, bei denen die Hemisphären alternierend angeregt werden, um Verarbeitungsprozesse traumatischer Erinnerungen zu induzieren. In der anschließenden Integrationsphase werden vor allem die Fähigkeiten zur Abgrenzung und zum Selbstschutz gestärkt und mögliche Schuldgefühle bearbeitet. Zudem stehen hier oft Trauer und Neubeginn im Zentrum (Reddemann & Wöller, 2017).

**Techniken der Trauma-Exposition**

**Integration**

Eine ganze Reihe von Traumatherapien geht nicht bis in die Phase der Traumaexposition, um die Patientinnen und Patienten nicht zu überlasten. Sie beschränken sich auf die Stabilisierung, die offensichtlich in vielen Fällen hilfreich ist.

## 1.10 Psychoanalytische Kurzzeittherapie

Wie Tabelle 1 zeigt, kann die Entwicklung psychodynamischer Kurztherapien in vier Phasen unterteilt werden (vgl. McCullough Vaillant, 1997; Messer & Warren, 1995; umfassende deutschsprachige Übersicht bei Hennig et al., 1999).

### 1.10.1 Entwicklung

#### Pionierarbeiten

**Freuds Kurzzeittherapien**

Zu den Pionierarbeiten können die frühen psychotherapeutischen Behandlungen Freuds gerechnet werden, die bekanntlich kurz waren (s. o.). Er behandelte den Dirigenten Bruno Walter wegen einer partiellen Lähmung seines rechten Armes 1906 in 6 Sitzungen, die sexuelle Funktionsstörung Gustav Mahlers behandelte er 1908 erfolgreich in einer 4-stündigen Sitzung (Jones, 1957). Diese Behandlungen beruhten auf der Vorstellung, traumatische und verdrängte Erinnerungen bewusst zu machen und den damit verbundenen Affekten eine Abfuhr zu ermöglichen. Mit der Entwicklung der freien Assoziation, der Interpretation der Übertragungsneurose und der damit einhergehenden Rekonstruktion der kindlichen Neurose stand nicht mehr ein spezifisches Symptom im Vordergrund, vielmehr wurde eine zunehmenden umfassende Analyse und Veränderung der Persönlichkeit angestrebt.

**Tabelle 1:** Ausgewählte psychodynamische Kurztherapien

| | | |
|---|---|---|
| **1. Pionier-arbeiten** | S. Freud | Frühe Behandlungen |
| | S. Ferenczi, O. Rank (1925) | Aktive Technik |
| | O. Fenichel (1944) | Indikationen zur Kurzzeit-therapie |
| | F. Alexander, T.M. French (1946) | Korrigierende emotionale Erfahrung |
| **2. Trieb-dynamische Ansätze** | M. Balint, P. Ornstein, E. Balint (1973) | Fokaltherapie |
| | D. Malan (1976) | Kurze Intensive Psycho-therapie |
| | P. Sifneos (1979) | Angstprovozierende Kurz-therapie (STAPP) |
| | H. Davanloo (1978) | Intensive Psychodynami-sche Kurztherapie |
| | J. Mann (1973) | Zeitbegrenzte Psycho-therapie (TLP) |
| **3. Inter-personelle Ansätze** | L. Luborsky (1984) | Zentrales Beziehungs-konflikt-Thema (ZBKT) |
| | H. Strupp, J. Binder (1984) | Zeitbegrenzte Dynamische Psychotherapie TLDP |
| | M.J. Horowitz et al. (1984) | Kurzpsychotherapie von Trauerreaktionen |
| | J. Weiss, J. Sampson (1986) | Control Mastery Theory |
| | G. Tasca et al. (2006) | Group Psychodynamic In-terpersonal Psychotherapy |
| | A. Lemma, M. Target, P. Fonagy (2011/2017) | Dynamic Interpersonal Therapy |

**Tabelle 1:** Fortsetzung

| | | |
|---|---|---|
| **4. Eklektische Ansätze** | L. Bellak, L. Small (1965) | Kurz- und Notfallpsychotherapie |
| | S. L. Garfield (1989) | Kurzpsychotherapie |
| | J. P. Gustafson (1984) | Dynamische Kurztherapie |
| | L. McCullough Vaillant (1997) | Kurzzeit-Angstregulierende Psychotherapie zur Umstrukturierung von Abwehr, Affekten und Bindung |

**Aktives therapeutisches Vorgehen**

Ferenczi und Rank (1925) bezweifelten, dass stets die eingehende Bearbeitung frühkindlicher Neurosen für tiefgreifende therapeutische Veränderungen erforderlich ist. Abweichend von Freuds Vorstellung: „Der Analytiker soll undurchsichtig für den Analysierten sein und wie eine Spiegelplatte nichts anderes zeigen, als was ihm gezeigt wird“ (1955, S. 384) sahen beide die Psychoanalyse als Begegnung zwischen zwei Menschen an. Die konkreten Maßnahmen, um die aktuelle Übertragungssituation emotional zu intensivieren und die Behandlungsdauer zu verkürzen (Provokation affektiver Erfahrungen in der Übertragung durch Frustration oder Gratifikation) wurden jedoch heftig als Manipulation kritisiert. Ähnliche Kritik ernteten Alexander und French (1946) mit der Auffassung, dass Analytiker durch eine geplante, den elterlichen Einstellungen entgegengesetzte Haltung in der Übertragung eine „korrigierende emotionale Erfahrung“ ermöglichten (s. o.).

## Kurztherapie nach Otto Fenichel

In diesem Zusammenhang seien auch Fenichels frühe Überlegungen zur Kurzpsychotherapie erwähnt, die in ihren Modifikationen der „klassischen“ Technik weitgehend ich-psychologisch begründet sind. Kurzpsychotherapie als Modifikation psychoanalytischer Therapie sieht Fenichel (1944) vor allem in folgenden Bereichen indiziert:

**Indikation für Kurztherapie**

1. Bei traumatischen Neurosen, die oft eine Kombination von „Beruhigung“ als Möglichkeit für das Ich, Distanz zu gewinnen und Energie zu sammeln, und „Abfuhr“ durch Wiedererleben und Verbalisierung des Traumas benötigen. „Die therapeutische Aufgabe bei traumatischen Neurosen besteht natürlich darin, herauszufinden, welche Mischung aus diesen zwei Methoden in einem gegebenen Fall notwendig ist“ (Fenichel, 1944, S. 278).

2. Akute Konflikte, die als Auslösefaktoren einem akuten Trauma ähneln, können bisher gut und unter wenig Einbuße der Realitätstüchtigkeit abgewehrte infantile Konflikte mobilisieren. „... je plötzlicher und erschreckender er (der Auslösefaktor, d. Verf.) ist, desto größer ist die Möglichkeit, dass dieselbe Hilfe, die bei Normalen in solchen Situationen gewährt wird, die Neurose *in statu nascendi* unterdrücken und so das relative Gleichgewicht wieder errichten kann, das vor der Veränderung Bestand hatte" (a.a.O., S. 279). Hier können Ratgeben, Verbalisierung unklarer Sorgen und Informationen das Ich stärken, physiologische Entspannung der „zentralen Verspannung entgegenwirken, unter der alle Neurotiker leiden" (a.a.O., S. 280).
3. Bei unreifen Persönlichkeiten, die eine Reedukation benötigen. Hierzu kann ein Verständnis für emotionale Zusammenhänge, aber auch ein Zuwachs an Verdrängung die Reifung fördern.
4. „Bei hysterischen Typen, die zu einer magischen Übertragung bereit und für einfache „magische Beeinflussung" zugänglich sind" (a.a.O., S. 295).

### Weitere Entwicklungen der Kurzzeittherapien

Fokaltherapien

Wesentliche Kurztherapien wurden in den 1950er bis 1970er Jahren entwickelt, weitgehend orientiert an der psychoanalytischen *Trieb- und Strukturtheorie*. Ab 1955 wurde eine Werkstatt für *Fokaltherapie* an der Tavistock-Klinik in London eingerichtet. Balint et al. (1973) versuchten, konsequent die im Laufe der Therapie auftretenden Fokalkonflikte als Abkömmlinge der pathologischen Kernkonflikte, letztlich Es-Überich-Konflikte der frühen Kindheit, zu deuten. Aus den Erfahrungen der Werkstatt entwickelte Malan (1976) die *Kurze Intensive Psychotherapie*, einen zeitbegrenzten, Konflikt aufdeckenden Ansatz (bis zu 20 bis 30 Stunden) mit einer aktiven therapeutischen Haltung und einer selektiven Aufmerksamkeit gegenüber den Fokalkonflikten.

Störungsbezogene Kurztherapien

Lindemann (1944) machte in Boston mit Überlebenden des Cocoanut Grove Fire die Erfahrung, dass Widerstände der akuten Krisenintervention leichter zugänglich waren. Die Hinterbliebenen, die akut einen Angehörigen verloren hatten, zeigten in 6 Wochen eine deutlichere Besserung als andere Patienten in langjähriger Behandlung. Hierdurch beeinflusst konzipierten Sifneos (1979) und Davanloo (1978) spezielle therapeutische Ansätze zum Umgang mit Widerstand. Die *Intensive Psychodynamische Kurztherapie* von Davanloo (vgl. Gottwik, 1996) strebt an, durch unentwegte Konfrontation der Abwehr („head on collision"; vgl. Reich, 1933) den Durchbruch der Übertragungsgefühle zu erzielen, d.h. das intensive Erleben verdrängter Gefühle zu ermöglichen. Sifneos beschränkt die *Angst provozierende Kurztherapie* (meist 3 bis 6 Monate Dauer, je eine Sitzung pro Woche ohne a priori festgelegtes Behandlungsende) durch bestimmte Kriterien (s. u.) auf Patienten, die Angst provozierende Konfrontationen und tiefe Deutungen tolerieren, ohne zu starke Widerstände zu entwickeln. Mann (1973) betonte in der Behandlungsvereinbarung zur *Zeitbegrenzten Psychotherapie (TLP)* die Zeitbegrenzung (12 Sitzungen), um infantile Wünsche nach unbegrenzter Zuwendung durch die Analytiker (und die damit verbundene Verleugnung zeitlicher Begrenzung, Separation und Tod) und ungelöste Trauer aufzuarbeiten und Trennungs- und Verlustangst zu überwinden.

## 1.10.2 Behandlungstechnik in der Kurzzeittherapie

Nach klassischer Auffassung ermöglicht die analytische Haltung (Abstinenz, gleichschwebende Aufmerksamkeit) in der psychoanalytischen Langzeitbehandlung die Entwicklung der Übertragungsneurose, deren Bearbeitung in vielen Facetten strukturelle Veränderungen der Persönlichkeit herbeiführt. Psychodynamische Kurzzeittherapien verfolgen begrenztere Zielsetzungen (in der Regel keine strukturelle Veränderungen), gehen aber dennoch von psychoanalytischen Behandlungskonzepten wie der Bearbeitung unbewusster Konflikte und Widerstände, der therapeutischen Nutzung von Übertragung und Gegenübertragung und Techniken der Konfrontation, Klärung und Deutung (vgl. Hoffmann & Schüßler, 1999; Klüwer, 1970) aus.

**Erforderliche technische Modifikationen betreffen**

1. die frühzeitige und konsequente Fokussierung und Begrenzung der Behandlung,
2. die Beachtung und Förderung der therapeutischen Allianz und
3. den Umgang mit Übertragung und Widerstand.

### 1. Fokussierung und Begrenzung der Behandlung

Entgegen der verbreiteten Annahme, dass die Konfliktdynamik der Patienten erst im Laufe der Therapie mit fortschreitender Bearbeitung des Widerstandes klar erkennbar wird, werden Behandlungsfokus und -ziele sowie – mehr oder minder genau – auch der Umfang der Behandlung bereits zu Therapiebeginn festgelegt. Als wesentlicher Veränderungsfaktor wird die Konzentration auf bestimmte, aktuelle Konfliktbereiche oder Symptome unter gezielter Vernachlässigung anderer angesehen (Balint et al., 1973). Die Fokusformulierung bietet Therapeuten Orientierung, indem verschie-

Fokussierung

dene und auf den ersten Blick sehr heterogene Themen in einer verdichteten Formulierung organisiert werden. Sie wirkt der Regression aufgrund der vielfältigen Aktivierung konflikthaften Materials entgegen, die gerade zu Therapiebeginn oft zu beobachten ist. Gegen die Bedenken, dass die Festlegung auf bestimmte Themenbereiche eine ausreichende psychodynamische Aufarbeitung des Hintergrundes vereitle, wendet Leuzinger-Bohleber (1988) ein, dass eine „tiefe, fokale psychoanalytische Bearbeitung eines Konfliktbereichs eine weitergehende Veränderung der psychischen Strukturen der Patienten bewirken kann" (S. 60). Balint gebrauchte hierfür das vielzitierte (Klüwer, 1970) Bild der Baumstämme, die auf einem Strom abwärts treiben und durch einen quer liegenden Stamm blockiert werden. Wird dieser in Flussrichtung ausgerichtet, kommen auch alle übrigen Stämme wieder in Bewegung. Patienten gewinnen ein Gefühl der Meisterung über einen bestimmten Aspekt ihres Lebens, das sich dann auf andere Lebens- und Konfliktbereiche ausweitet. Hinter dem Begriff des *„Behandlungsfokus"* verbergen sich allerdings sehr heterogene Konzepte der Fokusformulierung und der therapeutischen Umsetzung:

- Beschreibung *aktueller Symptome, zentraler Themen* (Kächele et al., 1990; Mann, 1973) oder *Verhaltensmuster* (Streeck, 1991), deren Bedeutung Patienten nicht bewusst sein muss.
- Verknüpfung eines aktuellen Hauptsymptoms oder -problems mit dessen *unbewussten Hintergründen* (Lachauer, 1992).
- Beschreibung *maladaptiver interpersoneller Beziehungsmuster* (z. B. CMP/SASB, ZBKT).

**Panikfokussierte Psychodynamische Psychotherapie (PFPP) als aktuelles Beispiel störungsbezogener psychodynamischer Kurzzeittherapie**

Die Panikfokussierte Psychodynamische Psychotherapie (PFPP) gliedert sich in 3 Phasen: 1. Behandlung der akuten Panik, 2. Behandlung der Panikvulnerabilität und 3. Beendigung der Behandlung. Zentrales Prinzip der 24 Behandlungsstunden umfassenden PFPP (s. Subic-Wrana et al., 2012) ist die detaillierte Exploration der mit der Paniksymptomatik verbundenen Gedanken und Gefühle, die der charakteristischen Vermeidung der Erkrankten zuwiderläuft. Verstehen und Aushalten der unbewussten Bedeutung der Symptomatik und die Erfahrung, Panik durch die Beschäftigung mit bisher vermiedenen Gedanken und Gefühlen beeinflussen zu können, stärken Selbstwertgefühl sowie Autonomie des Patienten. Die Exploration von Abhängigkeitsbeziehungen und damit verbundenen negativen Emotionen in der Übertragung zum Therapeuten führt nicht zum vom Patienten befürchteten Kontrollverlust, sondern stärkt die therapeutische Beziehung

Meist wird eine „prägnante Gestalt" des Fokus als wesentlich angesehen (Klüwer, 1971), in der das individuelle Erleben der Patienten zum Ausdruck kommt. In der analytischen Fokaltherapie (Klüwer, 1970; Leuzinger-Bohleber, 1988) soll der Fokus stets aktuelle Problemsituation, Übertragungsmanifestation und frühe infantile Konfliktsituation enthalten. Damit stellen sich hohe Ansprüche an analytische Kompetenz und Zeitaufwand der Fokuskonferenz und an die Eignung der Patienten (Fokalisierbarkeit des Konfliktes). Die *Formulierung* erfolgt in psychoanalytischer Theoriesprache (Leuzinger-Bohleber, 1988), als stark verdichtete Deutung (Klüwer, 1971), oder in der Ich-Form, was nach Lachauer (1992) die Identifikation mit dem Patienten erleichtern soll. Entsprechend unterschiedlich ist der Umgang mit dem Fokus in der Behandlung. Klüwer hält die Mitteilung des Fokus für schädlich, Lachauer (1992) empfiehlt, Patienten den bewussten Anteil des Fokus mitzuteilen. Mann (1973) weist darauf hin, dass dieser im gemeinsamen Einverständnis modifiziert werden kann.

**Fokusformulierung als verdichtete Deutung**

Schlägt der Patient in den Sitzungen andere Richtungen ein als die Fokusformulierung erfasst, ist möglichst (z. B. in der Supervision) zu differenzieren,

- ob indirekt vorhandene, durch Abwehr verzerrte Zusammenhänge des Materials nicht erkannt wurden,
- ob es sich um Widerstände gegen die Auseinandersetzung mit den mobilisierten Gefühlen handelt, die durch eine Deutung veränderbar sein müssten, oder
- ob der Fokus falsch gewählt ist. Hier ist nach Lachauer (1992) oft nicht hinreichend beachtet, dass ein Problem mit Motivation oder Arbeitsbündnis vorliegt, das vorrangig als Fokus bearbeitet werden sollte.

Es gibt überraschenderweise wenige empirische Studien zum Beitrag des Fokus zu Behandlungsprozess und -ergebnis. Im Hamburger Kurztherapie-Vergleichsprojekt (Gabel et al., 1981) betrug die durchschnittliche Länge der Fokusformulierungen 75 (20 bis 137) Worte. Kürzere Formulierungen mit einer einfachen, aber inhaltlich differenzierten Struktur mit biografischen Bezügen wurden als besonders praktikabel eingeschätzt. Empirische Arbeiten gibt es zum Zusammenhang der Genauigkeit der Formulierung des ZBKT und damit verknüpfter Deutungen zum Therapieerfolg (Luborsky & Crits-Christoph, 1988)

## 2. Beachtung und Förderung der therapeutischen Allianz

Die frühzeitige und konsequente Fokussierung der Behandlung setzt voraus, dass eine tragfähige, aus Patientensicht hilfreiche Beziehung entsteht, und die Therapie auf übereinstimmende Zielsetzungen ausgerichtet ist. Die Entwicklung einer tragfähigen therapeutischen Allianz wird wesentlich durch eine therapeutische Haltung gefördert, die von Achtung, freundlichem Interesse und Empathie gekennzeichnet ist (Strupp & Binder, 1984). Falls erforderlich, empfiehlt Luborsky (1984), die therapeutische Allianz durch eine Reihe supportiver Strategien zu fördern (z. B. Versicherung, Patienten

**Therapeutische Allianz und supportive Strategien**

bei der Erreichung seiner Ziele zu unterstützen, realistisch-zuversichtliche Aussicht auf Erreichung der Ziele, Anerkennung von Fortschritten in diese Richtung, Förderung der Bindung durch Bezug auf gemeinsame Erfahrungen in der Therapie). Binder et al. (1987) halten darüber hinaus die beständige Wachsamkeit der Therapeuten gegenüber dem gegenwärtigen Zustand der therapeutischen Allianz für einen Schlüsselfaktor, um eine produktive Spannung und Motivation über die gesamte Behandlung hinweg aufrechtzuerhalten.

## 3. Zum Umgang mit Übertragung und Widerstand in der Kurzzeittherapie

In Kurztherapien entsteht das Dilemma, wie in dem begrenzten zeitlichen Rahmen „tiefe“, emotional bedeutsame Deutungen (im Sinne von Strachey, 1934) gegeben werden können, ohne zugleich unerträgliche Ängste zu aktivieren und die therapeutische Allianz zu überfordern.

**Konfrontatives Vorgehen als Bedrohung**

Ein hohes Maß deutender Aktivität kann von Patienten auch als Bedrohung, gewaltsames Eindringen, Einengung oder Anmaßung erlebt werden (Silberschatz & Curtis, 1986). Sifneos (1979) empfiehlt daher die sorgfältige Selektion von Patienten nach Kriterien wie aktuelle Beziehungsfähigkeit (s.u.). Davanloo (1978) strebt an, durch konsequente Konfrontation von Widerständen die Entwicklung einer intensiven Übertragung zu fördern, die der Erschließung des Unbewussten dient. Nachteile dieser konfrontativen Therapietechnik (geringe Akzeptanz durch Patienten, hohe Abbrecherquote) wurden von McCullough Vaillant (1997) aufgezeigt. Entgegen klinischen Überzeugungen fanden Piper et al. (1991) eine ungünstigere therapeutische Allianz und schlechtere Behandlungsergebnisse, wenn ein hoher Anteil an Übertragungsdeutungen gegeben wurde. Ähnliche Ergebnisse berichtete Høglend (1996): Patienten, die aufgrund eines umschriebenen Konfliktes als „geeignet“ für Übertragungsdeutungen angesehen wurden und diese vermehrt erhielten, erzielten langfristig schlechtere Ergebnisse als „ungeeignete“ Patienten mit einem geringeren Anteil von Übertragungsdeutungen.

**Pro und Contra bei Übertragungsdeutungen**

Allerdings wurden weder der interpersonelle Kontext noch Behandlungsmodell und „Geschick“ des Therapeuten bewertet; auch mag der Fokus auf die Übertragung in einigen Fällen dazu intendiert gewesen sein, eine bereits belastete Allianz zu reparieren und kann damit auf einen prognostisch ungünstigen Verlauf hindeuten. In einer neueren Arbeit (Høglend et al., 2008) konnte gezeigt werden, dass übertragungsorientierte und nicht übertragungsorientierte psychodynamische Therapie bezüglich der Symptomatik und des psychodynamischen Funktionierens gleich wirksam sind. Allerdings profitieren Patienten mit einem lebenslangen Muster von schlechten Objektbeziehungen stärker von der übertragungsorientierten Therapie.

Horowitz (1991) zufolge profitieren Patienten mit hoher Motivation und einem kohärenten Selbstkonzept mehr von therapeutischer Intervention, die auf Exploration zielt, während Patienten mit geringer Motivation und instabilem Selbstkonzept eher von supportiver Intervention profitieren. Frances und Perry (1983) empfehlen die Anwendung von Übertragungsdeutungen in Kurztherapien, wenn Übertragungsgefühle der dringlichste Punkt bzw. ein Widerstand geworden sind und noch ausreichend Zeit zur Aufarbeitung gegeben ist. Sie raten von raschen Übertragungsdeutungen ab, wenn eine fragile therapeutische Allianz besteht oder Patienten nicht die psychologische Aufgeschlossenheit haben, um Übertragungsdeutungen zu verstehen oder zu nutzen.

**Therapeuten als teilnehmende Beobachter**

Von den interpersonellen Ansätzen werden Therapeuten anstelle des objektiven, neutralen Beobachters in Freuds Spiegelmetapher als teilnehmende Beobachter angesehen, die sich zwischen verschiedenen Modalitäten bewegen (Fonagy et al., 1993), indem sie an den Interaktionen teilnehmen, beobachten, reflektieren und interpretieren, was zwischen den Patienten und ihnen stattgefunden hat (vgl. Luborsky, 1984; Strupp & Binder, 1984). Übertragung wird dann weniger als einseitige „Verzerrung“ der zwischenmenschlichen Realität durch Patienten aufgrund der Reinszenierung kindlicher Konflikte gedeutet, sondern vielmehr als Inszenierung und „Fehlinterpretation“ einer Abfolge interpersoneller Ereignisse, zu denen Patient *und* Therapeut beigetragen haben. Dies betont nach Binder und Strupp (1997) die gemeinsame Verantwortung von Patient und Therapeut und verringert das Risiko, dass sich der Patient kritisiert und zurückgewiesen fühlt. Auftreten oder Nichtauftreten der erwarteten pathogenen oder traumatischen Interaktionen gewinnt in der therapeutischen Beziehung große Bedeutung. Beschränkt sich die therapeutische Arbeit allerdings auf reale, aktuelle Interaktionen, besteht die Gefahr, dass tiefere unbewusste Determinanten des gegenwärtigen Erlebens unerforscht bleiben (Kernberg, 1999).

## 1.10.3 Indikationen und Kontraindikationen

Die Pioniere der Kurztherapie stellen detaillierte Überlegungen zur Auswahl geeigneter Patienten an, die das rasche Aufdecken und Bearbeiten von Konflikten ermöglichen sollte. Sifneos (1979) fordert v. a. folgende *Indikationskriterien*:

**Indikationskriterien für Kurztherapien**

- umschriebene Hauptbeschwerden,
- Identifikation mit mindestens einer bedeutungsvollen, haltenden Beziehung in der Kindheit,
- flexibler, emotionaler Kontakt mit dem Interviewer (aktuelle Beziehungsfähigkeit),

- psychische und intellektuelle Differenzierung,
- Veränderungsmotivation und nicht nur Wunsch nach Symptomreduktion.

Das erforderliche „Funktionsniveau“

Malan (1976) rückt das *Funktionsniveau* der Patienten in den Vordergrund:
- Fokussierbarkeit des aktuellen Lebensproblems,
- emotionale Reaktionen des Patienten auf (Probe-)Deutungen zu diesem Fokus,
- Motivation, mit diesem Fokus zu arbeiten.

Klüwer (1970) sieht neurotische (ödipale) Störungen als am meisten geeignet für die psychoanalytische Fokaltherapie an. Mann (1973) weist darauf hin, dass stets auch die *Ressourcen* (v.a. Ich-Stärke) von Patienten zu berücksichtigen seien.

Weitere Aspekte der Indikation

Nach Koss und Shiang (1994) kann Kurzzeittherapie als effektiv gelten vor allem bei Patienten mit umschriebenen Problemen, bei weniger schweren Störungen (z.B. depressiven Reaktionen nach Verlust, Ängsten, mäßigen Depressionen) und nach ungewöhnlichen Belastungssituationen. In neueren Ansätzen (Strupp & Binder, 1984; McCullough Vaillant, 1997, Messer & Warren, 1995) wird ein breiteres Indikationsspektrum vertreten. Da diagnostische Einordnungen nach DSM oder ICD wenig aussagekräftig für die Indikationsstellung sind (vgl. Elkin, 1994), legt McCullough Vaillant (1997) als Orientierung für die psychosoziale Funktionsfähigkeit den GAF (Global Assessment of Functioning) des DSM-IV zugrunde, der auf einer Skala zur Fremdeinschätzung von 0 bis 100 psychische, soziale und berufliche Funktionen bestimmt. Dies wird modifiziert und ergänzt durch Beurteilungen der Veränderungsmotivation, weiterer Stressoren (z.B. somatische Begleiterkrankungen, widrige Lebensumstände), psychologisches Interesse und Reaktionen auf die anfänglichen Sitzungen (bzw. Probedeutungen oder Fokusformulierungen).

**Aufdeckende Kurzzeitbehandlungen sind in der Regel in folgenden Fällen nicht indiziert:**

Kontraindikationen

- Wenn Patienten nicht fähig sind, eine emotional bedeutsame Beziehung zum Therapeuten in dem gesteckten Zeitrahmen aufzunehmen, die emotionalen Erfordernisse des therapeutischen Prozesses zu tolerieren und die Beziehung bei Beendigung zu lösen (z.B. Psychosen, Sucht, Impulskontrollstörungen).
- Zweifel an der Kurzzeitbehandlung schwerer Depressionen ergab die NIMH-Studie. In der sorgfältig durchgeführten Interventionsstudie konnten durch 16 Wochen ambulanter Psychotherapie (kognitive Verhaltenstherapie und Interpersonelle Therapie, IPT) nur bei ca. 24%

der Patienten nach 18 Monaten stabile Besserungen erzielt werden (Elkin, 1994).

- Chronische und diffuse Probleme, wie sie häufig bei Persönlichkeitsstörungen auftreten, eignen sich weniger gut zur Fokussierung. Dennoch wurden bei einigen Persönlichkeitsstörungen gute Ergebnisse in begrenzter Behandlungszeit berichtet (McCullough Vaillant, 1997); hier ist aber wiederum erforderlich zu bestimmen, ob etwa schizoide, narzisstische oder psychopathische Züge verhindern, dass die erforderliche therapeutische Beziehung innerhalb des vorgegebenen Rahmens hergestellt werden kann, oder – bei traumatisierten Patienten – ob nicht möglicherweise durch die festgesetzte Terminierung ein traumatischer Verlust wiederholt wird.

## 1.11 Unterschiede und Gemeinsamkeiten zwischen psychoanalytischen Psychotherapien und modifizierten Verfahren

**Unterschiede in Setting und Technik**

Psychoanalytische Therapien werden nach dem Standardverfahren hochfrequent mit 3 bis 5 Sitzungen pro Woche von 45 bis 50 Minuten zu festen Zeiten und mit einer durch die Krankenkassen finanzierten Dauer von bis zu maximal 300 Behandlungsstunden durchgeführt. Ein weiteres Kernelement ist die Behandlung in einem regressionsfördernden Kontext im Liegen. Der freien Assoziation des Analysanden (sog. Grundregel) entspricht die gleichschwebende Aufmerksamkeit des Analytikers, der sich möglichst abstinent verhält. Ziele der psychoanalytischen Therapien sind umfassende Einsicht in unbewusste Konflikte und die Veränderung der Persönlichkeitsstruktur des Patienten mithilfe von deutender Bearbeitung der Widerstände und Übertragungen.

Tiefenpsychologische Therapien sind niederfrequent (1 bis 2 Sitzungen pro Woche) und werden in einer sitzenden Position durchgeführt mit einer maximalen Sitzungszahl von bis zu 100 Stunden. In tiefenpsychologischen Therapien wird Schwierigkeiten bei der Bewältigung von aktuellen Alltagsproblemen mehr Aufmerksamkeit gewidmet. Supportive Elemente werden stärker zugelassen und die Orientierung ist ausgeprägter fokal. Die in den vorhergehenden Abschnitten skizzierten psychodynamischen Therapieverfahren weisen eine ganze Reihe von Gemeinsamkeiten auf, die sie von der analytischen Psychotherapie und der hochfrequenten Psychoanalyse im „klassischen“ Sinne unterscheiden.

Sie finden in der Regel im Gegenübersitzen und oft mit einer Frequenz von 1 Sitzung pro Woche statt. Der Umfang der Behandlungen in der tiefenpsychologisch fundierten Psychotherapie in Deutschland reicht von wenigen Stunden bis zu 50, 80 oder 100 Sitzungen. Angestrebt wird in der Regel keine umfassende Veränderung der Persönlichkeitsstruktur, sondern eine Veränderung der für die gegenwärtigen Krankheitssymptome besonders relevanten aktuell wirksamen inneren Konflikte, ich-struktureller Defizite und Beziehungskonflikte. Die angesprochene Konfliktebene ist häufig die der psychosozialen Konflikte und der damit eventuell zusammenhängenden ich-strukturellen Defizite, in manchen Behandlungsansätzen auch die hierbei wirksam werdenden „primitiven" Abwehrmechanismen. Die Therapieziele werden auf Teilziele begrenzt. Die die Beziehung gestaltende Aktivität des Therapeuten ist in der Regel höher als im analytischen Vorgehen. Eine positiv getönte Arbeitsbeziehung und eine grundlegend positive Übertragung sind in der Regel eine wesentliche Voraussetzung für das Gelingen dieser Behandlungen. Eine tiefe Regression wird durch das Setting ebenso wenig gefördert wie die Herausbildung einer Übertragungsneurose, insbesondere einer tiefergehenden negativen Übertragung. Tritt diese auf, wie bei schweren Persönlichkeitsstörungen zu erwarten, wird sie in der Regel sofort im Hier und Jetzt angesprochen. Anstelle der spontanen Regression in der psychoanalytischen Therapie, die durch die Regel der freien Assoziation, das Liegen auf der Couch mit dem Therapeuten außerhalb des Blickfeldes des Patienten und die relative Zurückhaltung des Analytikers gefördert wird, kann in einigen psychodynamischen Verfahren, z. B. in der Katathym-Imaginativen Psychotherapie, eine gezielte Regression induziert werden, um unbewusste Prozesse nutzbar zu machen.

**Psychosoziale Konflikte und ich-strukturelle Defizite in der tiefenpsychologisch fundierten Therapie**

**Gezielte Regression**

Bewegt sich die analytische Psychotherapie und Psychoanalyse eher in dem Dreieck „Übertragung infantiler Beziehungsmuster auf den Therapeuten" – „Frühere Beziehungen des Patienten" – „gegenwärtige Beziehungen des Patienten", so ist dies bei psychodynamischen Psychotherapien das Dreieck „aktuelle interpersonelle Beziehung Therapeut – Patient" – „symptomauslösende bzw. -verstärkende interpersonelle Situation" – „aktuelle pathogene Interaktionen im sozialen Umfeld" (Rüger & Reimer, 2006a, 2006b).

Psychodynamische Therapien orientieren sich dabei eher an dem, was Sandler und Sandler (1985) das „Gegenwarts-unbewusste" nennen, und versuchen, die auf dieser Ebene, der Ebene des Vorbewussten oder aber der Ebene des Bewussten, dabei allerdings vom Patienten nicht Thematisierten oder Fokussierten, zu arbeiten.

**Gegenwartsunbewusstes und Vergangenheitsunbewusstes**

Nach der Unterscheidung der beiden genannten Autoren repräsentiert das Vergangenheits-Unbewusste die früh im Leben eines Individuums entstandenen Wünsche, Fantasien, Impulse, Abwehrformen und Konfliktlösungen, die zunächst bewusstseinsfähig und bewusst sind und mit der Etablierung der „ersten Zensur“ (dem Einsetzen der Abwehr im Verlauf der Kindheitsentwicklung) nicht mehr bewusstseinsfähig sind. Die Prozesse des Gegenwarts-Unbewussten dienen der Aufrechterhaltung des inneren Gleichgewichtes in der Gegenwart. Die aus dem Vergangenheits-Unbewussten stammenden Impulse (Wünsche, Ängste, Erinnerungen und Fantasien) werden als aufdringlich, unpassend und beunruhigend angesehen. Um mit diesen fertig zu werden, werden Anpassungsprozesse in Gang gesetzt: die Vergangenheit wird mit der Gegenwart in Einklang, in eine „aktuelle Version“ gebracht. Wenn dies nicht oder nicht vollständig gelingt, setzt eine „zweite Zensur“ ein, die auch diesen aktualisierten Wunsch durch Abwehroperationen entstellt oder ihn gänzlich verdrängt. Diese zweite Zensur wendet sich also gegen das von früheren Konflikten durchtränkte aktuelle Erleben und soll Enttäuschung, Demütigung, Kränkung, Schuldgefühle, Angst und Beschämung in der Gegenwart vermeiden helfen. Häufig werden auch diese Signalaffekte abgewehrt. Die Konflikte auf der Ebene des Gegenwartunbewussten werden oft auf einer interaktionellen, psychosozialen Ebene deutlich bzw. inszeniert (vgl. hierzu Reich & Cierpka, 2008).

**Gemeinsamkeiten der psychoanalytisch begründeten Verfahren**

Der gemeinsame Boden der psychodynamischen und analytischen Psychotherapien ist trotz der genannten Unterschiede im therapeutischen Fokus und im Vorgehen breit. Eine zentrale Rolle beim Verständnis des Patienten wie des therapeutischen Prozesses spielen in beiden Ansätzen, wenn auch mit den skizzierten unterschiedlichen Akzenten:

- das Konzept des Unbewussten und des Primärprozesses,
- das Konzept der Übertragung,
- das Konzept des inneren Konfliktes und der Abwehr,
- Modelle der Ich-Psychologie, z. B. zu adaptiven Prozessen,
- die Objektbeziehungs- und Selbstpsychologie,
- Erkenntnisse der Entwicklungspsychologie sowie
- die interpersonelle Perspektive und
- das Konzept der „hilfreichen Beziehung“.

Dabei ist die Streuung der jeweiligen konzeptuellen Bezugsrahmen in beiden Verfahrensrichtungen vermutlich ähnlich groß. Auch in analytischen Psychotherapien hat sich der Einfluss, der dem Faktor „Deutung“ beigemessen wird, zugunsten des Faktors „Beziehung“ verschoben. Ob sich die Verwendung der klassischen, von Greenson (1975) formulierten Vorgehensweisen Konfrontation, Klärung, Deutung und Durcharbeiten in psychodynamischen und analytischen Psychotherapien quantitativ tatsächlich unterscheidet, ist noch nicht hinreichend überprüft. Hier dürfte die Varianz innerhalb der „Richtungen“ ebenfalls größer sein als zwischen

Lernen, Umstrukturieren und „Transfer“

ihnen. Zudem rücken in neueren Darstellungen der psychoanalytischen Therapie das Lernen und Umstrukturieren (Thomä & Kächele, 2006) bzw. der Transfer des in der Therapie Erarbeiteten in den Lebensalltag (König, 2007) stärker in den Blickpunkt als bisher.

## 1.12 Transdiagnostische Manuale

Weiterentwicklung von transdiagnostischen psychodynamischen Manualen

Nachdem sich eine Vielzahl von immer spezifischeren Behandlungsmanualen entwickelt hat, reifte die Erkenntnis, dass die häufigen psychischen Erkrankungen in ihren Symptomen erheblich überlappen und eine wachsende Zahl von Manualen für spezifische Störungen kaum praxistauglich ist. So bleiben die Fragen offen, wie viele störungsorientierte Manuale Therapeuten erlernen sollten oder welche der spezifischen, vorliegenden Manuale bspw. für eine gemischte Störung mit Generalisierter Angststörung, chronischer Depression und ängstlich-vermeidender Persönlichkeitsstörung auswählen sollten. Wünschenswert erscheint daher eine Orientierung der Behandlungsstrategien an grundlegenden und übergreifenden Störungsmerkmalen bzw. davon abgeleiteten Veränderungsprinzipien. Zu den grundlegenden Veränderungsprozessen in der Psychotherapie zählen Aktivierung, Erleben und Verarbeitung von vermiedenen emotionalen Erinnerungen. Neue Erfahrungen schaffen und konsolidieren neue und adaptivere Gedächtnisstrukturen. Auf dieser Grundlage wurde ein transdiagnostisches Manual für die Behandlung von Angststörungen entwickelt, die Emotionsfokussierte Psychodynamische Psychotherapie. Um Patienten zu erreichen, die Schwierigkeiten haben, ihre Emotionen zu erleben und zu symbolisieren, und die von psychodynamischer Psychotherapie daher weniger profitieren (Beutel et al., 2013), wurde ein integratives Modell entwickelt, das Techniken der emotionsfokussierten Therapie in ein psychodynamisches Vorgehen integriert (Beutel et al., 2019).

Weitere transdiagnostische Behandlungsmanuale wurden im psychodynamischen Bereich für Angststörungen (Leichsenring & Salzer, 2014a), depressive Störungen (Leichsenring & Schauenburg, 2014; Steinert, Schauenburg et al., 2016) sowie für emotionale Störungen entwickelt, die sich auf empirisch gepüfte Interventionstechniken und -methoden stützen (Leichsenring & Steinert, 2018). Letztere umfassen sowohl Angst- als auch depressive Störungen.

Diese Entwicklungen kommen dem breiter gefassten psychoanalytischen Störungsverständnis entgegen. Allerdings sind die gültigen diagnostischen Manuale des ICD-10 (und die bald zu erwartende ICD-11) und DSM-5 nach wie vor an spezifischen Störungsbildern orientiert. Sowohl die daran orientierten internationalen Zeitschriften als auch die Projektförderung lassen gegenwärtig wenig Spielraum für transdiagnostische Studien.

# 2 Evidenzbasierung in der Psychotherapie

Evidenzbasierte Medizin

Dieses Kapitel geht der Frage nach, welche Art von Wirkungsbelegen erforderlich sind, um die Wirksamkeit einer psychotherapeutischen Methode nachzuweisen. Hierbei wird insbesondere auf die Kontroverse um randomisierte kontrollierte vs. naturalistische Studien in der Psychotherapieforschung eingegangen.

## 2.1 Anforderungen und Grenzen evidenzbasierter Psychotherapie

Aktuell werden alle Aspekte der Medizin einer Überprüfung entsprechend den Kriterien der evidenzbasierten Medizin unterzogen. Entscheidungen über die Versorgung eines individuellen Patienten sollen sich auf explizite, leitlinienorientierte Anwendungen der gegenwärtig besten Evidenz stützen. Damit soll sichergestellt werden, dass Ressourcen am effektivsten genutzt werden, das Wissen des Klinikers und die Kommunikation mit dem Patienten gestärkt werden und die am besten überprüfte medizinische Behandlungsstrategie eingeschlagen werden kann.

**Merke:**

Analytische und tiefenpsychologisch fundierte Psychotherapie sind in Deutschland vom Wissenschaftlichen Beirat Psychotherapie (www.wbpsychotherapie.de) als wissenschaftliche Verfahren anerkannt worden und können für die vertiefte Ausbildung empfohlen werden. Die wissenschaftliche Anerkennung erfolgte für die wichtigsten Anwendungsbereiche der Psychotherapie: depressive Störungen, Angststörungen, Belastungsstörungen, Essstörungen, somatoforme, dissoziative und Konversionsstörungen, Persönlichkeitsstörungen, Substanzabhängigkeit und -missbrauch, Schizophrenie und wahnhafte Störung sowie psychische und soziale Faktoren bei somatischen Krankheiten.

Grundsätzliche Bedenken

In der psychoanalytischen Diskussion werden gegenüber der evidenzbasierten Medizin immer wieder grundsätzliche, philosophische und forschungspraktische Bedenken vorgebracht (vgl. Open Door Review: Leuzinger-Bohleber & Kächele, 2015):

- Psychoanalyse beschäftigt sich mit komplexen inneren Zuständen, die sich aus den emotionalen Erfahrungen der Kindheit heraus entwickelt haben. Diese werden in der Ergebnismessung oft auf einfache, leicht messbare Merkmale reduziert, wie das Ausmaß an Depressivität oder globalen Distress. Diese Messmethoden, so die Kritik, werden nicht den komplexen kognitiven und affektiven Prozessen gerecht, die in der psychoanalytischen Behandlung angezielt werden. Beispielsweise lässt sich seelischer Schmerz nicht einfach durch den Gesamtwert der SCL-90-R als Distress in den letzten 7 Tagen erfassen. Eine geringe psychopathologische Belastung mit Wohlbefinden, eine Checkliste zur „Lebensqualität" mit psychischer Gesundheit, einer sinnhafteren Lebensführung oder psychischer Wahrheit gleichzusetzen, wäre reduktionistisch. Die Entwicklung bedeutsamer Kriterien für die Bewertung von Psychotherapien muss sich daher auch am Menschen als Subjekt orientieren, an seiner Fähigkeit zu selbstverantwortlichem Denken und seinen Möglichkeiten, sein Leben und seine Beziehungen eigenständig zu gestalten.
- Erfolgsindikatoren können je nach Perspektive sehr unterschiedlich gewichtet werden. Gilt hier die „Konsumentenzufriedenheit", die Sicht der Angehörigen des Patienten, des Analytikers oder des Kostenträgers? Aus den verschiedenen Perspektiven können sehr unterschiedliche Ergebnisse als erstrebenswert angesehen werden. Beispielsweise argumentierten Lazar et al. (2006), die anstelle der erwarteten Verminderung der Krankheitsfehlzeiten nach erfolgreicher Psychoanalyse eine Erhöhung fanden, dass dies auf ein höheres Gesundheitsbewusstsein der erfolgreich analysierten Patienten hindeute, die nicht mehr bereit seien, ihre Gesundheit überhöhten Leistungsansprüchen zu opfern.
- Randomisierte kontrollierte Studien sind nur dann ethisch zu rechtfertigen, wenn man davon ausgeht, dass tatsächlich eine „Gleichwertigkeit" zwischen den Bedingungen besteht. Die Bedingung der Gleichwertigkeit lässt sich aber nicht einfach aufrechterhalten, wenn die Behandlungen vom Aufwand her sehr unterschiedlich sind, etwa wenn 1-stündige mit 4- oder 5-stündigen Behandlungen verglichen werden sollen.
- Psychoanalytiker sind in der Regel gewohnt, diagnostisch und therapeutisch weniger von bestimmten Symptomen, sondern von psychischen Konflikten und Strukturen auszugehen. Sie gehen von einem hoch individualisierten Therapieverlauf aus, orientiert an Übertragung und Widerstand. Diese Sichtweise läuft der störungsbezogenen Betrachtung von psychoanalytischen Psychotherapien entgegen und dürfte letztlich

zu dem Mangel an störungsbezogenen psychoanalytischen Therapieverfahren und -studien beitragen.

Für die künftige Anerkennung psychoanalytischer Verfahren im Gesundheitssystem ist es sowohl aus gesundheitspolitischen als auch aus forschungsstrategischen Gründen erforderlich, dass auch die psychodynamische Psychotherapie störungsspezifische Behandlungsverfahren entwickelt (Barber et al., 1995). Andernfalls besteht die Gefahr, dass die psychodynamische Psychotherapie in Behandlungsleitlinien für spezifische Störungen nicht oder nur noch marginal vertreten ist und damit ihre Bedeutung für die Versorgung verliert. In den aktuellen medizinischen Behandlungsleitlinien von Angststörungen werden inzwischen z. B. in Großbritannien in den NICE-Guidelines psychoanalytische Verfahren nicht mehr als evidenzbasiert empfohlen (www.nice.org). Zu befürchten wäre außerdem, dass immer weniger Einrichtungen in psychodynamischer Psychotherapie ausbilden, wodurch die Zahl psychodynamisch orientierter Kliniker ebenfalls abnimmt, wie sich gegenwärtig international abzeichnet.

In der psychotherapeutischen Ergebnisforschung gibt es eine Kontroverse um die Frage, wie Wirkungsnachweise zu gestalten sind. Einen zentralen Stellenwert nimmt dabei die Frage von randomisierten kontrollierten Studien im Vergleich zu naturalistischen Studien ein. Diese Frage soll im Folgenden unter wissenschaftstheoretischen Gesichtspunkten untersucht werden.

## 2.2 Zur Kontroverse um randomisierte kontrollierte vs. naturalistische Studien

Die American Psychological Association (APA) hat Kriterien dafür aufgestellt, wann ein psychotherapeutisches Verfahren als „empirisch gestützt“ angesehen werden soll (Task Force on Promotion and Dissemination of Psychological Procedures, 1995; Hahlweg, 1995; Chambless & Hollon, 1998; Chambless & Ollendick, 2001). Die von der APA aufgestellten Kriterien und die damit zusammenhängenden Schlussfolgerungen haben z. T. kontroverse Diskussionen ausgelöst (Beutler, 1998; Fonagy, 1999a, 1999b; Henry, 1998; Roth & Parry, 1997). Strittig ist, wie Wirkungsnachweise für psychotherapeutische Verfahren beschaffen sein sollen. Ein zentraler Punkt dieser Diskussion ist die Kontroverse um randomisierte vs. naturalistische Studien (efficacy studies vs. effectiveness studies).

**Efficacy vs. Effectiveness**

Dieses Kapitel befasst sich mit dieser Kontroverse und geht der Frage nach, inwieweit die von der APA aufgestellten Kriterien universelle Gültigkeit zur Beurteilung der Wirksamkeit psychotherapeutischer Verfahren beanspruchen können.

Charakteristisch für die Diskussion um die angemessene Art von Wirkungsnachweisen ist eine polarisierende Gegenüberstellung von randomisierten vs. naturalistischen Studien. Die beiden Studientypen sollen im Folgenden zunächst beschrieben werden. Danach wird gezeigt, dass eine solche polarisierende Gegenüberstellung nicht haltbar ist.

Gegenwärtig gibt es von Seiten der APA Vorschläge für ein Update dieser Kriterien (Tolin et al, 2015). Diese Vorschläge legen das Schwergewicht auf systematische Reviews und Metaanalysen. Weiterhin wird nicht nur eine Veränderung der Symptomatik als wichtig erachtet, sondern darüber hinaus in der Lebensqualität und im psychosozialen Funktionieren. Außerdem wird die klinische Bedeutung von Ergebnissen stärker betont im Unterschied zur statistischen Signifikanz und die Repräsentativität der Ergebnisse für die klinische Praxis (externe Validität).

Diese Vorschläge greifen verschiedene Kritikpunkte an den bisherigen Kriterien der Evidenzbasierung im Allgemeinen und an randomisierten kontrollierten Studien im Speziellen auf, die im Folgenden diskutiert werden sollen.

## 2.2.1 Randomisierte kontrollierte Studien

**Randomisierte kontrollierte Studien (RCT)**

Das zentrale Merkmal von randomisierten kontrollierten Studien (RCTs) ist die zufällige Zuweisung der Patienten auf die verschiedenen Behandlungsbedingungen (Shadish et al., 2002). Sie wird als unerlässlich angesehen, um a priori bestehende Unterschiede zwischen den Patienten zufällig auf die verschiedenen Behandlungs- oder Kontrollbedingungen zu verteilen. Ziel ist es, die beobachteten Effekte ausschließlich auf die angewendete Therapie zurückführen zu können (interne Validität). Nach den Kriterien der APA (Chambless & Hollon, 1998) können Wirkungsnachweise für psychotherapeutische Verfahren ausschließlich durch RCTs erbracht werden, in denen (a) eine Therapiebedingung einer unbehandelten Gruppe, einer Placebo-Bedingung oder einer anderen Behandlungsmethode überlegen oder einer etablierten Therapieform bei ausreichender Teststärke gleichwertig ist (Task Force on Promotion and Dissemination of Psychological Procedures, 1995; Hahlweg, 1995; Chambless & Hollon, 1998; Chambless & Ollendick, 2001). Vorausgesetzt wird von der APA (Chambless & Hollon, 1998) weiterhin, dass (b) Therapiemanuale verwendet werden, (c) ein spezifisches Störungsbild untersucht wird, das reliabel und valide diagnostiziert wird, (d) reliable und valide Ergebnismaße verwendet und

(e) angemessene statistische Methoden eingesetzt werden. Damit eine Therapieform als „empirisch gestützt“ angesehen werden kann, sind nach Chambless und Hollon (1998) mindestens zwei RCTs dieser Art erforderlich, die von unabhängigen Forschungsgruppen stammen und die Wirksamkeit belegen. Bei nur einem wie oben beschriebenen RCT, der die Wirksamkeit belegt, soll die betreffende Therapieform als „wahrscheinlich“ wirksam beurteilt werden. Hat sich die betreffende Therapieform in mindestens zwei RCTs unabhängiger Forschungsgruppen als überlegen gegenüber einer Placebo-Bedingung oder einer anderen Therapieform erwiesen, schlagen Chambless und Hollon (1998) vor, diese Therapieform als wirksam und „spezifisch“ zu beurteilen. Durch die genannten Kontrollbedingungen werden die sog. unspezifischen („common“) Faktoren kontrolliert, was bei einem Vergleich mit einer unbehandelten Patientengruppe nicht möglich ist. Auch andere Vorschläge zur Beurteilung von Wirkungsnachweisen räumen RCTs diese vorrangige Bedeutung ein (z. B. Nathan & Gorman, 2002). Dies gilt nicht nur für den umschriebenen Bereich der Psychotherapie, sondern auch für den gesamten Bereich der Evidence-based Medicine (Canadian Task Force on the Periodic Health Examination, 1979; Clarke & Oxman, 2003; Cook et al., 1995; Guyatt et al., 1995). Insofern gehen die hier angestellten Überlegungen über die Psychotherapieforschung hinaus und haben Relevanz für andere Bereiche der Wirksamkeitsforschung und der Evidence-based Medicine.

**Anwendung auf die klinische Praxis**

Auf der anderen Seite stehen die Kritiker einer ausschließlich an der Methodologie der RCTs ausgerichten Wirksamkeitsforschung. Ihr Hauptargument besteht darin, dass die Ergebnisse von RCTs für die klinische Praxis nur begrenzt repräsentativ sind (Beutler, 1998; Fonagy, 1999a, 1999b; Henry, 1998; Howard et al., 1996; Persons & Silberschatz; 1998; Roth & Parry, 1997; Seligman, 1995). Kritisiert wird hier u. a. die selektive Auswahl von Patienten durch die in RCTs üblicherweise zugrunde gelegten restriktiven Ein- und Ausschlusskriterien. Diese führen oft zur Behandlung isolierter Störungsbilder und zum Ausschluss von Patienten mit komorbiden Störungen. In eine ähnliche Richtung geht der Hinweis auf das Problem der Drop-outs in RCTs: Ein je nach Studie mehr oder weniger großer Anteil der Patienten fällt aus der Therapie und/oder der Studie vorzeitig heraus. Die Ergebnisse einer solchen Studie gelten dann nur für die Patienten, die in der Studie verblieben sind. Es stellt sich dann aber die Frage, inwieweit diese Patienten und damit die erzielten Ergebnisse repräsentativ für die klinische Praxis sind. Ein weiterer Punkt der Kritik bezieht sich auf die Durchführung der Therapien nach Manualen. Da Therapiemanuale in der Praxis kaum oder zumindest nicht im strengen Sinn angewendet werden, entsprechen die anhand von Manualen durchgeführten Behandlungen nicht denen der Versorgungspraxis. So ist z. B. die Dauer der Behandlung in einem Therapiemanual a priori festgelegt und kann nicht, wenn es die klinischen Erfordernisse verlangen, so weit verlängert werden, bis eine ausreichende Besserung erreicht ist. Auch die psychotherapeutischen Interventionen sind festgelegt und können nicht nach Bedarf verändert werden, etwa durch Hinzunahme weiterer Interventionen, wenn sich die bisher eingesetzten als nicht ausreichend hilfreich erwiesen haben. Weiterhin wird kritisiert, dass sich Studientherapeuten von Therapeuten in der Praxis unterscheiden, da erstere hoch motiviert, speziell trainiert und nicht in vergleichbarem Ausmaß durch klinische Arbeit belastet seien wie Therapeuten in der Versorgungspraxis. Auch sei die Methodologie des RCT allenfalls für Kurzzeittherapien angemessen, nicht jedoch für Langzeittherapien: Über mehrere Jahre hinweg seien glaubhafte Vergleichsbedingungen ebenso wenig möglich wie die Durchführung von Therapien nach Manualen (Seligman, 1995, S. 966). Ein Versuch, die Randomisierung auf Langzeittherapien anzuwenden, ist z. B. in der Studie von Sandell et al. (1999, 2001) am Widerstand der Patienten gescheitert. Werden Patienten einer Therapieform per Zufall zugewiesen, entscheiden sich die Patienten außerdem nicht selbst für eine bestimmte Form der Therapie, ebenfalls nicht für einen bestimmten Therapeuten oder eine bestimmte Therapeutin. Letzteres betrifft Aspekte der Passung zwischen Patient und Therapeut sowie der therapeutischen Beziehung. Eine zentrale Schwäche der Randomisierung wird daher darin gesehen, dass sie den Untersuchungsgegenstand zerstört oder zumindest massiv verändert, wenn es um die Untersuchung der Effekte von psychotherapeutischen Verfahren in der Praxis geht (Leichsenring, 2005). So unterscheiden sich Patienten, die in eine Langzeittherapie gehen, von solchen, die sich einer kürzeren (z. B. tiefenpsychologisch fundierten) Therapie unterziehen im Hinblick auf bestimmte Persönlichkeitsmerkmale (Rudolf et al., 1994). Unterschiede im Hinblick auf Diagnosegruppen fanden Rudolf und Mitarbeiter dagegen nicht. Eine zufällige Zuweisung der Patienten auf eine Langzeittherapiegruppe und eine – wie auch immer geartete – Therapievergleichsgruppe würde die intrinsische Verklammerung von Patientenmerkmalen und Therapiemethode zerstören. Selbst wenn also die Patienten eine zufällige Zuweisung mitmachen würden, wären die Ergebnisse, zu denen eine solche Studie führen würde, nicht mehr gültig für die Patienten, die in der Praxis mit genau dieser Methode der Langzeittherapie behandelt werden. Kritiker von RCTs argumentieren daher, dass sich die vermeintliche Stärke kontrollierter Studien, v. a. die Randomisierung als ihre entscheidende Schwäche herausstellen kann, da sie zwangsläufig künstliche und damit für die klinische Praxis nicht repräsentative Bedingungen schaffe (Seligman, 1995). Eine zusammenfassende Darstellung verschiedener Kritikpunkte geben z. B. Seligman (1995) oder Westen et al. (2004).

**Randomisierte kontrollierte Studien (RCTs) untersuchen die Wirksamkeit von Behandlungsmethoden unter kontrollierten experimentellen (Labor-)Bedingungen**

**Begriffsklärung: Randomisierte kontrollierte Studien (RCT)**

Randomisierte kontrollierte Studien (RCT) untersuchen die Wirksamkeit spezifischer Psychotherapieverfahren unter kontrollierten Bedingungen. Die Zufallszuordnung von Patienten zu Behandlungen soll möglichst Verfälschungstendenzen ausschließen und damit eine hohe interne Validität der Aussagen sicherstellen, d.h. dass die erzielten Behandlungseffekte auf die durchgeführte therapeutische Intervention zurückgeführt werden können. Die Auswahl von Patienten soll nach klaren Kriterien störungsbezogen nach einem genau umschriebenen Störungsbild erfolgen. Die Behandlung soll unter stark kontrollierten, laborähnlichen Bedingungen stattfinden. Dies erfordert auch die Definition von Behandlungsstandards oder -kriterien, die Anwendung von Behandlungsmanualen und die unabhängige Überprüfung der manualgetreuen Durchführung der Therapien.

## 2.2.2 Naturalistische Studien

Im Unterschied zu RCTs finden naturalistische Studien dagegen unter den Bedingungen der klinischen Praxis statt. Sie haben daher eine hohe klinische Repräsentativität (Shadish et al., 2000). Dies betrifft Merkmale der Patienten, der Therapie und der Therapeuten: Patienten mit komplexen Störungsbildern, wie sie in der klinischen Praxis üblich sind, werden von Therapeuten mit den Therapieverfahren behandelt, die sie auch üblicherweise anwenden. Die Patienten entscheiden sich selbst für eine Therapie und einen Therapeuten, und die Dauer der Behandlung richtet sich nach den klinischen Erfordernissen. Sie ist nicht wie bei RCTs in einem Studiendesign oder in einem Manual vorher festgelegt (Seligman, 1995; Wells, 1999). Als Stärke von naturalistischen Studien wird üblicherweise die externe Validität (klinische Repräsentativität) angesehen. Als ihre Achillesverse gilt die interne Validität, da die beobachteten Effekte wegen des Fehlens einer randomisierten Kontrollbedingung nicht mit Sicherheit auf die Therapiebedingung zurückzuführen seien (z.B. Wells, 1999; Chambless & Ollendick, 2001, S. 711). Auf Fragen der internen und externen Validität wird im Folgenden noch ausführlicher einzugehen sein. Das National Institute of Mental Health in den USA (NIMH) hat zu mehr Effektivitätsforschung aufgerufen (Krupnick et al., 1996; Niederehe et al., 1999). Andere Autoren plädieren für eine Kombination von naturalistischen und kontrollierten Studien (Seligman, 1995; Wells, 1999; Guthrie, 2000).

**Begriffsklärung: Naturalistische Studien**

Naturalistische Studien untersuchen die Wirksamkeit spezifischer Psychotherapieverfahren unter Bedingungen der therapeutischen Praxis. Es werden die Patienten, Therapien und Therapeuten untersucht, die sich in der klinischen Praxis finden.

**Naturalistische Studien (Beobachtungsstudien) untersuchen die Wirksamkeit von Behandlungsmethoden unter den Bedingungen der klinischen Praxis**

Es greift jedoch zu kurz, die Diskussion um kontrollierte vs. naturalistische Studien allein auf der methodischen Ebene zu führen. Hier sind grundlegendere, nämlich wissenschaftstheoretische Überlegungen erforderlich.

## 2.2.3 Wissenschaftstheoretische Betrachtung

Kennzeichnend für die oben dargestellte Polarisierung in kontrollierte vs. naturalistische Studien ist die von Westmeyer (1982) bereits vor nun mehr als 30 Jahren kritisierte Verselbstständigung einer rein methodischen Diskussion, wie sie sich häufiger in der Klinischen Psychologie beobachten lässt. Sie gipfelt im vorliegenden Zusammenhang in der Frage: Was ist besser, RCTs oder naturalistische Studien? Wenn die angewendete Methode jedoch nicht mehr auf die inhaltliche Fragestellung bezogen wird, besteht die Gefahr, dass eine (für bestimmte Fragestellungen sinnvolle) Methode sich verselbstständigt und zum unhinterfragten Dogma erhoben wird (Leichsenring, 2005).

Welche Untersuchungsmethode angemessen ist, kann jedoch grundsätzlich nur auf dem Hintergrund der jeweils zu prüfenden Hypothesen angegeben werden. Dies gilt sowohl für die von Westmeyer (1982) Anfang der 1980er Jahre beschriebene Kontroverse um Einzelfall- vs. Gruppenuntersuchungen als auch für die hier zur Diskussion stehende Frage von RCTs und naturalistischen Untersuchungen. Hieraus folgt: Wird in der zu prüfenden Hypothese auf Laborkontexte Bezug genommen, sind kontrollierte Studien erforderlich, wird auf natürliche Bedingungen Bezug genommen, sind naturalistische Studien indiziert (Westmeyer, 1982). Es ist erstaunlich, wie wenig diese wissenschaftstheoretische Klärung bisher Eingang in die Psychotherapieforschung gefunden hat.

**Interne Validität**

Westmeyer (1982, 1989) hat gezeigt, dass die Gegenüberstellung von kontrollierten vs. naturalistischen Studien im Sinne eines Konkurrenzverhältnisses – erstere sicherten die interne, letztere die externe Validität – auf einem überholten wissenschaftstheoretischen Verständnis der Struktur von Hypothesen und Theorien beruht. Dieses basiert auf dem statement view als Standardauffassung wissenschaftlicher Theorien und Hypothesen (Hempel, 1970): Das statement view geht von einer universellen Gültigkeit bzw. Anwendbarkeit einer Theorie aus. *Die Verabsolutierung von RCTs geht implizit von einer solchen universellen Gültigkeit bzw. Anwendbarkeit einer Theorie aus*: (Nur) was im Labor wirksam ist, ist auch in der Praxis wirksam und darf dort angewendet werden. Im Rahmen einer strukturalistischen Konzeption wissenschaftlicher Theorien und Hypothesen werden dagegen kontextspezifische intendierte Anwendungen als integraler Bestandteil der Theorie und der aus ihr abgeleiteten Hypothesen verstanden (Westmeyer, 1982, 1989; Sneed, 1971; Stegmüller, 1979).

Eine Theorie wird hier verstanden als ein geordnetes Paar<K, I>bestehend aus einem Strukturkern K und eben der Menge der intendierten Anwendungen I. Um die Anwendung einer Theorie zu erreichen, ist eine Erweiterung des Kerns notwendig. Dies geschieht durch die Formulierung von Hypothesen und Nebenbedingungen, die nur für die intendierten Anwendungen gültig sind.

Aus dieser Sicht *gibt es keine kontextfreien Hypothesen*, sondern Hypothesen beziehen sich auf spezifische Kontexte oder Anwendungen. Hieraus folgt:

**Merke:**

*Ob kontrollierte oder naturalistische Studien durchgeführt werden, hängt von den intendierten Anwendungen ab:* Bezieht sich die Hypothese auf Laborkontexte, sind kontrollierte Studien durchzuführen, bezieht sie sich auf natürliche Bedingungen, sind naturalistische Studien erforderlich.

**Externe Validität**

Auf diese intendierten Anwendungen bezieht sich nun aber gerade das Konzept der externen Validität. Daher sind die Fragen der externen Validität bereits auf der Ebene der Hypothese zu beantworten, nämlich bei der Formulierung intendierter Anwendungen, nicht erst auf der Ebene der Versuchsplanung und auch nicht durch induktive Generalisierungen von Untersuchungsergebnissen. Letztere haben sich wissenschaftstheoretisch nicht rechtfertigen lassen (Westmeyer, 1982; Leichsenring, 1985, 1987). Ein deduktives Konzept der externen Validität vermeidet diese Probleme (Westmeyer, 1982; Leichsenring, 1985).

Hieraus folgt nun aber: *Auf dem Hintergrund einer strukturalistischen Theorienkonzeption unterscheiden sich kontrollierte und naturalistische Studien nicht grundsätzlich im Hinblick auf ihre externe Validität* (Westmeyer, 1982): Sie beziehen sich auf unterschiedliche intendierte Anwendungen. *Aber auch ein Unterschied im Hinblick auf die interne Validität besteht nicht:*

Kernerweiterungen und intendierte Anwendungen, die sich auf Laborbedingungen beziehen, werden in den abgeleiteten Hypothesen einfacher und in den speziellen Nebenbedingungen anspruchsvoller formuliert sein. Dagegen können und müssen Kernerweiterungen und intendierte Anwendungen, die sich auf Feldkontexte beziehen, die geringeren Möglichkeiten experimenteller Kontrolle durch liberalere spezielle Nebenbedingungen und entsprechend ergänzte Hypothesen ausgleichen: „Ein Unterschied in der internen Validität entsteht nicht" (Westmeyer, 1982, S. 77). *Bei Zugrundlegung einer strukturalistischen Theorienkonzeption unterscheiden sich kontrollierte und naturalistische Studien weder grundsätzlich im Hinblick auf ihre interne noch auf ihre externe Validität.* Dies ist eine wesentliche andere Sichtweise als die bisher in der Psychotherapieforschung übliche (etwa bei Chambless & Hollon, 1998; Chambless & Ollendick, 2001; Clarke & Oxman, 2003; Cook et al., 1995; Guyatt et al., 1995; Nathan & Gorman, 2002). Da sich RCTs und naturalistische Studien auf unterschiedliche intendierte Anwendungen beziehen, *liefern RCTs keine Evidenz höheren Niveaus als naturalistische Studien (und umgekehrt).* Eine strukturalistische Sichtweise von Theorien und Hypothesen kommt damit zu einer anderen Beurteilung von RCTs und naturalistischen Studien im Hinblick auf ihren Evidenzgrad als die (wissenschaftstheoretisch überholte) Sicht des statement views: Naturalistische Studien werden nicht länger als zweitklassig angesehen im Hinblick auf die gelieferte Evidenz.

**Merke:**

Aus der Tatsache, dass sich RCTs und naturalistische Studien auf unterschiedliche intendierte Anwendungen beziehen, folgt auch, dass der eine Studientyp den anderen nicht ersetzen kann.

## 2.2.4 Grundlagenforschung, Psychotherapieforschung und psychotherapeutische Praxis

Unter wissenschaftstheoretischen Gesichtspunkten bestehen zentrale Unterschiede zwischen Grundlagenforschung, Psychotherapieforschung und psychotherapeutischer Praxis (Bunge, 1967; Westmeyer, 1978; Herrmann, 1979; Patry & Perrez, 2000). Dies hat zur Folge, dass die empirischen Belege der Grundlagenforschung nicht direkt auf die Psychotherapie(-forschung) übertragen werden können, etwa die Belege für die Lerntheorie auf die Verhaltenstherapie (Westmeyer, 1978; Patry & Perrez, 2000). Es soll hier jedoch auf eine weitere Schwierigkeit aufmerksam gemacht werden, die bisher in der wissenschaftlichen Diskussion nicht ausreichend berücksichtigt worden ist: Was für das Verhältnis von Grundlagenforschung und Psychotherapie(-forschung) gilt, gilt auch für das Verhältnis von experimenteller (Labor-)Psychotherapieforschung und psychotherapeutischer Praxis:

**Merke:**

**Labor-bedingungen**

Die unter idealisierten Laborbedingungen von RCTs gewonnenen Wirkungsnachweise lassen sich nicht direkt auf die Bedingungen der psychotherapeutischen Praxis im Feld übertragen. *Das bedeutet:* Eine Therapieform, die sich unter kontrollierten Bedingungen als wirksam erwiesen hat, muss ihre Wirksamkeit unter natürlichen Bedingungen erst unter Beweis stellen – wenn sie in der Praxis angewendet werden soll.

Dieser Schritt fehlt in der gegenwärtigen Psychotherapieforschung weitgehend: *Die von der APA aufgrund von RCTs als wirksam anerkannten Therapieverfahren haben strenggenommen ihre Wirksamkeit erst unter Laborbedingungen erwiesen.* Ob sie unter natürlichen Bedingungen gleichermaßen wirksam sind, ist offen. Erst in den letzten Jahren scheint ein Bewusstsein für dieses Problem entstanden zu sein. Beispiele hierfür sind die Untersuchungen von Shadish et al. (2000) zum Einfluss der klinischen Repräsentativität einer Studie auf das Therapieergebnis. Allerdings reichen hier metaanalytische Auswertungen wie die von Shadish et al. (2000), in denen Studien zu verschiedenen Therapieformen und verschiedenen Störungsbildern zusammenfassend ausgewertet werden, allein nicht aus. Es ist vielmehr notwendig zu zeigen, dass spezifische Therapiemethoden bei spezifischen Störungsbildern unter natürlichen Bedingungen wirksam sind. Dies kommt einem (neuen) Forschungsprogramm gleich, vergleichbar dem der efficacy studies: Wie wirksam ist ein bestimmtes therapeutisches Verfahren bei einem bestimmten Störungsbild *in der Praxis*?

Möglicherweise führen die oben erwähnten Überlegungen der APA hinsichtlich einer Veränderung der Kriterien für empirisch-gestützte Therapiemethoden (Tolin et al., 2015) zu einer stärkeren Berücksichtigung der klinischen Relevanz bei der Beurteilung von Wirkungsnachweisen. Diese Diskussion ist jedoch noch nicht abgeschlossen.

**Praxis-bedingungen**

Zur Wirksamkeit unter Praxisbedingungen liegen erst einige wenige Studien zu einzelnen Störungsbildern vor, etwa zur Panikstörung (Wade et al., 1998; Sanderson et al., 1998; Hahlweg et al., 2001), Depression (Peterson & Halstead, 1998; Persons et al., 1999; Organista et al., 1994), Bulimia nervosa (Tuschen-Caffier et al., 2001), Sozialen Phobie (Lincoln et al., 2003) oder zu externalisierenden Störung bei Kindern und Jugendlichen (Tynan et al., 1999). Die bisher vorliegenden Ergebnisse zeigen (Chambless & Ollendick, 2001, S. 711), dass Patienten in der Praxis nicht in demselben Ausmaß von spezifischen Therapieverfahren profitieren wie in RCTs (efficacy studies), dass die Therapien mit einer längeren Dauer durchgeführt werden oder zusätzliche Therapieelemente hinzukommen, z. B. Pharmakotherapie. Mit anderen Worten: Es werden nicht die reinen Laborformen der Therapieverfahren angewendet, sondern in und für die Praxis modifizierte Verfahren.[1]

Die Schemata für verschiedene Evidenzstufen, wie sie von der APA (Task Force on Promotion and Dissemination of Psychological Procedures, 1995), der Canadian Task Force on the Periodic Health Examination (1979), der Cochrane Collaboration (Clarke & Oxman, 2003) oder anderen Autoren (Cook et al., 1995; Guyatt et al., 1995; Nathan & Gorman, 2002) vorgeschlagen worden sind, beziehen sich bei Zugrundelegung einer strukturalistischen Konzeption von Theorien und Hypothesen auf die Prüfung von Behandlungen unter *Laborbedingungen*. Folgerichtig werden RCTs als Gold-Standard angesehen. Auf die empirische Evidenz von Behandlungen, die in Feldsettings durchgeführt werden, sind diese Kriterien und Schemata jedoch *nicht anwendbar*: Sie haben einen anderen intendierten Anwendungsbereich. *Hierfür ist ein anderes und eigenes Schema erforderlich, das Grade der Evidenz für naturalistische Studien, d.h. für Prüfungen unter natürlichen Bedingungen beschreibt*. Auf dem Hintergrund einer strukturalistischen Konzeption von Theorien und Hypothesen ist dafür zu plädieren, die Evidenzstufen von RCTs und von naturalistischen Studien voneinander zu unterscheiden.

## 2.2.5 Evidenzstufen von naturalistischen Studien

**Für naturalistische Studien ist eine eigene Definition von Evidenzgraden erforderlich**

Ein Schema, das Evidenzstufen von naturalistischen Studien beschreibt, muss die methodische Qualität von naturalistischen Studien erfassen: Auch naturalistische Studien unterscheiden sich bezüglich ihrer methodischen Qualität, und nicht jede naturalistische Studie ist auch schon eine methodisch „gute" Studie. Die Kriterien zur Beurteilung der Qualität von naturalistischen Studien können jedoch nicht identisch sein mit denen von kontrollierten Studien, auch wenn sie sich mit diesen überlappen können: *Evidenz von hohem Niveau für die Wirksamkeit einer Behandlung unter natürlichen Bedingungen wird durch naturalistische Studien von hohem methodischen Niveau geliefert*. Was sind nun aber naturalistische Studien von hohem methodischem Niveau?

1 Auch „die" Praxis ist allerdings ein sehr heterogenes Feld (Wells, 1999), worauf in der Diskussion näher eingegangen werden wird.

Wir möchten einen Vorschlag zur Differenzierung verschiedener Evidenzstufen von naturalistischen (nicht experimentellen) Studien machen, der parallel zu den Evidenzstufen von kontrollierten Prüfungen unter experimentellen (Labor-)Bedingungen verläuft. Die Randomisierung ist per definitionem in naturalistischen Studien nicht einsetzbar, da sie den Untersuchungsgegenstand verändert, insbesondere den Zugang der Patienten zu den Therapieformen. Soll untersucht werden, wie wirksam eine Methode in der Praxis ist, so kommen nur quasi-experimentelle Untersuchungsdesigns in Frage. Die beiden Designtypen (experimentell und quasi-experimentell) unterscheiden sich durch die Anwendung oder Nichtanwendung der zufälligen Zuweisung (Shadish et al., 2002). Shadish und Mitarbeiter haben experimentelle und quasi-experimentelle Designs für generalisierte kausale (!) Schlussfolgerungen beschrieben. Ein kausaler Schluss von einer quasi-experimentellen Studie muss drei basale Anforderungen erfüllen (Shadish et al., 2002): Die Ursache geht dem Effekt voraus, die Ursache kovariiert mit dem Effekt und alternative Erklärungen des Effekts sind unplausibel. Da quasi-experimentelle Studien keine randomisierte Zuweisung verwenden, setzen sie andere Prinzipien ein, um zu zeigen, dass alternative Erklärungen des Effekts unplausibel sind. Diese Prinzipien umfassen nach Shadish et al. (2002):

**Quasiexperimentelle Designs**

1. Die Identifizierung und Untersuchung plausibler Gefährdungen der internen Validität.
2. Die Verwendung zusätzlicher Designelemente (z. B. Beobachtungen zu mehreren Prä-Zeitpunkten, zusätzliche Vergleichsgruppen) oder statistischer Kontrollen.
3. *Coherent pattern matching,* d. h. die Vorhersage komplexer Ergebnismuster (z. B. von nicht äquivalenten abhängigen Variablen oder von Interaktionen).

Im Rahmen der Psychotherapieforschung sind plausible Gefährdungen der internen Validität alle Variablen, die außer der eingesetzten Therapie zu den beobachteten Veränderungen in den Outcome-Maßen geführt haben können, z. B. spontane Remission oder natürliche Merkmalsschwankungen. Für Studien ohne Kontrollgruppen z. B. erlauben Daten über das Ausmaß spontaner Remission oder natürlicher Merkmalsschwankungen abzuschätzen, inwieweit Veränderungen in den Outcome-Maßen auch ohne die eingesetzte Therapie aufgetreten wären. Einen ersten vorläufigen Ansatz hierzu haben Leichsenring und Rabung (2006) vorgelegt.

Shadish et al. (2002) führen für die verschiedenen Designtypen quasi-experimenteller Studien (z. B. quasi-experimentelle Designs ohne Kontrollgruppen oder ohne Prä-Test oder quasi-experimentelle Designs mit Kontrollgruppen und Prä-Tests) eine Reihe von möglichen Kontrollmaßnahmen durch die Einführung zusätzlicher Designelemente oder durch statistische

Verfahren an. Diese können im Einzelnen aus Platzgründen hier nicht dargestellt werden. Ein Beispiel für *coherent pattern matching* wäre die Vorhersage von differenziellen Effekten oder von Interaktionen in Abhängigkeit von der Therapiemethode, von Outcome-Maßen oder von Moderator-Variablen. So hängt der Erfolg kognitiv-behavioraler Therapiemethoden bei Sozialen Phobien offenbar ab von verschiedenen Moderator-Variablen wie der Schwere der Symptomatik (Otto et al., 2000), der Form der Sozialen Phobie (isolierte vs. generalisierte; Hope et al., 1995), der Komorbidität (v.a. Depression; Erwin et al., 2002) oder der Therapieerwartung (Chambless et al., 1997). Diese Variablen können in ein Studiendesign aufgenommen und hinsichtlich ihres Effekts auf das Therapieergebnis untersucht werden. Je mehr solche prognostizierten differenziellen Effekte auftreten, umso unwahrscheinlicher ist es, dass die Ergebnisse auf andere Faktoren als die eingesetzte Therapie zurückgehen.

**Tabelle 2:** Evidenzgrade von Labor- vs. Feldstudien (efficacy vs. effectiveness studies)

**Evidenzgrade**

| Evidenzgrad | Fragestellung 1: Wirksamkeit unter Laborbedingungen (efficacy studies)[2] | Fragestellung 2: Wirksamkeit unter Feldbedingungen (effectiveness studies) |
|---|---|---|
| **Level I** | 1. Prospektive RCTs<br>2. Vergleichsgruppen mit zufälliger Zuweisung, blinde Ratings, klare Ein- und Ausschlusskriterien, aktuelle diagnostische Methoden, angemessene Stichprobengröße für Teststärke<br>3. Klar beschriebene statistische Methoden | 1. Prospektive quasi-experimentelle naturalistische Studien<br>2. Nicht randomisierte Vergleichsbedingung, Anwendung von Strategien wie Matching, Stratifizierung, zusätzlicher Design-Elemente, Vorhersage komplexer Ergebnismuster, klare Beschreibung von klinisch repräsentativen Behandlungen und Patienten, blinde Ratings, klare Ein- und Ausschlusskriterien, aktuelle diagnostische Methoden, angemessene Stichprobengröße für Teststärke<br>3. Klar beschriebene statistische Methoden |

2 Beschreibung der Levels I bis VI für efficacy studies nach Nathan and Gorman (2002).

**Tabelle 2:** Fortsetzung

| Evidenz-grad | Fragestellung 1: Wirksamkeit unter Laborbedingungen (efficacy studies)[2] | Fragestellung 2: Wirksamkeit unter Feldbedingungen (effectiveness studies) |
|---|---|---|
| **Level II** | Klinische Studien, bei denen einige Merkmale von Level-I-Studien fehlen (z. B. nicht doppelblind oder keine Randomisierung) | Klinische Studien, bei denen einige Merkmale von Level-I-Studien fehlen (z. B. keine Vergleichsgruppe, keine klaren Ein- und Ausschlusskriterien) |
| **Level III** | 1. Offene Pilotstudien oder<br>2. Case-Control-Studien, bei denen die Behandlungsinformation retrospektiv erhoben wurde | Studien, bei denen die meisten Merkmale von Level-I-Studien fehlen (z. B. keine Prä-Erhebung, keine Vergleichsgruppe, keine blinden Ratings) |
| **Level IV** | Reviews mit sekundären Datenanalysen | Reviews mit sekundären Datenanalysen |
| **Level V** | Reviews ohne sekundäre Datenanalysen | Reviews ohne sekundäre Datenanalysen |
| **Level VI** | Berichte wie Fallstudien, Aufsätze, Meinungsäußerungen | Berichte wie Fallstudien, Aufsätze, Meinungsäußerungen |

In Tabelle 2 sind zum einen die Stufen der Evidenz für RCTs angegeben, hierbei haben wir uns auf das Schema von Nathan und Gorman (2002) bezogen, da es sich um einen der elaboriertesten und am weitesten akzeptierten und verbreiteten Vorschläge handelt. Parallel dazu haben wir Kriterien zur Beurteilung der Evidenz von naturalistischen Studien formuliert. Nach diesem Vorschlag ist eine naturalistische Studie von hohem Evidenzgrad eine prospektive *quasi-experimentelle* Studie von hoher *klinischer Repräsentativität*, die sich unter anderem auszeichnet durch eine nicht zufällige Vergleichsbedingung, Matching oder Stratifizierung von Gruppen, klare Beschreibungen von Patienten und Behandlungen, die Verwendung von reliablen und validen diagnostischen Prozeduren und Erfolgsmaßen, die Mitteilung von Drop-out-Raten, die Durchführung von Prä-, Post- und Follow-up-Erhebungen sowie durch aussagekräftige statistische Daten. Klinische Repräsentativität wird durch die Auswahl von Patienten, Behandlungen, Therapeuten und Erfolgsmaßen gewährleistet, die in hohem Maße typisch für die klinische Praxis sind (Wells, 1999; Shadish et al., 2000). Plausible Gefährdungen der internen Validität werden ausgeschlossen,

**Randomisierte kontrollierte Studien (RCTs) und naturalistische Studien ergänzen sich sinnvoll**

zusätzliche Design-Elemente (z.B. zusätzliche Erhebungen und Vergleichsgruppen) oder statistische Kontrollen werden eingesetzt oder komplexe Ergebnismuster werden vorhergesagt (Shadish et al., 2002). *Der Gold-Standard für naturalistische Studien besteht nach diesem Vorschlag in einer prospektiven quasi-experimentellen Studie, die die oben angegebenen Merkmale erfüllt.* Naturalistische Studien niedrigeren Evidenzgrades unterscheiden sich von Studien hohen Evidenzgrades hinsichtlich eines oder mehrerer dieser Aspekte (vgl. Tab. 2).

Zur Beurteilung der Frage, wie wirksam eine Therapieform (bei einem bestimmten Störungsbild) in der Praxis ist, wären die vorliegenden naturalistischen Studien im Hinblick auf ihre Evidenzstufe einzuschätzen. Aus Art und Anzahl der Studien ergibt sich der Grad an Evidenz, der für die Wirksamkeit einer Therapieform (bei einem bestimmten Störungsbild) in der Praxis gegenwärtig vorliegt. Hier sind Festlegungen zu treffen etwa nach Art der Richtlinien der APA: Für die Beurteilung als „wirksam" in der Praxis könnten z.B. mindestens zwei unabhängige Level-I-Studien gefordert werden, für die Beurteilung als „wahrscheinlich wirksam" eine Level-I-Studie.

## 2.3 Diskussion

Die angestellten wissenschaftstheoretischen Überlegungen haben gezeigt, dass methodische Fragen nicht losgelöst von inhaltlichen Fragestellungen beurteilt werden können. Westmeyer (1982) hat bereits in den 1980er Jahren darauf hingewiesen, dass die Kontroverse um kontrollierte vs. naturalistische Studien ein Beispiel für die Verselbstständigung einer rein methodischen Diskussion ist, wie sie sich in der empirischen Forschung häufiger findet. Ein anderes Beispiel ist die Kontroverse um Einzelfall- vs. Gruppenuntersuchungen (Westmeyer, 1982; Leichsenring, 1987).

Die Unterscheidung von randomisierten kontrollierten (Labor-)Studien und naturalistischen Studien ist natürlich nicht neu (z.B. Seligman, 1995; Wells, 1999). Neu ist, dass diese Unterscheidung konsequent im Hinblick auf die Implikationen verfolgt wurde, die sich bei Zugrundelegung einer strukturalistischen Sichtweise ergeben. RCTs und naturalistische Studien dienen unterschiedlichen Zwecken und beantworten unterschiedliche Fragestellungen. So sind RCTs z.B. erforderlich, wenn eine neu entwickelte Methode der Psychotherapie im Hinblick auf spezifische Therapieeffekte geprüft werden soll. Dies schließt auch die Untersuchung der Wirksamkeit einzelner Therapieelemente ein (Dismantling-Strategien). Bevor eine neue Methode der Psychotherapie in der Praxis eingesetzt wird, ist es auch aus finanziellen und ethischen Gründen notwendig, ihre Wirksamkeit zunächst unter kontrollierten Bedingungen zu prüfen. Hat sie diesen Test bestanden und soll sie nun in der klinischen Praxis eingesetzt werden, ist zuvor ihre Wirksamkeit im Feld zu prüfen. Hierzu sind naturalistische Studien – von hoher methodischer Qualität – erforderlich.

Labor- vs. Feldforschung

Es ist zu wünschen, dass die hier vorgenommene Differenzierung von Wirkungsnachweisen in Labor- und Feldnachweise bzw. von Labortherapien und Feldtherapien Eingang in die Psychotherapieforschung findet. Aus dieser Differenzierung folgt unter anderem, dass für viele psychotherapeutische Verfahren (vgl. etwa die Auflistung der APA bei Hahlweg, 1995) die Wirksamkeit erst für Laborbedingungen nachgewiesen ist. Wie wirksam diese Verfahren im Feld sind, ist weitgehend unbekannt. Aus der Unterscheidung von Labor- und Feldnachweisen lässt sich daher ein Forschungsprogramm, eine Agenda, für naturalistische Studien ableiten: Dieses Forschungsprogramm geht der Frage nach, wie wirksam bestimmte psychotherapeutische Verfahren bei spezifischen Störungsbildern in der Praxis sind. Hier gibt es mindestens zwei verschiedene Strategien: Bei der ersten Strategie wird die Wirksamkeit von Therapien, so wie sie in der Praxis angewendet werden, evaluiert (z.B. Seligman, 1995). Bei der zweiten Strategie werden in RCTs geprüfte Therapien in der Praxis angewendet (z.B. Hahlweg et al., 2001) – und gegebenenfalls modifiziert.

Wir plädieren ausdrücklich dafür, auch für naturalistische Studien Qualitätsmerkmale zu formulieren. Naturalistische Studien können sich per definitionem nicht der Randomisierung bedienen, sie müssen andere Strategien zur Sicherung der internen Validität einsetzen. Je nachdem, in welchem Ausmaß interne und externe Validität sowie andere Validitätsaspekte sichergestellt werden können, unterscheiden sich naturalistische Studien hinsichtlich ihres Evidenzgrades. Während die externe Validität von naturalistischen Studien im Hinblick auf die behandelten Patienten noch vergleichsweise leicht zu gewährleisten ist (z.B. über den Vergleich mit epidemiologischen Daten), ist dies im Hinblick auf die Behandler erheblich schwieriger. Hierzu sind entsprechende Daten über relevante Merkmale der Behandler erforderlich (Wells, 1999). Die interne Validität sowohl von naturalistischen Studien als auch von RCTs kann durch zu geringe Stichprobenumfänge beeinträchtigt werden: Bei kleinen Stichproben werden kleinere Unterschiede zwischen (nicht randomisierten) Gruppen in naturalistischen Studien nicht mit ausreichender Teststärke entdeckt (Wells, 1999), und in RCTs ist es bei kleinen Stichproben fraglich, ob die Randomisierung tatsächlich zu äquivalenten Gruppen führt (Hsu, 1989). Dropouts können die interne Validität in beiden Studientypen beeinträchtigen. Hier sind Intent-to-treat-Analysen notwendig (Wells, 1999). Darüber hinaus gibt es empirische Belege dafür, dass die Randomisierung häufig nicht korrekt ausgeführt wird und nicht zufällige Manipulationen von Vergleichsgruppen vorgenommen werden (Schulz et al., 1994).

Die hier gemachten Vorschläge zur Einteilung von Evidenzstufen (vgl. Tab. 2) können sowohl zur Beurteilung vorliegender naturalistischer Studien als auch zur Planung neuer Studien verwendet werden. Sie sollen eine Diskussion anregen und können im Laufe der wissenschaftlichen Diskussion kontinuierlich verbessert werden.

**Spezielle Kriterien für Psychotherapiestudien**

Einen anderen Weg ist der deutsche Wissenschaftliche Beirat Psychotherapie bei der Weiterentwicklung von Kriterien für Wirkungsstudien in der Psychotherapie gegangen (www.wbpsychotherapie.de). Der Wissenschaftliche Beirat Psychotherapie fasst sowohl die interne als auch die externe Validität als dimensionale Konzepte auf. Tatsächlich ist ja z.B. die interne Validität für eine Studie nicht gegeben, sondern sie ist in einem bestimmten Ausmaß mehr oder weniger gut gewährleistet. Entsprechendes gilt für die externe Validität: Die Ergebnisse einer Studie sind mehr oder weniger repräsentativ für die intendierten Anwendungen. Ausgehend von dieser dimensionalen Auffassung hat der Wissenschaftliche Beirat Psychotherapie eine Liste von Kriterien für die interne und die externe Validität formuliert. Jedes dieser Kriterien wird auf einer Skala eingeschätzt, und am Ende werden ein Gesamtwert für die interne Validität und ein Gesamtwert für die externe Validität gebildet. Für beide Validitätsarten ist ein Cut-Off-Wert formuliert worden, der die Mindestanforderungen angibt. Studien werden nur dann als Wirkungsbelege zugelassen, wenn die Mindestanforderungen an interne und externe Validität (sowie an die allgemeine methodische Qualität, die anhand eigener Kriterien gesondert eingeschätzt wird) erfüllt sind. Die Wirksamkeit eines Verfahrens oder einer Methode wird für einen Anwendungsbereich dann als gegeben anerkannt, wenn mindestens drei Studien die Wirkung belegen. Bei diesen drei Studien kann es sich um drei randomisierte oder parallelisierte Studien oder um zwei randomisierte oder parallelisierte Studien und eine naturalistische Studie ohne Kontrollgruppe handeln. Damit werden beim jetzigen Stand des Kriterienkataloges randomisierte oder parallelisierte Studien und naturalistische Studien in einem Verhältnis von 2:1 zugelassen. Der wissenschaftliche Beirat Psychotherapie hat damit einen wichtigen Schritt weg von der Verabsolutierung von RCTs gemacht und die Bedeutung naturalistischer Studien als Wirkungsnachweise anerkannt. Allerdings spiegelt sich im Verhältnis von 2:1 immer noch eine Höhergewichtung von RCTs gegenüber naturalistischen Studien wider.

Im Zusammenhang mit der Frage, inwieweit naturalistische Studien als Wirkungsnachweise dienen können, sind auch die Ergebnisse von Shadish et al. (2000) von Bedeutung. Shadish et al. (2000) konnten in einer Metaanalyse keine signifikanten Zusammenhänge zwischen dem Ausmaß der klinischen Repräsentativität (z. B. naturalistische Studien vs. RCTs) und der Höhe der in den betreffenden Studien gefundenen Effektgrößen finden. Hieraus folgt, dass naturalistische Studien nicht zu einer systematischen Überschätzung von Therapieeffekten führen. Zu denselben Ergebnissen kamen Vergleiche von randomisierten und nicht randomisierten Studien im Bereich medizinischer Behandlungsverfahren (Benson & Hartz, 2000; Concato et al., 2000). Concato und Mitarbeiter (2000) stellten daraufhin die Hierarchie der Evidenz mit RCTs an der Spitze in Frage. Die beiden zu letztgenannten Arbeiten sind immerhin im renommierten New England Journal of Medicine erschienen. Die angeführten Ergebnisse sprechen insgesamt dafür, dass gut geplante und durchgeführte naturalistische Studien als Forschungsmethode geeignet sind, um die Wirksamkeit eines Verfahrens in der Praxis zu prüfen.

# 3 Psychoanalyse und psychodynamische Therapien aus Sicht der Psychotherapieforschung

Im folgenden Kapitel sollen zunächst die Ergebnisse aus der Psychotherapieforschung zur Psychoanalyse dargestellt werden, bevor auf störungsbezogene Behandlungskonzepte und ihre Wirksamkeit anhand von Metaanalysen eingegangen wird. Abschließend werden Kosten-Nutzen-Ergebnisse zu psychoanalytischen Verfahren diskutiert.

## 3.1 Forschung zur Psychoanalyse

Ab der Einführung der Psychoanalyse in die Krankenversorgung gab es vielfältige Bemühungen, die Behandlungsergebnisse zu dokumentieren. Diese lassen sich in Anlehnung an Wallerstein (2001) in vier Phasen gliedern: (1) frühe statistische Studien, (2) quantitative Katamnesestudien, (3) klinische Katamnesestudien, (4) aktuelle europäische Katamnesestudien und (5) randomisierte kontrollierte Studien.

### 3.1.1 Frühe statistische Studien

**Frühe statistische Studien 1917–1968**

Bereits 1917, innerhalb der ersten Dekade der Einführung der Psychoanalyse in Amerika, berichtete Coriat (1917) über die Therapieergebnisse bei 93 Fällen, von denen 73 % entweder als geheilt oder stark gebessert eingestuft wurden. In den 1930er Jahren entstanden mehrere vergleichbare, größer angelegte Erfahrungsberichte aus einigen der psychoanalytischen Pionierausbildungsinstitute (Berlin: Fenichel, 1930; London: Jones, 1936; Chicago: Alexander, 1937).

In einer Übersichtsarbeit kombinierte Knight (1941) die Befunde dieser Studien und fügte 100 Patienten hinzu, die an der Menninger Klinik behandelt worden waren. Bei den 952 Patienten betrug die therapeutische

Erfolgsrate etwa 60 % für die neurotischen, nahezu 80 % für die psychosomatischen und nur 25 % für die psychotischen Patienten. Knight wies bereits auf die Nachteile dieser einfachen statistischen Zusammenfassungen hin: das Fehlen von übereinstimmenden Definitionen und Erfolgskriterien und die undifferenzierte diagnostische Klassifikation.

Die ehrgeizigste Studie dieser Art war die Erhebung des Central Fact-Gathering Committee der Amerikanischen Psychoanalytischen Vereinigung (Hamburg et al., 1967). Ab 1952 wurden über eine 5-Jahres-Periode 10 000 Eingangsfragebögen von 800 Analytikern und Kandidaten eingesandt sowie 3 000 Beendigungsfragebögen nach Behandlungsabschluss. Anhand der Einschätzungen der behandelnden Analytiker wurde die große Mehrheit der Patienten als erheblich gebessert beschrieben.

Insgesamt fanden die psychoanalytischen Ergebnisstudien der ersten Generation von 1917 bis 1968 wenig Interesse unter Psychoanalytikern. Die methodischen Mängel der retrospektiven Erhebungen psychoanalytischer Behandlungsergebnisse betrafen v. a. das Fehlen übereinstimmender Kriterien von Eingangsbeurteilungen bis zu den Ergebnisbeurteilungen und die Beschränkung auf die notwendig parteilichen Therapeuten als einzige Evidenzbasis.

### 3.1.2 Klinisch-quantitative Katamnesestudien

**Klinisch-quantitative Katamnese-studien ab 1960**

Die ersten Katamnesestudien verfolgten klinische Fälle aus den psychoanalytischen Instituten Boston, Columbia, New York, San Francisco und Chicago. Angeregt durch eine frühere Studie von Knapp et al. (1960) untersuchte Sashin et al. (1975) 183 Patienten, die an der Klinik des Bostoner Institutes zwischen 1959 und 1966 behandelt wurden. Abschließende Daten wurden über 130 (72 %) dieser Patienten mit durchschnittlich 675 Behandlungsstunden 6 Jahre nach Behandlungsbeendigung erhoben. Insgesamt ergaben die Studien am Bostoner Psychoanalytischen Institut eine mäßige Vorhersage der Analysierbarkeit nach einem Jahr Behandlung und praktisch keine Vorhersage der Behandlungsergebnisse auf der Grundlage der umfangreichen Einschätzung der Patientenmerkmale in der Eingangsdiagnostik.

Das gleichzeitig durchgeführte Projekt am Psychoanalytischen Columbia Zentrum (Bachrach et al., 1985; Weber et al., 1985a, 1985b, 1985c) erhob prospektiv eine große Zahl von Patienten (581 Patienten in Stichprobe 1 und 77 Patienten in Stichprobe 2), die von demselben Therapeutenkollektiv behandelt wurden. Daten wurden aus multiplen Perspektiven bei Behandlungsbeginn und -beendigung gesammelt und es wurden erstmals

Ergebnisse der Psychoanalyse (etwa 40 % aller Behandlungen) mit psychoanalytischer Psychotherapie verglichen. Dabei wurden Kriterien für therapeutischen Erfolg und für die Entwicklung eines psychoanalytischen Prozesses unterschieden.

**Analytischer Prozess und Behandlungserfolg**

Das auffallendste Ergebnis dieses Projektes lag darin, dass die Beurteilungen von Behandlungserfolg und analytischem Prozess auseinanderklafften: Nur 40 % der Patienten, die Analysen mit gutem therapeutischen Gewinn abschlossen, wurden als „analysiert" eingeschätzt. Die Behandlungsergebnisse waren in Bezug auf therapeutischen Gewinn und Analysierbarkeit aus der Perspektive der Eingangsdiagnostik nur marginal vorhersagbar. Wie von den Autoren angemerkt (Weber et al., 1985a), ist „der ... Schluss ... nicht, dass therapeutischer Gewinn oder Analysierbarkeit per se unvorhersagbar sind, sondern dass, nachdem ein Fall sorgfältig als geeignet für die Analyse durch einen Kandidaten ausgewählt ist, sein Schicksal schließlich ziemlich unbestimmt bleibt" (S. 135).

Wie erwartet, schätzte man das Funktionsniveau der Patienten, die für eine Psychoanalyse ausgewählt wurden, anfänglich höher ein als bei den für Psychotherapie ausgewählten. Patienten in Psychoanalyse erzielten größere therapeutische Gewinne als diejenigen in Psychotherapie. Aus beiden Studien schlussfolgerten die Autoren, „dass ein substantiell größerer Anteil von Analysanden therapeutischen Gewinn zieht als der, der einen analytischen Prozess entwickelt, und dass die Entwicklung eines analytischen Prozesses mit dem höchsten therapeutischen Gewinn verknüpft ist. Dennoch, was wir bis jetzt nicht genau wissen, ist die Art und die Qualität des Gewinns, der mit der Entwicklung eines analytischen Prozesses verbunden ist und der ohne dessen Entwicklung zustande kommt" (Weber et al., 1985b, S. 261).

**„Postanalytische Phase"**

Eine weitere Beschränkung der dargestellten Studien war die mangelnde Abgrenzung von Ergebnissen, die bei der Behandlungsbeendigung ermittelt wurden, von der Frage der Stabilität dieser Ergebnisse zu späteren Nacherhebungspunkten. Konzeptuell wurde der „postanalytischen Phase" (Rangell, 1966/1990) kein eigenständiger Status beigemessen. Rangell hingegen beschrieb eine Vielfalt von möglichen Verläufen, die diese Phase charakterisieren können und schlussfolgerte, dass „das erstrebte Ziel ein Übergang zu einem normalen Umgang sein sollte, in dem der Analytiker wie eine normale Person gesehen und behandelt werden kann und nicht länger als ein Objekt für die fortgesetzte Verschiebung von Übertragung" (1990, S. 722). Erst in den folgenden Studien wurde die Unterscheidung zwischen Ergebnissen bei der Behandlungsbeendigung und einem zuvor festgelegten Nacherhebungszeitpunkt nach 2 bis 5 Jahren zum klar abgegrenzten Forschungsfokus.

Die mangelnde Vorhersagbarkeit der Behandlungsergebnisse brachte die Untersucher zu der Überlegung, dass „eine besonders wichtige Auslassung (aus den Prädiktorvariablen) die Beachtung des Effektes der Therapeut-Patient-Passung bei der Ausformung der psychoanalytischen Zwei-Personen-Interaktion gewesen sein könnte" (Kantrowitz et al., 1989, S. 899). Mit Passung („Match") bezeichneten sie „... ein Spektrum der Verträglichkeit und Unverträglichkeit von Patient und Analytiker, das für die analytische Arbeit relevant ist" (S. 894).

**Passung zwischen Patient und Analytiker**

Katamneseinterviews derselben Patientenkohorte 5 bis 10 Jahre nach der Beendigung der Behandlung enthielten daher eine retrospektive Einschätzung der Güte der Passung zwischen Analytiker und Patient als Variable, die zu den Behandlungsergebnissen beitrug (Kantrowitz et al., 1990a, 1990b, 1990c). In 18 Interviews von den ursprünglich 22 Patienten wurde wiederum eine Vielzahl von Veränderungsmaßen angewandt. Zum Nacherhebungszeitpunkt hatten sich drei Patienten weiter gebessert, vier blieben stabil, sechs hatten sich verschlechtert aber mit zusätzlicher Behandlung wiederhergestellt, vier hatten sich trotz zusätzlicher Behandlung verschlechtert, ein weiterer war zum ursprünglichen Analytiker zurückgekehrt und immer noch in Behandlung.

Die Stabilität der erzielten Gewinne in der Nacherhebungsperiode konnte nicht aus der Einschätzung bei der Beendigung vorhergesagt werden – d. h. nach Kantrowitz und Mitarbeitern (1990a) waren „psychologische Veränderungen im Verlauf nicht stabiler bei der Gruppe der Patienten, die als erfolgreiches analytisches Ergebnis eingeschätzt wurden und beträchtlichen therapeutischen Gewinn erzielten als bei der anderen Gruppe von Patienten, die nur einen therapeutischen Gewinn hatte" (S. 493). Zur Passung zwischen Analytiker und Patient schlussfolgerten die Autoren (Kantrowitz et al., 1990c), dass die Art der Passung die erzielten Ergebnisse bei 12 der 17 Patienten beeinflusste. Sie gaben Beispiele von förderlichen Passungen mit guten Ergebnissen, hinderlichen Passungen mit schlechten Ergebnissen und komplexen Situationen, in denen die Art der Passung zunächst die Entfaltung des analytischen Prozesses erleichterte, aber später die Vollendung der analytischen Arbeit zu behindern schien.

**Menninger-Studie**

Die ambitionierte Absicht des Psychotherapieforschungsprojekts (PRP) der Menninger Stiftung (Wallerstein, 1986, 1988; Wallerstein et al., 1956) war, die Behandlungskarrieren und die folgenden Lebensläufe einer Kohorte von 42 Patienten, die Hälfte in Psychoanalyse, die andere Hälfte in psychoanalytischer Psychotherapie zu verfolgen, von der umfassenden psychiatrischen Eingangsuntersuchung, über die gesamte natürliche Spanne ihrer Behandlungen und über mehrere Jahre nach Behandlungsende. Die Patienten begannen ihre Behandlung in den mittleren 1950er Jahren; ihre

Behandlungen dauerten von 6 Monaten bis zu 12 Jahren; alle wurden in der Nachuntersuchungsstudie nach 2 bis 3 Jahren erreicht; und mehr als ein Drittel konnte für Zeiträume von 12 bis 24 Jahren nach Behandlungsbeendigung nachuntersucht werden.

Das Ziel des PRP war, soviel wie möglich darüber zu erfahren, welche Veränderungen in der Psychoanalyse und psychoanalytischen Psychotherapien stattfinden und wie diese Veränderungen im Zeitverlauf zustande kommen. Drei Behandlungsgruppen wurden gebildet - Psychoanalyse, expressive psychoanalytische Psychotherapie, und supportive psychoanalytische Psychotherapie - in Übereinstimmung mit dem damaligen Konsens in der psychoanalytischen Literatur über die Merkmale dieser drei therapeutischen Modalitäten, zusammen mit differenziellen Indikationen, die von den dynamischen Formulierungen der Lebensweisen, der Vorgeschichte, des Charakters und der Krankheitsstruktur der Patienten geleitet wurden. Es gab ein spezielles Interesse an der empirischen Ausarbeitung der psychologischen Veränderungsmechanismen, die sowohl innerhalb der aufdeckenden (expressiven) und der „ich-stärkenden" (supportiven) therapeutischen Modalitäten wirken.

**Effekte expressiver und supportiver Behandlungen**

Wallerstein (1986, 1988) kam zu folgenden Schlussfolgerungen: Traditionell wird zwischen „struktureller Veränderung", die auf die deutende Auflösung unbewusster intrapsychischer Konflikte innerhalb der Übertragungs-Gegenübertragungsmatrix zurückgeführt wird, und „Verhaltensänderung" unterschieden, die auf veränderten Anpassungstechniken beruht, und das Resultat der nicht deutenden, nicht einsichtsorientierten Veränderungsmechanismen darstellt. Die Ergebnisse stellten in Frage, ob die Art der erzielten Veränderungen so eng mit der Interventionsmethode zusammenhängt - expressiv oder supportiv - durch welche sie hervorgerufen wurden. Die Veränderungen, die in den supportiven Therapien erzielt wurden, schienen ebenso struktureller Art wie die Veränderungen, die in den expressiven analytischen Behandlungen erzielt wurden.

Damit ließ sich das Argument nicht aufrechterhalten, dass nur strukturelle Veränderung, herbeigeführt durch Konfliktlösung und Einsicht, dauerhafte Stabilität garantieren kann, d.h. die Fähigkeit, den üblichen künftigen Wechselfällen der Umwelt standzuhalten. Vielmehr wurde eine wesentliche Spanne von Veränderungen - bei Symptomen, Persönlichkeitsfunktionen und Lebensstil - auch durch die supportiven Techniken herbeigeführt.

Sowohl innerhalb der Psychotherapie- und der Psychoanalysegruppe wurden die vorhergesagten Veränderungen, obgleich häufiger den expressiven Techniken zugeschrieben, öfter durch die supportiven Techniken erzielt als erwartet. Psychoanalyse, als die letztendlich expressive therapeutische Modalität, erzielte hingegen zumindest mit diesen Patienten weniger als antizipiert oder vorhergesagt worden war. Dieser begrenztere Erfolg spiegelt z. T. das Konzept des psychoanalytischen Sanatoriums – d. h., den Schutz und die Lebensbewältigung von jenen vorübergehend desorganisierten Personen, denen mit einem anderen oder einem geringeren Behandlungsansatz als mit Psychoanalyse nicht geholfen werden konnte, und die nicht die Anforderungen psychoanalytischer Behandlungen innerhalb des gewöhnlichen ambulanten Settings ertragen konnten. Dies bedeutet, dass diese sog. „heroischen Indikationen" bei der psychoanalytischen Behandlungsmethode schlecht abschnitten, auch wenn sie durch gleichzeitige Hospitalisierung gestützt waren.

### 3.1.3 Klinische Einzelfallstudien

**Wiederbelebte Übertragungsphänomene in Katamneseinterviews**

Parallel zu diesen relativ groß angelegten Ergebnisstudien von psychoanalytischen Patienten begann Pfeffer am New Yorker psychoanalytischen Institut Ergebnis- und Katamnesestudien von abgeschlossenen Psychoanalysen durch intensive individuelle Fallstudien. Pfeffer (1959, 1961, 1963) berichtete zuerst über neun Patienten, die Analysen unter den Bedingungen des Behandlungszentrums abgeschlossen hatten und einer Serie von Interviews durch einen „Katamneseanalytiker" zugestimmt hatten, der nicht die Behandlung durchgeführt hatte. Die Interviews wurden mit offenem Ende einmal pro Woche „analytisch" durchgeführt, und umfassten 2 bis 7 Sitzungen, bis sich die Teilnehmer auf einen natürlichen Abschluss verständigten. Der Hauptbefund bestand in allen Fällen aus der raschen Reaktivierung von charakteristischen analytischen Übertragungen, einschließlich vorübergehend aufflackernder Symptome, ähnlich wie in der Beziehung zu dem ursprünglich behandelnden Analytiker. Sie klangen jedoch rasch ab, z. T. unterstützt durch passende Deutungen, und in einer Weise, die die neuen Wege der neurotischen Konfliktbewältigung aufzeigte, die in der Analyse erzielt worden waren. Pfeffer (1963) erklärte diese Übertragungsphänomene als wiederbelebte Übertragungsneurose in der Katamnese. Er ging davon aus, dass die den Symptomen zugrunde liegenden Konflikte nicht wirklich aufgelöst oder abgeschlossen waren, sondern mit neuen und adäquateren Lösungen besser bewältigt wurden, sodass die Übertragungsphänomene auch rasch wieder abklangen.

Zwei weitere Forschungsgruppen in San Francisco (Norman et al., 1976; Oremland et al., 1975) und in Chicago (Schlessinger & Robbins, 1974, 1975, 1983) bestätigten das sog. „Pfeffer-Phänomen", dass „die infantile Neurose nicht verschwunden war. Was sich verändert hatte, war das Ausmaß in dem sie das tägliche Leben (des Patienten) beeinflusste" (Norman et al., 1976,

S. 492). Die Gruppe aus Chicago schlussfolgerte, dass „psychische Konflikte im analytischen Prozess nicht beseitigt wurden ... das bedeutsamere Ergebnis der Analyse schien die Entwicklung einer vorbewusst aktiven selbstanalytischen Funktion zu sein, in Identifikation mit der analysierenden Funktion des Analytikers, als eine erlernte Weise der Bewältigung der Konflikte“ (Schlessinger & Robbins, 1983, S. 9). Auch in Analysen, die als sehr erfolgreich eingeschätzt wurden, waren neurotische Konflikte nicht abgeschlossen oder aufgelöst, sondern verändert und verloren gleichsam ihre Schärfe.

### 3.1.4 Aktuelle europäische Studien

In den letzten Jahren wurde v. a. in Europa eine Reihe von retrospektiven psychoanalytischen Katamnesestudien (Leuzinger-Bohleber et al., 2003) durchgeführt, aber auch prospektive Studien (Grande et al., 2006; Huber et al., 2012; Jakobsen et al., 2007; Keller et al., 1997; Knekt, Lindfors, Härkänen et al., 2008; Knekt, Lindfors, Laaksonen et al., 2008; Leichsenring, Kreische et al., 2008; Rudolf et al., 1994; Sandell et al., 2001; vgl. auch Open Door Review: Leuzinger-Bohleber & Kächele, 2015; Leuzinger-Bohleber, Hautzinger et al., 2019; Leuzinger-Bohleber, Kaufhold et al., 2019).

**Katamnesestudie der DPV**

Die Katamnesestudie der Deutschen Psychoanalytischen Vereinigung (DPV) zielte darauf, Langzeitergebnisse bei Patienten zu untersuchen, die bei erfahrenen Mitgliedern der Deutschen Psychoanalytischen Vereinigung in psychoanalytischer Langzeitbehandlung gewesen waren. Um eine repräsentative Stichprobe von Patienten zu gewinnen, wurden in einem ersten Erhebungsschritt alle Mitglieder der Deutschen Psychoanalytischen Vereinigung angeschrieben und um Basisdaten über die in dem definierten Zeitraum durchgeführten Behandlungen (Behandlungsbeendigung zwischen Januar 1990 und Dezember 1993) gebeten. Somit konnten über die verschiedenen Studienerhebungen sichergestellt werden, dass die letztlich teilnehmenden 401 Patienten für die Gesamtstichprobe der im Behandlungszeitraum behandelten Patienten repräsentativ waren, ebenso wie die teilnehmenden Analytiker die Grundgesamtheit der angeschriebenen Analytiker abbildeten. In der Studie wurde besonderer Wert darauf gelegt, das Behandlungsergebnis mehrdimensional zu bestimmen, mithilfe von eingehenden, psychoanalytisch orientierten Katamneseinterviews (analog zu Pfeffer, 1963), standardisierten und teilstrukturierten Patientenfragebögen, unabhängigen Interviews der behandelnden Psychoanalytiker und unabhängigen Erhebungen von Krankenkassendaten. Befunde wurden überdies in lokalen Katamnesegruppen durch niedergelassene Psychoanalytiker eingehend klinisch reflektiert, die ihrerseits Patienten eingebracht und Patienten von Kollegen in anderen Orten interviewt hatten (Beutel et al., 2004; Leuzinger-Bohleber et al., 2002, 2003).

Zusammenfassend zeigte sich in dieser naturalistischen Studie, dass über 70 % der Patienten noch 6 Jahre nach Beendigung der Behandlung mit der Behandlung zufrieden waren und eine anhaltende Besserung ihres Befindens feststellten. Gleich häufig wurde eine Besserung bei der Bewältigung von Lebensereignissen, beim Selbstwertgefühl, der Stimmung, der Lebenszufriedenheit und der Leistungsfähigkeit berichtet. Bei den Untersuchten handelt es sich vorwiegend um schwer gestörte und traumatisierte Patienten (narzisstische und Borderline-Persönlichkeitsstörungen, Psychosen, Depressionen, Zwangsstörungen). Teilnehmer der Katamnesestudie waren mehr als 6 Jahre nach Abschluss der Behandlung im standardisierten Fragebogen zur gegenwärtigen Symptombelastung (SCL-90-R) im Durchschnitt deutlich weniger belastet als vergleichbare Patientenstichproben (psychosomatische Ambulanz, Privatpraxis, stationäre psychosomatische Patienten). Bezüglich ihrer Symptombelastung und Lebenszufriedenheit hatten sie den Bereich der Allgemeinbevölkerung erreicht. Diese Ergebnisse sprechen nicht nur für eine deutliche Symptombesserung, sondern auch für eine hohe Stabilität der erzielten Behandlungseffekte (Leuzinger-Bohleber et al., 2003).

Klinisch traten, ähnlich wie bei den Studien von Pfeffer, beim ersten, unstrukturierten Katamneseinterview vorübergehende Übertragungsphänomene auf, die aber beim zweiten Katamneseinterview nicht mehr bestanden und auf mögliche Übertragungsresiduen hindeuteten (zu den klinischen Implikationen vergl. Leuzinger-Bohleber et al., 2002).

**Heidelberger Katamneseprojekt**

In einer Katamneseerhebung mit Patienten aus dem Heidelberger Katamneseprojekt 3.5 Jahre nach Therapieende verglichen von Rad et al. (1998) 36 primär ambulant behandelte Psychoanalysepatienten, 33 Psychotherapiepatienten sowie 139 stationär-ambulant in verschiedenen Settings behandelte Patienten (Gesamtstichprobe 208 Patienten zum Katamnesezeitpunkt). Sie fanden, dass Symptomatik, individuelle Therapieziele und testpsychologische Untersuchungen gute und zum Teil sehr gute Ergebnisse zeigten, die über den langen Katamnesezeitraum stabil blieben; überraschend gut schnitten psychosomatisch Kranke im engeren Sinne zum Katamnesezeitpunkt ab, vor allem, wenn die initiale Behandlung stationär erfolgt war.

**Berliner Psychotherapiestudie**

In der Berliner Psychotherapiestudie (Rudolf et al., 1994) wurden 739 therapiesuchende Patienten aus analytischen Praxen, psychotherapeutischen und psychiatrischen Ambulanzen, psychosomatischen Konsiliardiensten und Fachkliniken untersucht. Die naturalistische Studie erhob die therapeutische Arbeitsbeziehung und das Ergebnis von 348 ambulanten und stationären Behandlungen und wurde mit einer katamnestischen Nachuntersuchung 3.5 Jahre nach der Erstuntersuchung abgeschlossen. Zum Katamnesezeitpunkt waren etwa 50 % der Psychoanalysen abgeschlossen, die übrigen weitgehend. Zu dieser Zeit waren 44 Psychoanalysepatienten mit durchschnittlich 265 Sitzungen behandelt worden, 56 Patienten mit dynamischer Psychotherapie und 164 (durchschnittlich 60 Sitzungen) mit stationärer Psychotherapie (durchschnittlich 2.6 Monate). Da die Untersucher keinen Einfluss auf die Zuweisung zu den verschiedenen Therapien nahmen, unterschieden sich erwartungsgemäß ambulante und stationäre Patienten; letztere waren älter, weniger gebildet, hatten eine umfangreichere psychische Behandlungsgeschichte, waren in vielfältiger Weise kränker bzw. weniger therapiemotiviert. Psychoanalysepatienten hatten im Vergleich zu Psychotherapiepatienten eine stärker regressiv-ängstliche Haltung und zeigten ein ausgeprägteres Hilfesuchverhalten. Erhoben mit Selbst- und Fremdeinschätzung der PSKB-Skalen (Psychischer und Sozialkommunikativer Befund) war der Anteil der Besserungsquoten (mindestens 50 %ige Reduktion der anfänglichen Symptomatik) bei Psychoanalyse und psychodynamischen Psychotherapien durchweg hoch und lag zwischen 61 und 92 % (Therapeuten-) bzw. 41 und 96 % (Patienteneinschätzung). Die deutlichsten Besserungen wurden nach psychoanalytischer Behandlung berichtet, vor allem in Bezug auf körperliche Beschwerden (80 %), deutlicher als bei psychischen Beschwerden und Beziehungsstörungen. Die Autoren folgerten, dass eine zufallsgesteuerte Zuweisung von Patienten zu den verschiedenen Therapieformen zu einer Verzerrung führen würde, die letztlich motivationale Merkmale des Patienten und Entscheidungsprozesse des Therapeuten nicht abbilden würden.

**Heidelberg-Berlin-Studie**

Aufbauend auf der Berlin-Studie wurde die Heidelberg-Berlin-Studie 1997 initiiert. Die naturalistische Studie psychoanalytischer Therapien (Grande et al., 2006) ging davon aus, dass Psychoanalyse gegenüber tiefenpsychologischer Psychotherapie tiefgreifendere und anhaltendere Veränderungen erzielt. Die Autoren gingen davon aus, dass ein Mangel an Studien zu psychoanalytischen Langzeittherapien besteht. So untersuchte von den 11 randomisierten kontrollierten Studien in der Metaanalyse von Leichsenring und Leibing (2003) nur eine Studie Behandlungen, die länger als 1 Jahr dauerten. Eine zufällige Zuweisung zu analytischen Langzeitpsychotherapien sei aber äußerst schwierig (Knekt, Lindfors, Härkänen et al., 2008; Knekt, Lindfors, Laaksonen et al., 2008, s. u.). Auf diesem Hintergrund führten Grande et al. (2006) den Vergleich zwischen psychodynamischer Psychotherapie und psychoanalytischer Psychotherapie in einem quasi-experimentellen Design durch. Die Zuweisung von Patienten zur Behandlung war nicht zufällig, in dem naturalistischen Design wurden die beiden Therapiegruppen aber bezüglich wichtiger Sozialmerkmale (Geschlecht, Alter, Bildung) gematcht. Niedergelassene Psychoanalytiker in Heidelberg und Berlin wurden zur Teilnahme an der Studie eingeladen mit der Maßgabe, dass sie konsekutive Patienten einschließen, die therapeutische Hilfe suchen. Jeder Analytiker durfte nur einen Fall einer Psychoanalyse und einer tiefenpsychologischen Behandlung einbringen. Eingeschlossen wurden nur Patienten mit einer schweren Störung, d.h. zumindest mäßigem oder geringem Strukturniveau und einer klaren psychischen Beeinträchtigung. Insgesamt wurden 32 psychoanalytische und 27 tiefenpsychologische Behandlungen gemischter Diagnosegruppen eingeschlossen mit einem hohen Anteil von Persönlichkeitsstörungen (53 %). Die psychoanalytischen Behandlungen dauerten im Mittel 44 Monate (310 Sitzungen), die tiefenpsychologischen 24 Monate (71 Sitzungen). Zu Therapieende fanden sich große und zur Katamnese stabile Behandlungseffekte. Bei den interpersonellen Problemen (Inventar Interpersoneller Probleme IIP) waren die Veränderungen für die psychoanalytische Behandlung signifikant höher zum Therapieende und tendenziell besser bei der 1-Jahres-Katamnese.

**Stockholm Outcome of Psychotherapy and Psychoanalysis Project (STOPPP)**

In einer schwedischen Vergleichsstudie untersuchten Sandell und Mitarbeiter (1999, 2001) 418 Patienten in verschiedenen Stadien vor, während und nach Langzeittherapien mit niederfrequenter psychotherapeutischer (40 Monate Dauer) oder höherfrequenter psychoanalytischer (51 Monate) Ausrichtung hinsichtlich aktuellem Distress (SCL-90-R), Kohärenzgefühl (SOCS), sozialer Anpassung (SAS) und Inanspruchnahme medizinischer und psychotherapeutischer Leistungen (s.u.). Es zeigte sich, dass beide Gruppen im Mittel deutlich profitierten, Patienten in psychoanalytischer Behandlung zum Therapieende bei vergleichbaren Ausgangswerten deutlicher als psychotherapeutisch behandelte Patienten. Im zweijährigen Katamnesezeitraum verbesserten sich beide Gruppen weiter, ehemalige Psychoanalysepatienten wiederum stärker als Psychotherapiepatienten (Blomberg et al., 2001). In weiteren Analysen (Sandell et al., 2002) zeigte sich, dass Dauer und Frequenz der Behandlung zusammenwirkten. Vergleichsweise ungünstige Ergebnisse fanden die Autoren für niederfrequente Langzeitbehandlungen und für kurze hochfrequente Therapien im Vergleich zu niederfrequenten kürzeren und hochfrequenten Langzeittherapien. Therapeutische Haltungen spielten eine begrenzte Rolle für das Behandlungsergebnis; positiv schien eine liebenswürdige, gütige Haltung zu wirken (Sandell et al., 2007).

**Göttinger Psychotherapiestudie**

Die Göttinger Studie untersuchte die Effekte psychoanalytischer Langzeittherapie und tiefenpsychologisch fundierter Therapie. Gegenwärtig liegen die Ergebnisse für die psychoanalytische Langzeittherapie vor (Leichsenring et al., 2005; Leichsenring, Kreische et al., 2008). Danach erzielte psychoanalytische Langzeittherapie signifikante Verbesserungen in der Symptomatik, in interpersonellen Problemen, in der Befindlichkeit und Lebenszufriedenheit sowie in den von den Patienten selbst formulierten drei Hauptproblemen. Die erreichten Effektgrößen waren groß und in der Katamnese nach einem Jahr stabil mit einer Tendenz zur Zunahme (Leichsenring et al., 2005). In einer störungsspezifischen Auswertung der Daten fanden sich signifikante und stabile Verbesserungen in der Symptomatik und in interpersonellen Problemen bei Patienten mit affektiven Störungen, Angststörungen, Zwangsstörungen, somatoformen Störungen und Persönlichkeitsstörungen (Leichsenring, Kreische et al., 2008).

Helsinki-Studie

In der Helsinki-Studie (Knekt, Lindfors, Härkänen et al., 2008; Knekt, Lindfors, Laaksonen et al., 2008) wurden 326 Patienten mit Angst oder depressiven Störungen zufällig lösungsorientierter Kurzzeitpsychotherapie, psychodynamischer Kurzzeitpsychotherapie (101) und psychodynamischer Langzeittherapie (128) zugewiesen. In einer ersten Publikation zeigten Knekt, Lindfors, Härkänen et al. (2008), dass sich die Arbeitsfähigkeit während der Therapie nach den verwendeten Skalen statistisch signifikant verbesserte. Nach 7 Monaten zeigten die beiden Kurzzeitpsychotherapien um 4 bis 11 % mehr Verbesserung der Arbeitsfähigkeitswerte als die Langzeittherapien. Während dem 2. Nacherhebungsjahr fanden sich keine signifikanten Unterschiede zwischen den Therapien. Nach 3 Jahren war Langzeittherapie effektiver als die Kurzzeitpsychotherapie. Die Patienten in den beiden Kurztherapieformen profitierten in manchen Ergebnismaßen jedoch schneller: Bei den depressiven Symptomen waren die beiden Kurztherapien der psychodynamischen Langzeittherapie 7 Monate nach Therapiebeginn in einem der beiden verwendeten Maße (Beck Depressions-Inventar, BDI; Hamilton Ratingskala für Depression; HAMD) signifikant überlegen (BDI) (Knekt, Lindfors, Laaksonen et al., 2008). Nach 12 Monaten war nur noch die psychodynamische Kurzzeittherapie der Langzeittherapie signifikant überlegen (BDI). Nach 24 Monaten bestanden keine signifikanten Unterschiede mehr zwischen den drei Therapieformen und nach 36 Monaten war die psychodynamische Langzeittherapie beiden Formen der Kurztherapie signifikant in beiden Depressionsmaßen signifikant überlegen. Positive Veränderungen gegenüber der Kurzzeittherapie fanden sich noch 1 bis 2 Jahre nach Ende der Langzeittherapie hinsichtlich Persönlichkeit und sozialen Funktionen. Die Autoren kommen zu dem Schluss, dass die Kurzzeittherapien schneller wirken, Langzeittherapien aber langfristig einen besseren Effekt haben, was nach 10 Jahren aber nicht mehr nachzuweisen war (möglicherweise auch aufgrund sinkender Fallzahlen; Lindfors et al., 2018).

In einer übergreifenden Auswertung von vier deutschen Studien (Jakobsen et al., 2008) wurde die Wirksamkeit ambulanter analytischer und tiefenpsychologischer Langzeitpsychotherapie bezüglich Symptomreduktion (SCL-90-R) und Reduktion interpersoneller Probleme (Inventar Interpersoneller Probleme, IIP-D) verglichen. Von 149 einbezogenen Psychotherapien waren 104 analytische und 45 tiefenpsychologische Psychotherapien. Die Studie ergab durchweg hohe Effektstärken bezüglich Distress (SCL-90-R) von Therapiebeginn zu Therapieende bzw. zur 1-Jahres-Katamnese (jeweils 1.62); in Bezug auf die interpersonellen Probleme (IIP) war gleichfalls die Effektstärke zu Therapieende hoch (1.15); sie nahm im Katamnesezeitraum noch weiter zu (1.42). Große Effekte für die analytische Langzeitpsychotherapie fanden sich bei den affektiven Störungen, Angststörungen sowie Persönlichkeitsstörungen und gemischten neurotischen Störungen, vergleichbar den Effekten tiefenpsychologischer Therapie. Problematisiert wird, dass die erhobenen Skalen wenig geeignet erscheinen, spezifische Ergebnisse des analytischen Prozesses zu bestimmen.

**Metaanalysen zur Psychodynamischen Psychotherapie**

In der im renommierten *Journal of the American Medical Association* erschienenen Metaanalyse publizierter Studien zur psychodynamischen Langzeittherapie von Leichsenring und Rabung (2008) wurden Effektivität, Überlegenheit gegenüber anderen (kürzeren) psychotherapeutischen Behandlungen und der Einfluss von Patienten- und Behandlungsfaktoren bestimmt. Psychodynamische Langzeittherapie wurde in Anlehnung an Gunderson und Gabbard als „eine Behandlung definiert, die die sorgfältige Beachtung der Therapeut-Patient-Interaktion einschließt, mit zeitlich bedachtsam platzierten Deutungen der Übertragung und des Widerstandes und einer differenzierten Anerkennung des Beitrages des Therapeuten in dem Zwei-Personenfeld". Einschlusskriterien waren (1) Studien psychodynamischer Einzeltherapie, die die genannten Definitionskriterien erfüllten, (2) mindestens 1 Jahr oder 50 Stunden Dauer, (3) prospektive Studien mit Prä-Post- oder Katamnesemessungen, (4) Einsatz von reliablen Ergebnismaßen, (5) eine klar beschriebene Stichprobe von Patienten mit psychischen Erkrankungen (≥18 Jahre), (6) ausreichende Daten zur Berechnung von Effektstärken, (7) kontrollierte randomisierte oder Beobachtungsstudien. Begleitende psychopharmakologische Behandlung war im Einzelfall zulässig, wurde aber in separaten Analysen berücksichtigt.

In einer computerbasierten Auswertung der Datenbanken MEDLINE, PsychINFO und Current Contents fanden die Autoren zwischen 1960 und Mai 2008 insgesamt 23 Studien, die die Einschlusskriterien erfüllten. 11 randomisierte kontrollierte Studien und 12 Beobachtungsstudien waren zwischen 1984 und 2008 erschienen. Diese beinhalteten eine Gesamtzahl von 1.053 Patienten, die mit Langzeittherapie behandelt worden waren (in den Kontrollgruppen N=257). Dabei handelte es sich vorwiegend um depressive, Angst-, Persönlichkeitsstörungen (Borderline-Persönlichkeitsstörung, Cluster C) sowie gemischte Patientenkollektive. Untergruppen mit komplexen psychischen Störungen (Chronifizierung, Persönlichkeitsstörung, multiple Komorbidität) wurden getrennt analysiert. Zur Bewertung der Studienqualität wurde die JADAD-Skala eingesetzt. Da doppelblinde Beurteilungen in der Psychotherapie nicht möglich sind, wurden die einfache Verblindung der Beurteiler und der Einsatz reliabler Selbstbeschreibungsinstrumente als Ergebniskriterien ersatzweise als Punkt gewertet. Es fanden sich keine signifikanten Korrelationen zwischen Studienqualität und den Effektstärkemaßen des Ergebnisses. In 7 der 23 Studien erhielten einige Patienten auch zusätzliche psychotrope Medikation. Da Langzeittherapie kombiniert mit psychotroper Medikation geringere Effektstärken erzielte als Langzeittherapie alleine, wurden diese Studien bei der Berechnung der Effektstärken von Langzeittherapie bei spezifischen Patientengruppen ausgeschlossen. Tests für Heterogenität wurden durchgeführt, und die korrigierten Effektstärkemaße (wegen der kleinen Stichprobenumfänge) verwendet mit der Hedges d-Statistik. Die Autoren schätzten unabhängig voneinander Studienqualität und Effektstärken ein und erzielten eine zufriedenstellende Übereinstimmung ($r>.80$).

In den vorliegenden Studien betrug die mittlere Zahl durchgeführter Sitzungen 151.38 (SD 155.0; Median 73.5), die mittlere Dauer 94.8 (58.8; Median 69.0) Wochen. Die Katamnesedauer betrug im Mittel 93 (64.9) Wochen. Umfangreiche Tests für möglichen Publikationsbias (Suche nach unpublizierten Studien, fail-safe number, etc.) wurden durchgeführt. Acht kontrollierte Studien ergaben Vergleichsdaten mit anderen Formen der Psychotherapie (kognitive Verhaltenstherapie, supportive Therapie, Treatments as usual etc.) von kürzerer Dauer. Wurden hier nur die Patienten mit komplexen psychischen Störungen berücksichtigt, ergab sich zwischen den Behandlungsgruppen durchgängig eine beträchtlich höhere Effektstärke der Langzeittherapien. Diese betrug für das Globalmaß (Zielprobleme, psychische Symptome, Persönlichkeit und soziale Funktionen) eine Effektstärke von 1.8, d. h., dass es zum Therapieende den Patienten nach Langzeittherapie besser ging als Patienten in 96 % der Kontrollgruppen. Über nahezu alle Ergebnisparameter hinweg ergaben sich – mit der Ausnahme von Persönlichkeitsfunktionen mit 0.78 – für alle Ergebnismaße große Effektstärken bis zu 1.54 für Zielprobleme, die sich zum Nacherhebungszeitpunkt weiter signifikant verbesserten (1.98 für Zielprobleme). Die Zahl der Sitzungen korrelierte signifikant mit dem Ergebnis für das Zielproblem ($r=.62$; $p=.03$). Durchgängig hohe Effektstärken (0.82 bis 2.45) wurden auch für Langzeittherapie bei Patienten mit Persönlichkeitsstörungen, mit chronischen (länger als 1 Jahr) und mit multiplen psychischen Erkrankungen gefunden. Dies galt auch für Patienten mit komplexen depressiven und

Angststörungen (Effektstärken von 0.94 für soziale Funktionen bis 1.94 für Zielprobleme bei Katamnese). Zur Überraschung der Autoren fanden sich keine Korrelationen des Ergebnisses mit spezifischen Patienten- oder Therapeutenmerkmalen (klinische Erfahrungen in Jahren, Ausbildung, Gebrauch von Behandlungsmanualen in 12 Studien).

In dieser Metaanalyse war die Langzeittherapie kürzeren psychotherapeutischen Verfahren signifikant überlegen in Bezug auf das Gesamtergebnis, Zielprobleme und Persönlichkeitsfunktionen. Psychodynamische Langzeitpsychotherapie ergab fast durchgängig große Effektstärken bei einem breiten Spektrum von Zielkriterien. Dies galt auch für die Behandlung von Patienten mit komplexen Störungen, mit Persönlichkeitsstörungen, multiplen und chronifizierten psychischen Erkrankungen. Die Effektstärken des Ergebnisses verbesserten sich nach Ende der Therapie zum Katamnesezeitpunkt signifikant weiter. Als Einschränkung wird die begrenzte Zahl der Studien diskutiert. Die präsentierten Ergebnisse waren jedoch robust und unabhängig von Alter, Geschlecht, Patientensubgruppe, Erfahrungen der Therapeuten oder Gebrauch von Behandlungsmanualen. Es gab auch keine Indikatoren für einen Publikationsbias.

In einem Update werteten Leichsenring und Rabung (2011) 10 Langzeittherapiestudien von Patienten mit komplexen psychischen Erkrankungen (mehrere Diagnosen, Persönlichkeitsstörungen) mit insgesamt 971 Patienten aus. In dieses Update wurden nur RCTs aufgenommen sowie Studien, die eine aktive Kontrollbedingung umfassten. Effektstärkemaße zugunsten Langzeittherapien bewegten sich zwischen 0.44 und 0.68. Die Ergebnisse bestätigten sich in einer weiteren Metaanalyse (Leichsenring et al, 2013), die verschiedene Kritikpunkte an den vorausgegangenen Metaanalysen (Leichsenring & Rabung, 2008, 2011) berücksichtigte.

### 3.1.5 Randomisierte kontrollierte Studien

**Münchner Psychotherapiestudie (MPS)**

Ziel dieser randomisiert-prospektiven Langzeitstudie war, die Effektivität von psychoanalytischen (N=43, mittlere Dauer 39 Monate, 234 Sitzungen) und psychodynamischen (N=35, 34 Monate, 88 Sitzungen) Langzeittherapien bei Patienten mit einer unipolaren Depression zu Behandlungsende und nach 1, 2 und 3 Jahren zu vergleichen. Zusätzlich wurden sie in einem quasi-experimentellen Design mit 41 Patienten nach kognitiver Verhaltenstherapie (CBT; im Mittel 45 Sitzungen über 26 Monate) verglichen (Huber et al., 2012).

Nach 3 Jahren war psychoanalytische Therapie der psychodynamischen und der kognitiv-verhaltenstherapeutischen Behandlung überlegen hinsichtlich der depressiven und allgemeinen psychischen Symptome, Persönlichkeitsveränderungen und sozialen Beziehungen. Psychodynamische Therapie verminderte interpersonale Probleme mehr als die kognitive Verhaltenstherapie. Einschränkend diskutieren die Autoren, dass die Fallzahlen dieser sehr aufwändigen Langzeitstudie relativ klein sind und eine randomisierte Zuteilung auch zur verhaltenstherapeutischen Bedingung nicht möglich war. Die Studie zeigt, dass eine psychoanalytische Langzeitbehandlung, die mit hoher Behandlungsdosis verbunden ist, im Vergleich zu niederfrequenten und kürzeren Behandlungen stärkere und anhaltende Wirkungen zeigt.

**Tavistock Adult Depression Study (TADS)**

Die TADS-Studie (Fonagy et al., 2015) verglich die Wirksamkeit von psychoanalytischer Langzeittherapie (LZT) mit 60 Sitzungen als Ergänzung mit der üblichen, in der Regel medikamentösen Behandlung (TAU, Treatments as usual). 129 Patienten mit chronischer Depression, die von mindestens zwei früheren Behandlungen nicht remittiert waren, wurden zufällig den beiden Bedingungen zugewiesen. Alle 6 Monate wurde während der 18-monatigen Behandlung die Hamilton Depression Rating Scale (HDRS-17) durch verblindete Beurteiler eingeschätzt, sowie nach 24, 30 und 42 Monaten. Vollständige Remission war definiert als HDRS-17-Wert ≤8, und teilweise Remission ≤12. Erhoben wurde auch der BDI-II als Selbstbeurteilungsmaß.

Am Ende der Behandlung war eine volle Remission selten (9.4 % in LZT vs. 6.5 % in der Kontrollgruppe); nach 42 Monaten waren dies 14.9 % vs. 4.4 %. Auch bei der Teilremission war die LZT zu Behandlungsende nicht überlegen (32.1 % vs. 23.9 %). Signifikante Unterschiede traten während der Nacherhebung zugunsten LCT zutage (24 Monate: 38.8 % vs. 19.2 %, p=.03; 30 Monate: 34.7 % vs. 12.2 %, p=.008; 42 Monate: 30.0 % vs. 4.4 %, p=.001). Sowohl die fremdbeurteilten als auch die selbsteingeschätzten Depressionswerte nahmen stärker in der LZT-Gruppe ab, zugleich verbesserte sich die soziale Anpassung. Diese Daten zeigen, dass LZT die Langzeitergebnisse von behandlungsresistenter Depression verbessert. Auch für künftige psychoanalytische Studien ist der Befund relevant, dass Evaluationen zu Behandlungsende und kurze Nacherhebungsintervalle einen verzögert auftretenden therapeutischen Gewinn von psychoanalytischen Langzeittherapien „verpassen“.

**Langzeitbehandlungen bei chronisch depressiven Patienten (LAC-Studie)**

Die LAC-Studie (Langzeitbehandlungen bei chronisch depressiven Patienten; Leuzinger-Bohleber, Hautzinger et al., 2019; Leuzinger-Bohleber, Kaufhold et al., 2019) ist die erste kontrollierte Psychotherapiestudie, die psychoanalytische und kognitiv-verhaltenstherapeutische Langzeitpsychotherapien mit randomisierter und präferierter Zuweisung miteinander vergleicht. Von 554 chronisch depressiven Patienten in vier Behandlungszentren konnten 252 in die Studie aufgenommen werden. Um den Patienten die Wahl zwischen präferierter und randomisierter Zuweisung zu ermöglichen, wurde ihnen vor dem ersten Kontakt mit einem Interviewer eine standardisierte Beschreibung der angebotenen Therapieverfahren vorgelegt. Die Patienten, die sich in der großen Mehrzahl bereits auf kürzere psychotherapeutische oder medikamentöse Vorbehandlungen nicht dauerhaft gebessert hatten, wurden entsprechend ihrer Präferenz (N=164) oder randomisiert (N=88) einer psychoanalytischen (PAT) oder verhaltenstherapeutischen (CBT) Behandlung zugewiesen.

Insgesamt nahmen 73 Psychoanalytiker und 44 Verhaltenstherapeuten mit mindestens 3 Jahren Berufserfahrung an der Studie teil. Die psychoanalytischen Studientherapeuten besuchten vor Beginn der Studie einen Workshop zum Manual der Behandlung chronisch depressiver Patienten (Taylor, 2015). Alle Verhaltenstherapeuten besuchten vor Beginn der Studie einen Trainingsworkshop, der sich an dem Manual *Kognitive Verhaltenstherapie der Depression* (Hautzinger, 2013) orientierte und vom Autor selbst durchgeführt wurde. Studientherapeuten nahmen an regelmäßigen Supervisions- oder Interventionssitzungen teil. Insgesamt wurden 137 zufällig ausgewählte Therapiesitzungen (89 psychoanalytische und 48 verhaltenstherapeutische) von drei unabhängigen, blinden Beurteilern zur Adhärenzprüfung mit der Comparative Psychotherapy Process Scale (CPPS; Hilsenroth et al., 2005) eingeschätzt. Die Interrater-Reliabilität war hoch (ICC>.85). Die beiden Therapieformen ließen sich klar voneinander unterscheiden.

Als primäre Erfolgsmaße für den Therapieerfolg wurden das Beck Depressions-Inventar (BDI-II) und die Kurzform des Inventory of Depressive Symptomatology (QIDS-C) festgelegt (Cut-off-Werte für Remission des BDI und des QIDS-C; Hautzinger et al., 2006; Rush et al., 2003). Alle Patienten wurden von unabhängigen und geschulten Ratern in strukturierten klinischen Interviews nach DSM-IV (SKID-I und -II) eingeschätzt. Nach 1 (T4), nach 2 (T6) und nach 3 Jahren (T8) wurden alle mittels des Longitudinal-Follow-up-Evaluation(LIFE)-Interviews über das zurückliegende Jahr eingeschätzt. Alle Rater waren bezüglich des erhaltenen Therapieverfahrens verblindet. Die Übereinstimmungen bei den QIDS-C-Ratings waren hoch (Pearson r=.95; CI=0.89–0.99). Als zusätzliche Kriterien für den Therapieerfolg wurden die strukturelle Veränderung, die Fähigkeit zur sozialen Adaptation, die Qualität sozialer Beziehungen sowie das therapeutische Arbeitsbündnis gewählt. Als ein genuines psychoanalytisches Maß wurden erstmals in den psychoanalytischen und verhaltenstherapeutischen Therapiearmen insgesamt 205 OPD-Interviews durchgeführt. Auf dieser Grundlage wurden 1, 3 und 5 (in Arbeit) Jahre nach Therapiebeginn Einschätzungen nach der Heidelberger Umstrukturierungsskala (HUS) aufgrund ausgewählter Foki auf den Konflikt- und Strukturachsen getroffen (Übersicht: vgl. Beutel et al., 2012). Die PAT-Patienten waren insgesamt durchschnittlich 36 Monate mit 234 Sitzungen in Behandlung, die CBT-Patienten 15 Monate mit 57 Sitzungen.

Im Mittel sank der durchschnittliche BDI-Wert nach 1 Jahr um 12.1 Punkte und nach 3 Jahren um 17.2 Punkte. Die entsprechenden hohen Effektgrößen lauteten d=1.17 (nach 1 Jahr) und d=1.83 (nach 3 Jahren). Die Remissionsrate für BDI war 34 % (nach 1 Jahr) und 45 % (nach 3 Jahren). Im Mittel sank der durchschnittliche QIDS-C-Wert nach 1 Jahr um 6.4 und nach 3 Jahren um 8.5 Punkte. Die entsprechenden hohen Effektgrößen lauteten d=1.56 (nach 1 Jahr) und d=2.08 nach 3 Jahren). Die Remissionsrate für QIDS-C war 39 % (nach 1 Jahr) und 61 % (nach 3 Jahren; Leuzinger-Bohleber, Hautzinger et al., 2019).

Besser als in anderen Studien waren die erzielten Remissionsraten, die zeigten, dass chronisch depressive Patienten von Langzeitpsychotherapien profitieren. Entgegen ihrer Hypothesen fanden die Autoren aber keinen statistisch signifikanten Unterschied zwischen den Verfahren und auch keine Effektunterschiede zwischen randomisierter Therapiezuweisung und Behandlung mit der präferierten Psychotherapie.

3 Jahre nach Beginn der Behandlungen wiesen signifikant mehr Patienten in psychoanalytischen Behandlungen Strukturveränderungen auf (59.6 %) als in kognitiv-behavioralen Behandlungen (35.6 %). Zudem hatten diese Strukturveränderungen bei PAT im Vergleich zu CBT einen stärkeren Einfluss auf die Symptomveränderung (Kaufhold et al., 2019; Leuzinger-Bohleber, Hautzinger et al., 2019). Im Sinne dieser ersten Befunde werden die Ergebnisse zu den sekundären Erfolgskriterien wichtig sein, um zu prüfen, ob sich der Mehraufwand der PAT verglichen mit CBT lohnt, weil sie außer den symptomatischen Veränderungen noch zu weiteren Transformationen führen. Die Daten nach Abschluss der Behandlungen und nach einem Katamnesezeitraum von mindestens 1 Jahr werden zeigen, ob PAT zu mehr Nachhaltigkeit bezüglich der erzielten Symptomverbesserung und weniger Rückfällen, ggf. auch Einsparungen von indirekten Krankheitskosten bei diesen chronisch kranken Patienten führt.

**Studie zur DIT**

In einer Studie zur dynamisch-interpersonellen Therapie (DIT; Fonagy et al., 2019) wurden insgesamt 147 Patienten entweder dieser Therapieform (DIT, n=73), einem low intensity treatment (LIT, n=54) oder einer kognitiven Verhaltenstherapie randomisiert zugewiesen. Der DIT-Arm zeigte geringere HRSD(Hamilton Rating Scale for Depression)-Werte im Vergleich zur LIT nach 6 Monaten. Signifikant mehr DIT- als LIT-Patienten zeigten klinisch signifikante Veränderungen. DIT und CBT waren in den meisten Ergebnismaßen gleich. Beim BDI-II waren die Ergebnisse ähnlich. Auch bei den interpersonellen Maßen, der sozialen Anpassung sowie beim BSI zeigte die DIT gute Ergebnisse gegenüber der LIT. Die Studie war allerdings nicht dazu angelegt, Unterschiede zwischen DIT und CBT zu finden.

Anorexia-nervosa-Studie ANTOP

In der randomisert-kontrollierten Anorexia-nervosa-Studie ANTOP (Anorexia Nervosa Treatment of OutPatients; Zipfel et al., 2014) wurden 242 erwachsene Patientinnen eine fokalen psychodynamischen (n=80), einer störungsorientieren kognitiv-behavioralen (n=80) und einer optimierten Treatment-as-usual-Gruppe (n=82) zugeordnet. Zwischen den Gruppen zeigten sich am Ende der Behandlung keine Unterschiede bezüglich der Gewichtszunahme. In der 12-Monats-Katamnese war nur die psychodynamische Therapie der Kontrollgruppe überlegen.

Göttinger-Heidelberger Bulimie-Studie

In der Göttinger-Heidelberger Bulimie-Studie wurde eine manualisierte störungsorientierte psychodynamische Psychotherapie (PDT; Reich et al., 2014) mit einem etablierten Manual für kognitive Verhaltentherapie (Bents, 2010; Fairburn, 2008) in der Behandlung weiblicher Adoleszenter mit typischer und atypischer Bulimie verglichen. Erwartet wurde eine Überlegenheit der etablierten kognitiv-verhaltenstherapeutischen Therapie. 81 Patientinnen wurde in die Studie eingeschlossen. Die Behandlungen wurden als Langzeittherapien bis maximal 60 Stunden durchgeführt. Im Mittel wurden 36.6 Therapiesitzungen durchgeführt. Eine verblindete Untersuchung zu Beginn, während, am Ende und 12 Monate nach der Behandlung (ITT) ergab eine Remissionsrate von 33.3 % (CBT) bzw. 31.0 % (PDT) mit keinen signifikanten Differenzen zwischen den Verfahren (OR=.90, 95%-CI=0.35–2.28, p=.82). Die Effektstärken innerhalb der Gruppen betrugen h=1.22 für CBT und h =1.18 für PDT. Für alle sekundären Outcome-Maße (Eating Disorder Examination Questionnaire, EDE-Q; SCL-90R Global Severity Index) fanden sich signifikante Verbesserungen in beiden Behandlungsarmen (CBT: d=0.51–0.82, PDT 0.24–1.10). Die Veränderungen blieben bei der 12-Monats-Katamnese konstant. Es gab kleine Effektstärken zwischen den Gruppen für Essanfälle (d=0.23) und Erbrechen (d=0.26) für CBT und für Sorgen um das Essen für PDT (d=-0.35; Stefini et al., 2017).

Multizentrische Studie zur Sozialen Phobie (SOPHO-Net)

In der SOPHO-Net-Studie, der weltweit bisher größten Studie zur Behandlung der Sozialen Phobie, wurde eine psychodynamische Psychotherapie (PDT) auf der Grundlage der supportiv-expressiven Therapie (Leichsenring, Beutel & Leibing, 2008; Leichsenring et al., 2015) (n=207) mit einer kognitiven Verhaltenstherapie (CBT) gleicher Dauer nach Clark und Wells (n=209) und einer Warteliste (n=79) verglichen. Beide Therapien waren hinsichtlich der Reduzierung der sozialphobischen Symptomatik (Response und Remission) der Warteliste überlegen. Bei Therapieende waren beide

Therapien bezüglich der komorbiden depressiven Symptomatik gleich wirksam. Bei der Reduzierung der interpersonellen Probleme erreicht die CBT etwas größere Effekte. Im Langzeitverlauf (6, 12 und 24 Monate nach Therapieende) ergaben sich keine Unterschiede mehr (Leichsenring et al., 2013, 2014).

**Multizentrische Studie zur Sozialen Phobie bei Jugendlichen (SOPHO-YOU)**

Die multizentrische Studie zur Sozialen Phobie bei Jugendlichen (SOPHO-YOU) des Soziale Phobie Netzwerks (SOPHO-Net) verglich die Wirksamkeit von kognitiver Verhaltenstherapie (CBT), psychodynamischer Psychotherapie (PDT) und einer Wartegruppe (WL). 107 Patientinnen und Patienten zwischen 14 und 20 Jahren wurden randomisiert (CBT: n=34, PDT: n=34, WL: n=39). Verblindete Untersuchungen fanden vor und am Ende der Behandlung sowie 6 und 12 Monate nach Beendigung statt. Das primäre Outcome wurde über die Liebowitz Social Anxiety Scale for Children and Adolescents (LSAS-CA) erfasst. Als sekundäres Outcome-Maß fungierten die Remissions- und Response-Raten sowie das Soziale Phobie und Angst Inventar (SPAI). Die kognitive Verhaltenstherapie sowie die psychodynamische Psychotherapie wurden mit störungsorientierten Manualen (CBT: Clark & Wells, 1995; Steil et al., 2011; PDT: Horn et al., 2010; Leichsenring et al., 2007, 2015) durchgeführt, wobei das psychodynamische Manual der supportiv-expressiven Therapie nach Luborsky (1984) entsprach. Die Behandlungen wurden als Kurzzeittherapien (Probatorik plus 25 Stunden) durchgeführt. Beide Behandlungen waren der Warteliste im primären Outcome überlegen (CBT: p=.0112, d=0.61, 95%-CI=0.14–1.08; PDT: p=.0261, d=0.53, 95%-CI=0.06–1.00). Die Response-Raten am Ende der Therapie betrugen für CBT 66%, für PDT 54% und für die Warteliste 20%. Die entsprechenden Remissionsraten lagen bei 47, 34 und 6%. CBT und PDT waren der Warteliste signifikant überlegen bezüglich der Remission (CBT: p=.0009, h=1.0; PDT: p=.0135, h=0.74), und der Response (CBT: p=.0004, h=0.97; PDT: p=.0056, h=0.72) und beim SPAI (CBT: p=.0021, d=0.75, 95%-CI=0.27–1.22; PDT: p=.0060, d=0.66, 95%-CI=0.19–1.13). Die Behandlungsergebnisse waren bei den jeweiligen Katamnesen stabil.

### 3.1.6 Kosten-Nutzen-Überlegungen

**Kosten-ökonomische Überlegungen**

Psychische und psychosomatische Störungen zählen aktuell zu den häufigsten Ursachen für Krankschreibung und Frühberentung mit steigender Tendenz (Verband Deutscher Rentenversicherungsträger, 1999; GEK – Gmünder Ersatzkasse, 2007). Daher spielen kostenökonomische Überlegungen bei der Bewertung von psychotherapeutischen Behandlungen eine große Rolle. Zu dieser Frage liegt eine Reihe kontrollierter deutscher Studien vor.

**AOK-Versichertenstudie von Dürssen**

Zur Einführung der Psychotherapie in der kassenärztlichen Versorgung trug die Studie an AOK-Versicherten von Dührssen und Jorswieck (1965) bei. Sie ermittelten aus den Krankenkassendaten die Dauer der Krankenhausaufenthalte im Jahrfünft vor und nach einer tiefenpsychologisch-psychotherapeutischen Behandlung (50 Stunden) bei 125 Patienten und verglichen dies mit einer unbehandelten Wartekontrollgruppe von Neurotikern und durchschnittlichen AOK-Versicherten (jeweils 100). Vor Behandlungsbeginn betrugen die jährlichen Krankenhausaufenthalte der untersuchten Patienten im Mittel 26 Tage, ebenso in der unbehandelten Kontrollgruppe. In beiden Patientengruppen war damit die Zahl der Krankenhaustage mehr als doppelt so lang wie bei den durchschnittlichen AOK-Versicherten (10 Tage). Nach der Behandlung sanken die durchschnittlichen Krankenhausaufenthalte auf 6 Tage und waren damit sogar signifikant geringer als bei den AOK-Versicherten im gleichen Jahr (12 Tage); bei den neurotischen Patienten auf der Warteliste blieben sie unverändert hoch. Diese Ergebnisse waren bezüglich der Kosteneinsparungen durch die Psychotherapie so überzeugend für die Krankenkasse, dass die analytischen Psychotherapieverfahren in die Leistungspflicht der gesetzlichen Krankenkassen aufgenommen wurden.

**Wirksamkeitsstudie jungianischer analytischer Psychotherapie**

Ähnliche Ergebnisse wurden neuerdings in der Wirksamkeitsstudie jungianisch orientierter analytischer Psychotherapie von Keller et al. (1997) gefunden. In diese Studie wurden 111 Fälle eingeschlossen, von denen ¾ eine Psychoanalyse gehabt hatten. 70 bis 94 % der Teilnehmer berichteten gute oder sehr gute Verbesserungen 5 Jahre nach Therapieende. Ein besonders interessanter Teil dieser Studie ist die Erhebung von Arbeitsunfähigkeits- und Krankenhaustagen auf der Basis von Krankenkassendaten. Die mittlere Zahl der Arbeitsunfähigkeitstage sank nach der Psychotherapie um 50 % (8) im Vergleich zu der Zeit vor der Therapie (16), auch sanken die Krankenhaustage signifikant. Damit konnte eine erhebliche Kosteneinsparung erzielt werden, die sich auch im Vergleich von durchschnittlichen Versichertendaten der BEK in den Erhebungsjahren (1985, 1989) bestätigten.

**DPV-Katamnesestudie: Krankenkassendaten**

In der DPV-Katamnesestudie befragten wir die Patienten ausführlich nach Arbeitsunfähigkeitstagen, Krankenhausaufenthalten und Arztbesuchen vor, während und nach ihrer Langzeitpsychotherapie. Parallel erhoben wir mit ihrem Einverständnis bei ihren Krankenkassen Arbeitsunfähigkeitstage und Diagnosen von einem Jahr vor Therapiebeginn bis zum Katamnesezeitpunkt (Beutel et al., 2005). In dieser Studie gelang es uns, bei einer Untergruppe von 47 Patienten vollständige Krankenkassendaten über den Beobachtungszeitraum von insgesamt 12 Jahren zu erheben. Anhand der Krankenkassendaten fanden wir, dass sich die Arbeitsunfähigkeitstage vom ersten Jahr vor Behandlung über die Dauer der Behandlung deutlich und kontinuierlich verminderten. Auch über den gesamten Katamnesezeitraum von etwa 6 Jahren ließ sich eine Konstanz der Arbeitsunfähigkeitstage auf geringem Niveau feststellen.

**Arbeitsunfähigkeitstage**

Auch nach den Selbsteinschätzungen der Patienten nahmen die Arbeitsunfähigkeitstage signifikant und stabil ab. Insgesamt unterschätzten Patienten im Vergleich zu den Krankenkassendaten ihre Arbeitsunfähigkeit. Für die Zuverlässigkeit der Patientenangaben sprach aber, dass wir mäßige, aber deutlich signifikante Korrelationen zwischen den Selbsteinschätzungen und den Krankenkassendaten erheben konnten. Ein ähnliches Muster fanden wir für die Arztbesuche, die von 5.8 pro Jahr (alle Patienten vor der Behandlung) auf 3.3 im ersten Jahr der Behandlung reduziert wurden und auch in der Katamnese stabil blieben. Nach den Selbsteinschätzungen der Patienten reduzierte sich auch der regelmäßige Gebrauch von Psychopharmaka im Verlauf der Therapie. Krankenhausaufenthalte waren in der von uns untersuchten Stichprobe vor der Behandlung selten und blieben dies auch während des Katamnesezeitraumes.

Aus den Krankenkassendaten ergab sich eine substanzielle Reduktion von Arbeitsunfähigkeitstagen von dem Jahr vor der Langzeitbehandlung bis zum ersten Jahr der Behandlung. Diese Verminderungen wurden durch den umfangreichen Nacherhebungszeitraum nach Behandlungsbeendigung aufrechterhalten. Diese Befunde werden noch überzeugender, wenn man in Betracht zieht, dass die untersuchte Patientengruppe in diesem Zeitraum um etwa 11 Jahre älter wurde. Unabhängig vom Geschlecht würde man in der Altersspanne von 34 bis 45 Jahren aufgrund der Bevölkerungsdaten eine Zunahme von Arbeitsunfähigkeitstagen erwarten. Ähnlich würde man für die im ganzen Studienverlauf stabilen Krankenhaustage eine Zunahme erwarten. Anhaltspunkte für die Kosteneffektivität der durchgeführten Langzeittherapien ergeben sich, wenn man aufgrund von Schätzungen der Kosten für Arbeitsunfähigkeitstage die gegenüber den Ausgangswerten bzw. gegen die Allgemeinbevölkerung verminderten Arbeitsunfähigkeitstage in Geldwert umrechnet. Selbst wenn man zusätzliche, direkte und indirekte Kosten (Fahrt, Zeit, nicht erfasste medizinische Inanspruchnahme) unberücksichtigt lässt, entsprachen die Einsparungen etwa den psychotherapeutischen Behandlungskosten.

Zusammenfassend ergaben die deutschen Studien konsistent deutliche Reduktionen von Krankheitskosten nach Langzeitpsychotherapie. Im Unterschied zu den zitierten Studien fanden Lazar et al. (2006) in der Stockholmer Studie im Mittel keine signifikanten Veränderungen der Inanspruchnahme von Gesundheitsleistungen nach psychotherapeutischen und psychoanalytischen Langzeitbehandlungen. Dies könnte auch mit gesellschaftlichen Unterschieden, z. B. der Inanspruchnahme unter den Besonderheiten des staatlichen schwedischen Gesundheitssystems zusammenhängen.

### 3.1.7 Zusammenfassung

Zusammenfassend ergaben die psychoanalytischen Katamnesestudien (Bachrach et al., 1991; Wallerstein, 2001), dass geeignete Patienten beträchtlich profitieren (60 bis 90 %). Entgegen der Erwartungen war die Analysierbarkeit (d. h. ein nachweisbarer analytischer Prozess) nicht notwendig für ein erfolgreiches Ergebnis. Allerdings war der Erfolg größer, wenn ein analytischer Prozess stattfand. Analysierbarkeit und Ergebnisse der Behandlung waren aus Erstinterviews kaum vorhersagbar. Wesentliche Konsequenzen für die Diskussion hatten insbesondere die Ergebnisse aus der Menninger-Studie, nach der die Effekte supportiver und expressiver analytischer Techniken kaum zu unterscheiden waren. Die Studien ergaben ferner, dass sich die postanalytische Phase sehr variabel gestaltet. Auch zeigte sich nach abgeschlossener Analyse in den Katamneseinterviews immer wieder die Reaktivierung von Übertragungsresiduen.

**Aussagekraft von Katamnesestudien**

Die Aussagekraft der psychoanalytischen Katamnesestudien ist methodisch in vielfältiger Weise beschränkt: Es wurden vorwiegend Ausbildungsfälle untersucht. Insbesondere in den frühen Studien fehlten unabhängige Erfolgsbeurteilungen; die Ergebnisse wurden häufig durch die behandelnden Psychoanalytiker selbst eingeschätzt. Definition und Operationalisierung zentraler Konstrukte (insbesondere analytischer Prozess) blieben unklar. Anstelle individueller Prozessmaße wurden meistens Gruppenmittelwerte verwandt. Vernachlässigt wurden der Beitrag des Psychoanalytikers und der dyadischen Interaktion, auch wurde die postanalytische Phase wenig beachtet.

**Therapievergleiche**

Aktuelle europäische Studien erfüllten zahlreiche Bedingungen moderner Psychotherapieforschung (mehrdimensionale, unabhängige Erfolgsbeurteilungen, Kombination aus standardisierten und offenen Erhebungsverfahren, Vergleichs- bzw. Kontrollgruppen, etc.). Meist wurden in naturalistischen Designs psychoanalytische Behandlungen und tiefenpsychologische Psychotherapien verglichen. Die Studien waren zum Teil retrospektiver Natur (z. B. Leuzinger-Bohleber et al., 2003). Insgesamt bestätigten die aktuellen prospektiven Studien die gute und anhaltende Wirksamkeit von psychoanalytischen und tiefenpsychologischen Langzeitbehandlungen. Allerdings ließen die eingesetzten Verfahren nur eine ungenügende Differenzierung der Veränderungsmuster psychoanalytischer und tiefenpsychologischer Behandlungen zu, die bzgl. der Symptommaße vorwiegend vergleichbar abschnitten (Grande et al., 2009; Jakobsen et al., 2007; von Rad et al., 1998); lediglich in der Stockholmer Studie hatte die Psychoanalyse einen deutlichen Vorteil bei den Symptommaßen (Sandell et al., 2002).

Aufwändige und neue randomisierte kontrollierte Studien ergaben durchweg positive Effekte von Psychoanalysen. Diese waren in der Münchner Psychotherapiestudie besser als in niederfrequenten tiefenpsychologischen und verhaltenstherapeutischen Behandlungen. Allerdings waren letztere nicht randomisiert zugewiesen. Die Tavistock-Klinik-Studie (TADS) zu behandlungsresistenten Depressionen ergab einen Benefit von psychodynamischen Langzeitbehandlungen gegenüber der üblichen Behandlung bei den Remissionsraten – aber erst mit Zeitverzögerung. Die LAC-Studie (Leuzinger-Bohleber, Hautzinger et al., 2019; Leuzinger-Bohleber, Kaufhold et al., 2019) ist die derzeit umfassendste randomisiert kontrollierte Studie. Entgegen den Erwartungen schnitten analytisch und kognitiv verhaltenstherapeutisch behandelte chronisch Depressive nach 3 Jahren vergleichsweise positiv ab. Als Vorzug für die analytischen Therapien erwiesen sich erste Indikatoren für die angestrebte strukturelle Veränderung.

**Metaanalyse zur Effektivität psychoanalytischer Langzeittherapien**

Die erste publizierte Metaanalyse zur Effektivität von psychoanalytischen Langzeittherapien (Leichsenring & Rabung, 2008) ergab starke und robuste Behandlungseffekte von psychodynamischen Langzeittherapien. Einschränkend ist auf die insgesamt kleine Zahl und begrenzte Therapiedauer der Studien hinzuweisen, insbesondere, was die randomisierten kontrollierten Studien betrifft. Es zeigte sich aber kein signifikanter Zusammenhang zwischen der methodischen Stringenz der Studie und dem Behandlungsergebnis. Die Überlegenheit gegenüber den Kontrollbedingungen mit kürzerer Behandlungsdauer erscheint plausibel auf dem Hintergrund vielfältiger Beobachtungen, dass kurze Psychotherapien bei komplexen psychischen Störungen in Bezug auf den Behandlungserfolg und dessen Stabilität häufig unzureichend sind. Da vorwiegend gemischte Störungsgruppen einbezogen wurden, lassen sich wenige störungsbezogene Wirksamkeitsaussagen treffen. Andererseits hat sich bislang gezeigt, dass gerade eine hohe Selektivität bei der Studienrekrutierung zwar im Ergebnis zu hohen Effektstärken führt, sich aber dadurch weit von den Bedingungen der psychotherapeutischen Praxis entfernt. In dieser Metaanalyse weist das gute Ansprechen von komplexen Störungen auf die Robustheit psychodynamischer Langzeittherapien hin. Dies bestätigte sich in verschiedenen Updates (Leichsenring & Rabung, 2011; Leichsenring, Abbass et al., 2013). Trotz des hohen Aufwandes sind künftig vermehrt Studien zu Langzeittherapien, nicht nur psychodynamischer, sondern auch verhaltenstherapeutischer, Orientierung zu wünschen.

In einer neueren Metaanalyse von Steinert, Munder et al. (2017) mit 23 RCTs erwiesen sich psychodynamische als gleich wirksam („äquivalent“) zu medizinischen und kognitiv-behavioralen Behandlungen.

## 3.2 Wirksamkeitsforschung zu psychodynamischer Psychotherapie anhand störungsspezifischer Behandlungsmodelle und Therapiemanuale

*unter Mitarbeit von Christiane Steinert*

**Empirisch gestützte Psychotherapie**

Wie dargelegt, erfüllen auch die neueren psychoanalytischen Studien nur einen Teil der aktuell gültigen Kriterien für empirisch gestützte Psychotherapie („empirically supported therapies“). Diese setzen voraus, dass Wirkungsnachweise für spezifische Störungsbilder erbracht werden (bspw. American Psychological Association; Chambless & Hollon, 1998). Diese Kriterien verlangen auch die Verwendung von störungsspezifischen Behandlungsmanualen. Aus den genannten Gründen ist eine störungsspezifische Ausrichtung der psychodynamischen Psychotherapie – bei allen bestehenden Bedenken, etwa der Orientierung an phänomenologisch definierten Diagnosen, – aus unserer Sicht unumgänglich, wenn diese klinisch bewährte Form der Psychotherapie auf dem „Markt“ überleben soll.

Dargelegt wurde bereits, dass auf der Seite psychodynamisch orientierter Kliniker und Forscher oft eine Abneigung gegenüber „Therapiemanualen“ besteht. In der Regel liegt dem allerdings ein Missverständnis zugrunde, was ein „Manual“ – speziell in der psychodynamischen Psychotherapie – ist (Barber et al., 1995). Es geht hier nicht darum, eine Behandlung in zeitlich genau geplanten Schritten schematisch durchzuführen. Ein solches Vorgehen kommt eher stark strukturierten Therapieformen wie der kognitiven Verhaltenstherapie entgegen, entspricht aber nicht dem Verständnis psychodynamischer Psychotherapie. Im Rahmen der psychodynamischen Psychotherapie geht es vielmehr darum, Behandlungsrichtlinien zu formulieren, d.h. Interventionsprinzipien, Therapieelemente, Therapieziele, sowie Indikationen und Kontraindikationen zu spezifizieren. Dazu gehören auch Angaben, in welchen Phasen der Therapie und in welchen Übertragungs-Gegenübertragungs-Konstellationen welches Vorgehen empfohlen wird. Therapiemanuale sind daher keine „Kochbücher“ (Barber et al., 1995).

Der Begriff „psychodynamische Therapie“ dient hier als übergreifendes Konzept zur Charakterisierung von Behandlungen, deren Interventionen sich die auf einem Kontinuum zwischen den Polen „deutend“ und „stützend“ anordnen lassen (z. B. Gabbard, 2000; Luborsky, 1995; Leichsenring & Leibing, 2007). Deutende Interventionen fördern die Einsicht in wiederkehrende Konflikte, die die Symptome der Patienten aufrechterhalten. Einsicht wird dabei nicht nur einseitig als kognitiver Vorgang, sondern auch als emotionaler Verarbeitungsprozess verstanden (Luborsky, 1995). Eine Deutung macht ein unbewusstes Phänomen bewusst (z. B. „Vielleicht haben Sie ja nicht nur Angst, die Prüfung nicht zu schaffen, sondern auch davor, es sich mit Ihren Kollegen zu verscherzen, wenn Sie so erfolgreich sind?“). Stützende Interventionen stärken Fähigkeiten des Patienten, die entweder aufgrund von akuten Belastungen (z. B. traumatischen Ereignissen) vorübergehend nicht zur Verfügung stehen oder die nicht in ausreichendem Maße entwickelt sind (Strukturpathologie). In diesen Bereich gehören auch die Interventionen der psychoanalytisch-interaktionellen Therapie (Streeck, 2006, 2007), z. B. das Prinzip Antwort (selektives Mitteilen der Gegenübertragung), sowie der strukturbezogenen Psychotherapie (Rudolf, 2004).

**Die Interventionen psychodynamischer Therapie lassen sich auf einem Kontinuum zwischen den Polen „deutend“ und „stützend“ anordnen**

Supportive Interventionen umfassen auch den Aufbau einer hilfreichen therapeutischen Beziehung, das Erarbeiten von Zielen oder die Stärkung von Ich-Funktionen, wie z. B. Realitätsprüfung oder Impulskontrolle (z. B. Gabbard, 2000). Ratschläge, Lob und Anerkennung markieren den am wenigsten deutenden und am stärksten stützenden Pol des Kontinuums. „Sie sollten mit Ihren Studienkollegen darüber sprechen, wie Sie sich am besten auf das Examen vorbereiten“ kann als Beispiel für einen Ratschlag gelten. Andere Interventionen des „deutend-stützenden Kontinuums“, wie z. B. Konfrontieren, Klären oder empathisches Verstehen, liegen zwischen den Polen von Deutung auf der einen Seite und Ratschlägen, Lob und Anerkennung auf der anderen. Die Verwendung von mehr deutenden oder mehr stützenden Interventionen hängt davon ab, was der Patient braucht. Je schwerer gestört ein Patient ist oder je akuter seine Probleme sind, desto mehr supportive und desto weniger deutende Interventionen sind erforderlich und umgekehrt (z. B. Luborsky, 1995). So brauchen z. B. Borderline-Patienten mehr supportive Interventionen, um ihr Identitätsgefühl, die Realitätsprüfung oder andere Ich-Funktionen aufrechtzuerhalten (Luborsky, 1995). Bei relativ gesunden Patienten in einer akuten Krise oder nach einem traumatischen Ereignis können ebenfalls mehr supportive Interventionen erforderlich sein. Durch die Möglichkeit, jeweils mehr deutend oder mehr supportiv zu arbeiten, kann ein breites Spektrum von Patienten mit psychodynamischer Psychotherapie behandelt werden. Psychodynamische Psychotherapie legt großes Gewicht auf den Beziehungsaspekt der Übertragung.

Hierin besteht ein zentraler Unterschied zu kognitiv-behavioralen Therapien (Cutler et al., 2004). Übertragung – definiert als die Wiederholung vergangener Erlebnisse in gegenwärtigen interpersonellen Beziehungen – besteht aus Mustern von Erwartungen, Gefühlen und Verhaltensweisen, die aus frühen lebensgeschichtlichen Erfahrungen erwachsen und die die Alltagsrealität und die Alltagsbeziehungen beeinflussen (z. B. Gabbard, 2000; Luborsky, 1995). In der psychodynamischen Psychotherapie wird die Übertragung als eine primäre Quelle des Verstehens und der therapeutischen Veränderung angesehen (Gabbard, 2000; Luborsky, 1995).

Die Rolle der Einsicht wird heute in aktuellen Konzepten psychodynamischer Psychotherapie relativiert: Nicht nur der Einsicht fördernde Aspekt, sondern auch der Beziehungsaspekt einer Intervention (z. B. nicht nur was ein Therapeut sagt, sondern wie er es sagt), wird als wichtiger Wirkfaktor angesehen (Gabbard & Westen, 2003). Ein Therapeut, der z. B. den aggressiven, sexuellen oder perversen Wunsch eines Patienten empathisch deutet, vermittelt diesem, dass er ihn trotz dieser Wünsche akzeptiert, und verbessert so die Fähigkeit des Patienten, diesen Wunsch auszuhalten und zu akzeptieren.

Psychodynamische Psychotherapie kann als Kurzzeit- oder als Langzeitbehandlung durchgeführt werden. Psychodynamische Kurzzeittherapien sind zeitbegrenzt, üblicherweise auf 16 bis 30 Sitzungen. Die Dauer von psychodynamischer Langzeittherapie reicht von einigen Monaten bis zu mehreren Jahren (Luborsky, 1995; Gabbard, 2000). In den USA werden Therapien über 25 Sitzungen als Langzeittherapien bezeichnet (Gabbard, 2000). Nach den deutschen Psychotherapierichtlinien (Dieckmann & Dahm 2017) umfassen Kurzzeittherapien bis zu 24 Sitzungen.

## Störungsspezifische Modelle und Manuale psychodynamischer Therapie

**STPP**

Insbesondere für die psychodynamische Kurzzeittherapie liegen verschiedene Modelle und Behandlungsrichtlinien vor, z. B. von Davanloo (1978), Horowitz (1986), Malan (1976), Mann (1973), Sifneos (1979), Luborsky (1984, 1995), Strupp und Binder (1984), Weiss und Sampson (1986) oder Lemma et al. (2011, 2017). Übersichten und detailliertere Beschreibungen hierzu geben z. B. Barber und Crits-Christoph (1995) oder Messer und Warren (1995). Um in Übereinstimmung mit der internationalen Nomenklatur zu bleiben, verwenden wir im Folgenden für psychodynamische Kurzzeittherapie die englische Abkürzung STPP („short-term psychodynamic psychotherapy“), eine andere international gebräuchliche Bezeichnung ist „brief psychodynamic therapy“ (z. B. Messer & Warren, 1995).

Nicht alle Modelle psychodynamischer Psychotherapie sind im engen Sinn störungsspezifisch ausgerichtet (z. B. Strupp & Binder, 1984, 1991; Mann, 1973; Sifneos, 1979). Das hat insbesondere damit zu tun, dass psychiatrische Diagnosen aus psychodynamischer Sicht wenig über die zugrunde liegenden Konflikte und ich-strukturellen Merkmale (z. B. Niveau der Objektbeziehungen) aussagen. Andere Modelle psychodynamischer Psychotherapie wurden erst mit fortschreitender Entwicklung störungsspezifisch formuliert. Dies gilt z. B. für das generische Manual von Luborsky (1984, 1995), das erst später störungsspezifisch adaptiert wurde, z. B. für depressive Störungen, Generalisierte Angststörung, Soziale Phobie, Essstörungen und Substanzabhängigkeit (vgl. die Übersicht bei Barber & Crits-Christoph, 1995, sowie Leichsenring & Leibing, 2007).

Auch nicht alle Therapiemodelle sind im strengen Sinne manualisiert. Therapiemanuale beschreiben die Indikationen, Kontraindikationen, Ziele, Interventionen und die Veränderungstheorie des jeweiligen Modells. Manualgeleitete Formen psychodynamischer Therapie sind vor allem für die psychodynamischen Kurzzeittherapien entwickelt worden. Inzwischen liegen jedoch auch für die psychodynamische Langzeittherapie verschiedene Behandlungsmanuale vor. So ist die supportiv-expressive Therapie (SET) nach Luborsky (1995) sowohl als Kurzzeittherapie als auch als Langzeittherapie durchführbar. In letzter Zeit sind insbesondere für die Behandlung schwerer Persönlichkeitsstörungen manualisierte Therapieformen entwickelt worden (Bateman & Fonagy, 2004; Clarkin et al., 2006); jüngst wurde von der New Yorker Arbeitsgruppe um Kernberg und Clarkin auch ein Manual für die Behandlung von Patienten mit höher strukturierten („reiferen") Persönlichkeitsstörungen vorgelegt (Caligor et al., 2007/2010).

**Supportiv-expressive Therapie (SET)**

Im Folgenden werden wir die verschiedenen störungsspezifischen Modelle und Manuale der psychodynamischen Therapie vorstellen. Aus Platzgründen können wir hier keine detaillierte Beschreibung der einzelnen Vorgehensweisen geben. Hier müssen wir auf die entsprechenden Originalarbeiten oder Übersichtsarbeiten verweisen. Die wichtigsten störungsspezifischen psychodynamischen Ansätze werden aber in den einzelnen Bänden der Reihe „Praxis der psychodynamischen Psychotherapie – analytische und tiefenpsychologisch fundierte Psychotherapie" erläutert (vgl. auch Kap. 5).

In der folgenden Darstellung werden wir uns auf die störungsspezifischen Modelle konzentrieren, zu denen empirische Evidenz vorliegt oder bei denen Konsens unter den betreffenden Fachleuten besteht, dass es sich um klinisch wirksame Verfahren handelt. Bei der Darstellung werden wir uns konsequenterweise an den einzelnen Störungsbildern orientieren. Eine Übersicht über die dazu vorliegenden Wirksamkeitsstudien gibt Tabelle 3.

**Tabelle 3:** Randomisierte kontrollierte Studien psychodynamischer Psychotherapie (PP) bei spezifischen psychischen Störungen

| Bereich | Studie | Störung | N (PP) | Vergleichsgruppe | Konzept der psychodynamischen Therapie | Behandlungsdauer |
|---|---|---|---|---|---|---|
| **Affektive Störungen** | Thompson et al., 1987 | Depression | 24 | VT: N = 25; CBT: N = 27; Warteliste: N = 19 | Horowitz & Kaltreider | 16–20 Sitzungen |
| | Gallagher-Thompson & Steffen, 1994 | Depression | 30 | CBT: N = 36 | Mann; Rose & DelMaestro | 16–20 Sitzungen |
| | Shapiro et al., 1994 | Depression | 58 | CBT: N = 59 | Shapiro & Firth | 8 vs. 16 Sitzungen |
| | Barkham et al., 1996 | Depression | 18 | CBT: N = 18 | Shapiro & Firth | 8 vs. 16 Sitzungen |
| | Maina et al., 2005 | Dysthymia | 10 | Supportive Therapie: N = 10; Warteliste: N = 10 | Malan | 15–30 Sitzungen (M = 19.6) |
| | Barber et al., 2012 | Depression | 51 | Antidepressive Medikation: N = 55; Placebo: N = 50 | Luborsky | 20 Sitzungen |
| | Driessen et al., 2013 | Depression | 177 | CBT: N = 164 | de Jonghe | 16 Sitzungen |
| | Beutel et al., 2014 | Depression bei Brustkrebs | 157 | TAU: N = 79 | SET (Luborsky) | 24 Sitzungen |

**Tabelle 3:** Fortsetzung

| Bereich | Studie | Störung | N (PP) | Vergleichsgruppe | Konzept der psychodynamischen Therapie | Behandlungsdauer |
|---|---|---|---|---|---|---|
| | Connolly Gibbons et al., 2016 | Depression | 118 | CBT: N = 119 | Luborsky | 16 Sitzungen |
| | Fonagy et al., 2019 | Depression | 73 | Low intensity treatment: N = 54<br>CBT: N = 20 | Lemma, Target, Fonagy | 16 Sitzungen |
| **Angststörungen** | Brom et al., 1989 | PTSD | 29 | Desensibilisierung: N = 31<br>Hypnotherapie: N = 29 | Horowitz | 18.8 Sitzungen |
| | Bögels et al., 2003, 2014 | Soziale Phobie | 22 | CBT: N = 27 | Malan | 36 Sitzungen |
| | Knijnik et al., 2004 | Soziale Phobie | 15 | Placebo-Kontrollgruppe: N = 15 | Knijnik et al. | 12 Sitzungen |
| | Crits-Christoph et al., 2005 | GAS | 15 | Supportive Therapie: N = 16 | Luborsky; Crits-Christoph et al. | 16 Sitzungen |
| | Milrod et al., 2007 | Panikstörung | 26 | CBT (angewandte Entspannung): N = 23 | PFPP; Milrod et al. | 24 Sitzungen |
| | Leichsenring et al., 2009 | GAS | 28 | 29 | Luborsky; Crits-Christoph et al. | 30 Sitzungen |

**Tabelle 3:** Fortsetzung

| Bereich | Studie | Störung | N (PP) | Vergleichsgruppe | Konzept der psychodynamischen Therapie | Behandlungsdauer |
|---|---|---|---|---|---|---|
| | Beutel et al., 2013 | Panikstörung | 54 | CBT mit Exposition | PFPP; Milrod et al. | 24 Sitzungen |
| | Leichsenring, Salzer et al., 2013; Leichsenring et al., 2014 | Soziale Phobie | 207 | CBT: N = 209<br>Warteliste: N = 79 | SET; Leichsenring, Beutel & Leibing, 2008 | 25 Sitzungen |
| | Milrod et al., 2016 | Panikstörung | 80 | CBT: N = 81<br>angewandte Entspannung: N = 39 | Milrod et al. | 19–24 Sitzungen |
| | Steinert, Bumke et al., 2016; Steinert, Bumke et al., 2017 | PTSD | 53 | Warteliste: N = 33 | Wöller | 5 Sitzungen |
| | Salzer et al., 2018 | Soziale Phobie (Jugendliche) | 34 | CBT: N = 34<br>Warteliste N = 39 | SET; Horn et al., 2010 | 25 Sitzungen |

**Tabelle 3:** Fortsetzung

| Bereich | Studie | Störung | N (PP) | Vergleichsgruppe | Konzept der psychodynamischen Therapie | Behandlungsdauer |
|---|---|---|---|---|---|---|
| **Somatoforme Störungen** | Guthrie et al., 1991 | Reizdarm | 50 | Supportives Zuhören: N = 46 | Hobson; Shapiro & Firth | 8 Sitzungen |
| | Hamilton et al., 2000 | Funktionelle Dyspepsie | 37 | Supportive Therapie: N = 36 | Shapiro & Firth | 7 Sitzungen |
| | Monsen & Monsen, 2000 | Somatoforme Schmerzstörung | 20 | Treatment as usual/keine Therapie: N = 20 | Monsen & Monsen | 33 Sitzungen |
| | Creed et al., 2003 | Reizdarm | 59 | Paroxetine: N = 43 Treatment as usual: N = 86 | Hobson; Shapiro & Firth | 8 Sitzungen |
| | Sattel et al., 2012 | Multisomatoforme Störungen | 107 | Enhanced medical care: N = 104 | Arbeitskreis PISO (2012) | 12 Sitzungen |
| **Substanzbezogene Störungen** | Woody et al., 1983, 1990 | Opiatabhängigkeit | 31 | DC: N = 35 CBT + DC: N = 34 | Luborsky + DC | 12 Sitzungen |

**Tabelle 3:** Fortsetzung

| Bereich | Studie | Störung | N (PP) | Vergleichsgruppe | Konzept der psychodynamischen Therapie | Behandlungsdauer |
|---|---|---|---|---|---|---|
| | Woody et al., 1995 | Opiatabhängigkeit | 57 | DC: N = 27 | Luborsky + DC | 26 Sitzungen |
| | Sandahl et al., 1998 | Alkoholabhängigkeit | 25 | CBT: N = 24 | Foulkes | 15 Sitzungen (M = 8.9) |
| | Crits-Christoph et al., 1999, 2001 | Kokainabhängigkeit | 12<br>4 | CBT + Gruppen-DC: N = 97,<br>Einzel-DC: N = 92,<br>Einzel-DC + Gruppen-DC: N = 96 | Mark & Luborsky + Gruppen-DC | Bis zu 36 Einzel- und 24 Gruppensitzungen; 4 Monate |
| **Essstörungen** | Fairburn et al., 1986 | Bulimia nervosa | 11 | CBT: N = 11 | Rosen; Stunkard; Bruch | 19 Sitzungen |
| | Garner et al., 1993 | Bulimia nervosa | 25 | CBT N = 25 | SET | 18 Sitzungen |
| | Gowers et al., 1994 | Anorexia nervosa | 20 | Treatment as usual: N = 20 | Crisp | 12 Sitzungen |

**Tabelle 3:** Fortsetzung

| Bereich | Studie | Störung | N (PP) | Vergleichsgruppe | Konzept der psychodynamischen Therapie | Behandlungsdauer |
|---|---|---|---|---|---|---|
| | Bachar et al., 1999 | Anorexia nervosa, Bulimia nervosa | 17 | Kognitive Therapie: N = 17<br>Ernährungsberatung: N = 10 | Barth; Goodsitt; Geist | 46 Sitzungen |
| | Robin et al., 1999 | Anorexie (Jugendliche) | 18 | Behavioral Systems Family Therapy N = 19 | Ego-oriented therapy; Robin et al. | 12–18 Monate |
| | Dare et al., 2001 | Anorexia nervosa | 21 | Kognitiv-analytische Therapie (Ryle): N = 22; Familientherapie: N = 22; Routinebehandlung: N = 19 | Malan; Dare | M = 24.9 Sitzungen |
| | Tasca et al., 2006 | Binge-Eating-Störung | 48 | Group Cognitive Behavioral Therapy N = 47; Warteliste N = 40 | Gruppenmanual Group Psychodynamic Interpersonal Therapy (Tasca et al.) | 16 Sitzungen |
| | Poulsen et al., 2014 | Bulimia nervosa | 34 | CBT: N = 36 | Lunn & Poulsen | PDT: M = 72 Sitzungen<br>CBT: 20 Sitzungen |

**Tabelle 3:** Fortsetzung

| Bereich | Studie | Störung | N (PP) | Vergleichsgruppe | Konzept der psychodynamischen Therapie | Behandlungsdauer |
|---|---|---|---|---|---|---|
| | Zipfel et al., 2014 | Anorexia nervosa, Bulimia nervosa | 80 | ECBT: N = 80<br>O-TAU: N = 82 | Schauenburg et al. | PDT: M = 39.8<br>ECBT: N = 44.8<br>O-TAU: 50.8 |
| | Stefini et al., 2017 | Bulimia nervosa | 42 | CBT: N = 39 | Reich et al. (2014) | Bis zu 60 Sitzungen M = 36.6 |
| **Persönlichkeitsstörungen** | Winston et al., 1994 | Persönlichkeitsstörungen überwiegend Cluster C | 25 | Warteliste: N = 26 | Davanloo; Laikin; Winston; McCullough | 40 Sitzungen |
| | Munroe-Blum & Marziali, 1995 | Borderline-Persönlichkeitsstörung | 31 | Interpersonelle Gruppentherapie: N = 25 | Kernberg | 17 Sitzungen |
| | Bateman & Fonagy, 1999, 2001, 2009 | Borderline-Persönlichkeitsstörung | 19 | Treatment as usual: N = 19 | Bateman & Fonagy | 18 Monate |

**Tabelle 3:** Fortsetzung

| Bereich | Studie | Störung | N (PP) | Vergleichsgruppe | Konzept der psychodynamischen Therapie | Behandlungsdauer |
|---|---|---|---|---|---|---|
| | Svartberg et al., 2004 | Cluster-C-Persönlichkeitsstörungen | 25 | CBT: N = 25 | Malan; McCullough Vaillant | 40 Sitzungen |
| | Muran et al., 2005 | Cluster-C-Persönlichkeitsstörungen | 22 | Beziehungsorientierte Kurztherapie: N = 33<br>CBT: N = 29 | Pollack et al. | 30 Sitzungen |
| | Clarkin et al., 2006, 2007; Levy et al., 2006 | Borderline-Persönlichkeitsstörung | 30 | Dialektisch-Behaviorale Therapie: N = 30; supportive Therapy: N = 30 | Clarkin et al. | 12 Monate |
| | Giesen-Bloo et al., 2006 | Borderline-Persönlichkeitsstörung | 42 | 44 | Clarkin et al. | 3 Jahre |
| | Abbass et al., 2008 | Persönlichkeitsstörungen gemischt | 14 | Minimaler Kontakt: N = 13 | Davanloo; Abbass | M = 27.7 Sitzungen |

**Tabelle 3:** Fortsetzung

| Bereich | Studie | Störung | N (PP) | Vergleichsgruppe | Konzept der psychodynamischen Therapie | Behandlungsdauer |
|---|---|---|---|---|---|---|
| | Gregory et al., 2008 | Borderline-Persönlichkeitsstörung + Alkoholmissbrauch/abhängigkeit | 15 | Treatment as usual: N = 15 | Gregory & Remen | 12 Monate |
| | Bateman & Fonagy, 2009 | Borderline-Persönlichkeitsstörung | 71 | Structured Clinical Management | Bateman & Fonagy | 18 Monate |
| | Doering et al., 2010<br>Fischer-Kern et al., 2015<br>Buchheim et al., 2017 | Borderline-Persönlichkeitsstörung | 52 | Erfahrene niedergelassene Psychotherapeuten | Clarkin et al. | 12 Monate |

**Tabelle 3:** Fortsetzung

| Bereich | Studie | Störung | N (PP) | Vergleichsgruppe | Konzept der psychodynamischen Therapie | Behandlungsdauer |
|---|---|---|---|---|---|---|
| | Rossouw & Fonagy, 2012 | Selbstverletzendes Verhalten | 40 | Mentalisierungsbasierte Therapie für Adoleszente (MBT-A)<br>TAU; Routineversorgung im Feld | Fonagy | 12 Monate |
| | Salzer, Cropp, Jaeger et al., 2014 | Kombinierte Störung des Sozialverhaltens und der Emotionen | 66 | Psychoanalytisch-interaktionelle Methode (PIM)<br>TAU; unspezifische stationäre Behandlung in einer Wartelisten-Kontrollgruppe | Streeck-Fischer et al., 2016 | 34 Wochen |
| **Psychodynamische Psychotherapie plus Medikation** | McCallum & Piper, 1990 | Verlängerte oder verspätete Trauer | STPP + Medikation N = 45 | Warteliste kombiniert mit Medikation: N = 35 | Piper et al. | 12 Wochen |

**Tabelle 3:** Fortsetzung

| Bereich | Studie | Störung | N (PP) | Vergleichsgruppe | Konzept der psychodynamischen Therapie | Behandlungsdauer |
|---|---|---|---|---|---|---|
| | Wiborg & Dahl, 1996 | Panikstörung | STPP + Clomip. N = 20 | Clomip.: N = 20 | Davanloo; Malan; Strupp & Binder; Wiborg | 9 Monate |
| | De Jonghe et al., 2001 | Majore depressive Störung | STPP+ Medikation N = 106 | STPP kombiniert mit Antidepressiva-Medikation: N = 85 | Werman; Strupp & Binder; Rockland; de Jonghe et al. | Bis zu 16 Sitzungen |
| | Piper et al., 2001 | Komplizierte Trauer | STPP + Medikation N = 53 | Supportive Gruppentherapie kombiniert mit Medikation: N = 54 | McCallum, Piper & Joyce | M = 10.7<br>M = 10.6 |
| | Burnand et al., 2002 | Majore depressive Störung | STPP + Clomip. N = 35 | Clomip. alleine: N = 39 | Androli; Safran | 10 Wochen |

*Anmerkungen:* CBT = Cognitiv-behavioral Therapy; Clomip. = Clomipramin; DC = Drug Counseling = Drogenberatung; ECBT = enhanced CBT; GAS = Generalisierte Angststörung; M = durchschnittliche Sitzungsanzahl; O-TAU = optimierte Standardbehandlung; PDT = psychodynamische Therapie; PTSD = Posttraumatische Belastungsstörung; SET = supportiv-expressive Therapie; STPP = Short-term Psychodynamic Psychotherapy; VT = Verhaltenstherapie;

Als Evidenz werden wir in erster Linie randomisierte kontrollierte Studien (RCTs) anführen, diese aber durch methodisch hochwertige naturalistische Studien ergänzen (zur Diskussion um RCTs und naturalistische Studien siehe Kapitel 2.2 und 2.3).

## Depressive Störungen

**Depressive Störungen**

Für folgende manualisierten Therapieformen zur Behandlung depressiver Störungen liegt empirische Evidenz in Form von RCTs vor: Thompson et al. (1987) verwendeten in ihrer Studie zur Behandlung älterer Depressiver das Manual von Horowitz und Kaltreider (1979). Es wurden 16 bis 20 Sitzungen durchgeführt. In Studien der Sheffield-Arbeitsgruppe von Shapiro et al. (1994, 1995) und Barkham et al. (1996) wurde ein von Shapiro und Firth (1985) entwickeltes Manual psychodynamisch-interpersoneller Therapie verwendet, das auf dem Konversationsmodell von Hobson (1995) aufbaut. Die Therapie umfasste 8 bis 16 Sitzungen. In ihrer Studie zu „depressive caregivers" setzten Gallagher-Thompson und Steffen (1994) ein Manual ein, das auf den Konzepten von Mann (1973) sowie von Rose und DelMaestro (1990) basierte. Es wurden 16 bis 20 Sitzungen durchgeführt. Maina et al. (2005) orientierten sich am Konzept von Malan (1976). Die Therapie umfasste 15 bis 30 Sitzungen.

In einer Studie von Barber et al. (2012) war psychodynamische Therapie eben so wirksam wie antidepressive Medikation, aber beide Behandlungen waren nicht wirksamer als Placebo. In der Studie von Beutel et al. (2014) war supportiv-expressive Therapie Treatment as usual (Information des Hausarztes, Empfehlung Krebsberatungsstelle bzw. Medikation) bzgl. der Remission der depressiven Erkrankung deutlich überlegen.

In zwei großen Studien konnten keine Unterschiede in der Wirksamkeit zwischen psychodynamischer Therapie und kognitiver Verhaltenstherapie gefunden werden (Driessen et al., 2013; Connolly et al., 2016). Nicht-Unterlegenheit konnte allerdings in der Studie von Driessen et al. im strengen Sinn für das primäre Outcome-Maß nicht nachgewiesen werden.

Die genannten RCTs belegen die Wirksamkeit von psychodynamischer Kurztherapie bei depressiven Störungen (Thompson et al., 1987; Gallagher-Thompson et al., 1990; Gallagher-Thompson & Steffen, 1994; Shapiro et al., 1994, 1995; Barkham et al., 1996; Maina et al., 2005). In einer Metaanalyse erwies sich psychodynamische Kurztherapie als ebenso wirksam wie kognitive Verhaltenstherapie (Leichsenring, 2001). Diese Ergebnisse wurden in aktuellen Metaanalysen bestätigt (Driessen et al, 2015; Cuijpers et al., 2014).

In einer Studie zur dynamisch-interpersonellen Therapie (DIT) wurden eine Überlegenheit psychodynamischer Psychotherapie gegenüber einer Behandlung mit geringer Intensität (low intensity treatment) und eine Gleichwertigkeit zur CBT gefunden (Fonagy et al., 2019; siehe Abschnitt 1.7).

In weiteren Studien wurde die Wirksamkeit von STPP kombiniert mit psychopharmakologischer Medikation untersucht. Burnand et al. (2002) berichten, dass STPP kombiniert mit Clomipramin wirksamer war als Clomipramin allein. In einer anderen Studie erwies sich die kombinierte Therapie nicht als eindeutig überlegen (de Jonghe et al., 2001). In Ratings unabhängiger Untersucher ergaben sich keine Vorteile für die kombinierte Behandlung. Unterschiede zugunsten der Kombination fanden sich in Selbstbeurteilungsinstrumenten zur Depression.

### Komplizierte Trauer

Komplizierte Trauer

Zur Behandlung komplizierter Trauer hat die Arbeitsgruppe um Piper und McCallum Therapiemanuale entwickelt. In einer Studie von McCallum et al. (1990) war psychodynamische Kurztherapie von 12 Wochen Dauer einer Wartegruppe signifikant überlegen. In einer zweiten Studie verbesserten sich Patienten mit hoher Qualität von Objektbeziehungen bezüglich Trauerreaktionen mehr in (deutender) psychodynamische Kurztherapie als in supportiver Therapie (Piper et al., 2001). Bei Patienten mit niedriger Qualität von Objektbeziehungen war es umgekehrt. Bei allgemeinen psychiatrischen Symptomen war psychodynamische Kurztherapie überlegen. Im Durchschnitt wurden hier 10.7 Sitzungen durchgeführt.

### Angststörungen

Panikstörung und Agoraphobie

*Panikstörung und Agoraphobie.* Zur Behandlung von Panikstörung und Agoraphobie haben sich bisher zwei psychodynamische Therapiekonzepte bewährt, eines stammt von Milrod et al. (1997), das andere von Wiborg und Dahl (1996). In einem RCT von Milrod et al. (2007) erwies sich die angewendete Form psychodynamischer Kurztherapie, die nach einem Manual von Milrod et al. (1997) mit 24 Sitzungen durchgeführt wurde, als wirksamer als „angewandte Entspannung" („applied relaxation"). Auch in einer offenen Interventionsstudie (d.h. ohne Kontrollgruppe) erreichte diese Form der psychodynamischen Kurztherapie bei Panikstörungen signifikante Verbesserungen mit großen Effekten, die sich im Follow-up nach 40 Wochen als stabil erwiesen. Auch hier waren die Erfolgsraten hoch: 93 % bei Therapieende, 90 % zur Katamnese. In einem weiteren RCT war psychodynamische Therapie nach Milrod im Hinblick auf die Response-Raten ebenso wirksam wie CBT und wirksamer als angewandte Entspannung (Milrod et al., 2016). Allerdings war psychodynamische Therapie nicht in allen Zentren gleich wirksam. In einer Studie von Beutel et al. (2013)

wurden ebenfalls keine Unterschiede in der Wirksamkeit (Response-Raten) zwischen psychodynamischer Therapie nach Milrod und CBT gefunden.

In einem RCT zur Panikstörung war psychodynamische Kurztherapie kombiniert mit Clomipramin einer ausschließlichen Behandlung mit Clomipramin signifikant überlegen im Hinblick auf die Prophylaxe von Rückfällen (20 % vs. 75 %) sowie in verschiedenen Maßen der Psychopathologie (Wiborg et al., 1996). Die Therapie basierte auf einem Manual von Wiborg und Dahl, das sich an den Konzepten von Davanloo (1978), Malan (1976), Strupp und Binder (1984) orientiert.

In einem früheren RCT von Zitrin et al. (1983) und Klein et al. (1983) zur Behandlung von Agoraphobie, gemischter Phobie und einfacher Phobie war psychodynamische Kurztherapie kombiniert mit Imipramin ebenso wirksam wie Verhaltenstherapie (BT) plus Imipramin (Klein et al., 1983, S. 141). Dies betraf alle drei Formen von Phobien, für die die Autoren getrennte Auswertungen vornahmen: „In this study, contrary to our initial expectations, we found essentially no differences between BT ... and dynamically oriented ST in treating all three categories of phobia ... It was not that patients did poorly with BT; rather they did unexeptectedly well with ST." In dieser Studie wurde allerdings kein Therapiemanual verwendet.

**Soziale Phobie**

*Soziale Phobie.* Zur Behandlung der Sozialen Phobie liegen bisher drei RCTs vor, die die Wirksamkeit psychodynamischer Kurztherapie bei diesem Störungsbild belegen: In einer Studie von Knijnik et al. (2004) war eine Form psychodynamischer (Kurz-)Gruppentherapie wirksamer als ein glaubhaftes Placebo. Es wurden 12 Sitzungen durchgeführt. Das Therapiemanual ist von den Autoren entwickelt worden. In einem weiteren RCT erwies sich psychoanalytisch orientierte Kurztherapie als ebenso wirksam wie CBT (cognitiv-behavioral therapy) bei der Behandlung der Sozialen Phobie (Bögels et al., 2003). Das verwendete Therapiemanual basierte auf dem Konzept von Malan (1976).

Ein weiteres Manual zur psychodynamischen Kurztherapie der Sozialen Phobie basiert auf der supportiv-expressiven Therapie von Luborsky und wurde störungsspezifisch adaptiert (Leichsenring, Beutel & Leibing, 2007). Es wurde in einer großen vom Bundesministerium für Bildung und Forschung (BMBF) geförderten multizentrischen Studie gegen eine Form der kognitiven Verhaltenstherapie getestet (Leichsenring et al., 2009, 2014; Leichsenring, Salzer et al., 2013).

Psychodynamische Kurzzeittherapie erwies sich als ebenso wirksam wie kognitive Verhaltenstherapie in den Response-Raten und in der Reduzierung der Depression, erreichte aber etwas niedrigere Remissionsraten. Der

Unterschied war zwar statistisch signifikant, jedoch klinisch nicht bedeutsam, da er unterhalb des a priori festgelegten Schwellenwertes lag (Leichsenring, Salzer et al., 2013). In den katamnestischen Nachuntersuchungen 6, 12 und 24 Monate nach Therapieende bestanden keinerlei bedeutsame Unterschiede zwischen psychodynamischer Therapie und kognitiver Verhaltenstherapie (Leichsenring et al., 2014).

Das hier verwendete Manual wurde für die Behandlung von Jugendlichen adaptiert (Horn et al., 2010). In einer randomisiert-kontrollierten Studie (Salzer et al., 2018) erwiesen sich pyschodynamische und kognitive Verhaltenstherapie der Wartebedingung als überlegen. Bezüglich der Sozialen Phobie zeigte die Verhaltenstherapie am Ende der Therapie eine leichte Überlegenheit, die im Verlauf der Katamnese verschwand. In einer weiteren Studie erwies sich psychodynamische Therapie als ebenso wirksam wie kognitive Verhaltenstherapie (Bögels et al., 2014).

**Generalisierte Angststörung**

*Generalisierte Angststörung (GAS).* Zur Behandlung der GAS liegt eine am Konzept von Luborsky orientierte Form der psychodynamischen Kurztherapie vor (Crits-Christoph et al., 1995). Eine deutsche Version wurde von Leichsening, Winkelbach und Leibing (2005) entwickelt. In einer Pilotstudie erwies sich eine am Konzept von Luborsky orientierte Form der psychodynamischen Kurztherapie als wirksamer als eine Form der supportiven Therapie im Hinblick auf die Remissionsraten (Crits-Christoph et al., 2005). Es wurden 16 Sitzungen durchgeführt. In einer offenen Interventionsstudie haben Crits-Christoph et al. (1996) signifikante Verbesserungen bei Patienten mit GAS berichtet. Die gefundenen Prä-Post-Effektgrößen waren groß (Angst: 0.95 bis 1.99) und liegen in der Größenordnung, wie sie für kognitive Therapien berichtet werden (Crits-Christoph et al., 1996). Auch die Erfolgsquote war relativ hoch (79 %). In den meisten Outcome-Maßen erwiesen sich beide Therapieformen als gleichermaßen wirksam. In einigen Maßen ergaben sich Vorteile für die kognitive Verhaltenstherapie.

In einer Metaanalyse von Keefe et al. (2014) erwies sich psychodynamische Therapie als wirksamer als Kontrollbedingungen und als ebenso wirksam wie andere Therapien in der Behandlung von Angststörungen.

## Belastungsstörungen

**Belastungsstörungen**

Mit der Behandlung von (posttraumatischen) Belastungsstörungen hat sich auf psychodynamischer Seite vor allem Horowitz befasst. Sein Behandlungsmanual (z. B. Horowitz, 1986, 1991) wurde in verschiedenen Studien untersucht. In dem RCT von Brom et al. (1989) war die psychodynamische Kurztherapie (nach Horowitz) ebenso wirksam wie die verhaltenstherapeutische Vergleichsbedingung (systematische Desensibilisierung), und beide

Therapieformen waren einer Wartelistenbedingung überlegen. Signifikante Besserungen bei Posttraumatischen Belastungsstörungen/Anpassungsstörungen durch psychodynamische Kurztherapie wurden in den Untersuchungen von Jones et al. (1988) und Horowitz et al. (1984) demonstriert.

In einem aktuelleren RCT war psychodynamische Therapie nach Wöller einer Wartelistenbedingung überlegen und erreichte große Effekte (Steinert, Bumke et al., 2016; Steinert, Bumke et al., 2017).

## Somatoforme Störungen

Somatoforme Störungen

Zur Behandlung somatoformer Störungen haben sich v.a. die Konzepte und Manuale bewährt, die in Studien von Guthrie et al. (1991), Hamilton et al. (2000), Creed et al. (2003) sowie Monsen und Monsen (2000) verwendet worden sind. Guthrie et al. (1991), Hamilton et al. (2000) und Creed et al. (2003) setzten ein Manual ein, das sich an den Konzepten von Hobson (1995) und von Shapiro und Firth (1985) orientierte. Monsen und Monsen (2000) benutzen ein von ihnen selbst entwickeltes Manual.

In den angeführten RCTs wurde die Wirksamkeit von psychodynamische Kurztherapie bei somatoformen Störungen nachgewiesen. In diesen Studien war die angewendete Form der psychodynamischen Kurztherapie einer Kontrollbedingung (Treatment as usual) überlegen. In den Studien von Guthrie et al. (1991) und Creed et al. (2003) wurden Patienten mit Reizdarm behandelt, bei Hamilton et al. (2000) Patienten mit funktioneller Dyspepsie und bei Monsen und Monsen (2000) Patienten mit somotoformer Schmerzstörung. In den Studien von Guthrie und Hamilton wurden bemerkenswerterweise Patienten behandelt, bei denen sich vorher andere Behandlungen als wirkungslos erwiesen hatten. In diesen Studien konnte auch eine signifikante und substanzielle Reduzierung der Schmerzsymptomatik nachgewiesen werden. In der Studie von Monsen und Monsen (2000) betrug z.B. der (Prä-Post-)Effekt in der Schmerzreduzierung 1.35 (1-Jahres-Follow-up: 1.20).

Bei Patienten mit multisomatoformen Störungen war psychodynamische Therapie nach dem Konzept des Arbeitskreises PISO (2012) einer optimierten Standardbehandlung überlegen (Sattel et al., 2012),

Erfolgversprechende Ergebnisse bei Patienten, bei denen neben psychischen Problemen psychosomatische (funktionelle) Symptome vorlagen, berichtet auch Sifneos (1984) für sein Konzept der short-term anxiety-provoking psychotherapy. Er fand eine Besserungsrate von 92% (13/14). Die Ergebnisse von Sifneos müssen allerdings noch an größeren Stichproben und unter Verwendung reliabler Outcome-Maße bestätigt werden.

## Essstörungen

Bulimie

Bei der Bulimie haben sich bisher drei Formen psychodynamischer Kurzzeittherapie bewährt. Die eine basiert auf Luborskys supportiv-expressiver Therapie (SET) und wurde von Garner et al. (1993) untersucht. Eine zweite wurde von Bachar et al. (1999) eingesetzt und geprüft. In der Studie von Garner et al. (1993) war psychodynamische Kurzzeittherapie in zentralen bulimiespezifischen Maßen (Essanfälle, Erbrechen) ebenso wirksam wie kognitive Verhaltenstherapie. In einzelnen Maßen der Psychopathologie war allerdings die kognitive Verhaltenstherapie überlegen (Garner et al., 1993). In der Untersuchung von Bachar et al. (1999) war psychodynamische Kurzzeittherapie wirksamer als kognitive Therapie und wirksamer als eine Kontrollbedingung (Ernährungsberatung).

Poulsen et al. (2014) fanden psychodynamische Therapie als weniger wirksam als CBT. Allerdings war in dieser Studie das Essstörungsverhalten nicht angemessen thematisiert worden (Tasca et al., 2014). In einer weiteren Studie erwies sich psychodynamische Therapie nach Reich et al. (2014) im Unterschied dazu als ebenso wirksam wie CBT (Stefini et al., 2017).

Anorexie

*Anorexie.* Dare et al. (2001) setzten ein Therapiemanual ein, das auf den Konzepten von Malan (1976) und Dare (1995) beruht. Es wurden im Durchschnitt 25 Sitzungen durchgeführt. Es handelt sich um eine Form der psychoanalytischen Fokaltherapie. Diese Form der Therapie war einer Kontrollbedingung (low contact, „routine" treatment, TAU) signifikant überlegen. Ein Drittel (33 %) der Patienten erfüllte nach der psychodynamischen Kurzzeittherapie nicht mehr die DSM-IV-Kriterien für Anorexie. In der Kontrollgruppe (TAU) waren es dagegen nur 5 %.

Robin et al. (1999) verglichen die Behandlung von weiblichenAdoleszenten mit behavioraler systemischer Familientherapie (BFST, n = 19) und mit „Ego-oriented individual therapy" (EOIT). Beider Verfahren erwiesen sich als ingesamt gleichwertig hinsichtlich verschiedener Einstellungsmaße bezüglich der Esstörung und der Depressivität sowohl am Ende der Behandlung als auch in der 1-Jahres-Katamnese. Die BFST war hinsichtlich der Gewichtssteigerung überlegen, wobei die EOIT auch deutliche Verbesserungen erreichte.

In einem RCT erwies sich psychodynamische Therapie als ebenso wirksam wie verbesserte CBT und eine optimierte Standardbehandlung. Im Follow-up war nur die psychodynamische Therapie der optimierten Standardbehandlung überlegen, nicht dagegen die CBT (Zipfel et al., 2014).

*Binge-Eating-Störung.*Tasca et al. (2006) verglichen die kognitiv-behaviorale Gruppentherapie (GCBT, n = 47), die psychodynamisch-interpersonelle Gruppentherapie (GPIP, n = 48) sowie eine Wartekontrollgruppe (n = 40) bei insgesamt 135 Patientinnen und Patienten. Die beiden aktiven Behandlungen zeigten signifikante Verbesserungen der Binge-Eating-Symptomatik sowie im IIP (Inventar Interpersoneller Probleme) und hinsichtlich der kognitiven Einschränkung des Essens. Sie unterschieden sich auch in der 1-Jahres-Katamnese nicht. Die Wirkung der Therapie wurde moderiert durch das Geschlecht und den Bindungsstil. Bei den Completerinnen (Patientinnen, die die Therapie abgeschlossen haben) der GPIP zeigten Frauen mit höherer Bindungsangst stärkere Verbesserungen hinsichtlich des Binge-Eating. Bei den Completerinnen der GCBT war geringere Bindungsangst assoziiert mit Verbesserungen der Binge-Eating-Symptomatik.

## Persönlichkeitsstörungen

Therapiemanuale liegen sowohl für die leichteren Cluster-C-Persönlichkeitsstörungen nach DSM (vermeidend, zwanghaft, abhängig) als auch für schwere Cluster-B-Persönlichkeitsstörungen vor.

**Cluster-C-Persönlichkeitsstörung**

*Cluster-C-Persönlichkeitsstörungen.* In einer randomisierten kontrollierten Studie von Winston et al. (1994) wurde ein Manual verwendet, das sich an dem Konzept von Davanloo (1978) orientiert. Psychodynamische Kurzzeittherapie (und brief adaptive psychotherapy) von 40 Sitzungen war einer Wartegruppe bei der Behandlung einer gemischten Stichprobe von Patienten mit überwiegend Cluster-C-Persönlichkeitsstörungen überlegen. Svartberg et al. (2004) verwendeten in ihrer Untersuchung zur Behandlung von Cluster-C-Persönlichkeitsstörungen ein Therapiemanual, das auf den Konzepten von Malan (1976) und McCullough Vaillant (1997) basiert. Psychodynamische Kurzzeittherapie von 40 Sitzungen erwies sich als ebenso wirksam wie kognitive Verhaltenstherapie (Svartberg et al., 2004). In einem weiteren RCT von Muran et al. (2005) zur Behandlung von Cluster-C-Persönlichkeitsstörungen erwies sich psychodynamische Kurzzeittherapie (nach Pollack et al., 1992) als ebenso wirksam wie CBT und eine andere Therapie („brief relational therapy"). Die Therapie umfasste 30 Sitzungen.

Vinnars et al. (2005) fanden, dass eine 1 Jahr dauernde manualisierte psychodynamische Therapie (SET nach Luborsky) und eine psychodynamische Therapie „as-usual" bei Patienten mit (verschiedenen) Persönlichkeitsstörungen gleich wirksam war. Die Therapeuten in der Bedingung psychodynamische Therapie „as-usual" waren allerdings sehr erfahren.

**Cluster-B-Persönlichkeitsstörung**

*Cluster-B-Persönlichkeitsstörungen.* Auch bei der Behandlung von schweren (Cluster B) Persönlichkeitsstörungen haben sich psychodynamische Behandlungsansätze als wirksam erwiesen. In einem RCT von Woody et al. (1985) zur Behandlung von Opiatabhängigen ist eine störungsspezifisch adaptierte Form der SET von Luborsky (1984, 1995) eingesetzt worden (Luborsky et al., 1995). Bei Patienten mit antisozialer Persönlichkeitsstörung war psychodynamische Kurzzeittherapie kombiniert mit Drogenberatung wirksamer als Drogenberatung allein. Munroe-Blum und Marziali (1995) verglichen eine am Konzept von Kernberg (1983) orientiert psychodynamische Kurzzeittherapie mit einer interpersonellen Gruppentherapie bei Patienten mit einer Borderline-Persönlichkeitsstörung. Beide Verfahren erwiesen sich als gleich wirksam. Bateman und Fonagy (2004) haben eine Mentalisierungsbasierte Therapie (MBT) für Patienten mit Borderline-Persönlichkeitsstörung entwickelt. Diese Therapieform war in einer Studie von Bateman und Fonagy (1999, 2001, 2009) einer Kontrollbedingung (Treatments as usual, TAU) signifikant überlegen. Die Behandlungsdauer betrug 18 Monate, ging also über den Umfang einer Kurzzeittherapie hinaus, was bei Patienten mit Borderline-Persönlichkeitsstörung angemessen ist Die positiven Veränderungen ließen sich auch 5 Jahre nach Ende der Therapie noch nachweisen (Bateman & Fonagy, 2009). In einer weiteren randomisierten kontrollierten Studie (Bateman & Fonagy, 2009) wurden 134 Patienten mit Borderline-Persönlichkeitsstörung entweder über 18 Monate ambulant mit der MBT behandelt oder erhielten eine niederschwellige manualisierte psychiatrische Behandlung (Structured Clinical Management, SCM; Bateman & Krawitz, 2013). Beide Gruppen verbesserten sich signifikant, wobei die MBT in den meisten Outcome-Parametern überlegen war. In einem RCT könnte die Wirksamkeit der in Deutschland häufig angewendeten psychoanalytisch-interaktionellen Therapie bei Patienten mit Cluster-B-Persönlichkeitsstörungen im stationären Setting nachgewiesen werden (Leichsenring et al., 2016).

**Übertragungsfokussierte Psychotherapie (TFP)**

Die Arbeitsgruppe um Kernberg und Clarkin haben zur Behandlung der Borderline-Persönlichkeitsstörung die Übertragungsfokussierte Psychotherapie (Transference-Focused Psychotherapy, TFP) entwickelt. In einer Studie von Clarkin et al. (2007) war TFP (von 1 Jahr Dauer) ebenso wirksam wie Dialektisch-Behaviorale Therapie (DBT) und Supportive Psychotherapie (SPT). In Maßen, die sich auf die Entwicklung von Bindungsmustern beziehen, war TFP sogar überlegen (Levy et al., 2006). In einer Vergleichsuntersuchung von TFP vs. Schemafokussierter Therapie (SFT) zeigten beide Gruppen signifikante Verbesserungen, SFT war jedoch signifikant überlegen (Giesen-Bloo et al., 2006) – diese Studie wurde allerdings aufgrund methodischer Schwächen bei der Ausbildung und Supervision der TFP-Therapeuten kritisiert (Yeomans, 2007). In einer deutsch-österreichischen Untersuchung wurde TFP mit Psychotherapie durch erfahrene Psychotherapeuten „im Feld" verglichen (Doering et al., 2010). Dabei erwies sich TFP als signifikant überlegen bzgl. der diagnostischen Kriterien des DSM-IV, dem psychosozialen Funktionieren, dem Strukturniveau der Persönlichkeit und Suizidversuchen. Darüber hinaus zeigte sich auch in dieser Studie, dass die TFP die Mentalisierungsfähigkeit (gemessen mit der Reflective Functioning Scale) und die Bindungsrepräsentation (gemessen mit dem Adult Attachment Interview) signifikant stärker verbessern kann als in der Kontrollgruppe (Fischer-Kern et al., 2015; Buchheim et al., 2017).

In einer weiteren Studie erreichte eine weitere Form psychodynamischer Therapie (Dynamic Deconstructive Psychotherapy, DDP) bei Patienten mit Borderline-Persönlichkeitsstörung und komorbidem Alkoholmissbrauch oder Alkoholabhängigkeit signifikante Verbesserungen in primären Outcome-Maßen (parasuizidales Verhalten, Alkoholmissbrauch, Hospitalisierungsdauer), die in einer TAU-Gruppe nicht erreicht wurden (Gregory et al., 2008). Im direkten Vergleich bestanden hier allerdings keine signifikanten Unterschiede zwischen den beiden Therapiegruppen. In einigen sekundären Outcome-Maßen (Depressivität, Borderline-Pathologie) war DDP TAU auch in direktem Vergleich überlegen. Die Therapiedauer betrug 1 Jahr. Allerdings waren die Stichproben nicht groß (jeweils N=15), und weitere Studien sind erforderlich, um die Ergebnisse zu bestätigen. In einer weiteren Studie erwies sich psychodynamische Kurzzeittherapie nach Davanloo in einer gemischten Stichprobe von Patienten mit Persönlichkeitsstörungen als signifikant wirksamer als eine Warteguppe („minimal contact") in allen Outcome-Maßen (Abbass et al., 2008). Die Behandlung wurde anhand eines Manuals von Abbass durchgeführt. Die Patienten der Warteliste erreichten nach Einschluss in die Behandlungsgruppe vergleichbare Ergebnisse. Die Therapieergebnisse erwiesen sich in einem Follow-up 2.1 Jahre nach Therapieende als stabil. Die Anzahl der Persönlichkeitsstörungsdiagnosen reduzierte sich im Follow-up um 83 %. Die Behandlung erwies sich als kosteneffizient.

Darüber hinaus wurden zwei Ansätze zur Psychotherapie bei Adoleszenten mit Borderline-Persönlichkeitsstörung bzw. deren Vorläufer empirisch überprüft. Rossouw und Fonagy (2012) konnten in einer randomisiert-kontrollierten Studie zeigen, dass die *Mentalisierungsbasierte Therapie für Adoleszente (MBT-A)* signifikant wirksamer ist als Treatment as usual (TAU), was für selbstverletzende Jugendliche belegt wurde, wobei u. a. Borderlinezüge bzw. -symptome verbessert werden konnten. Salzer, Cropp, Jaeger et al. (2014) konnten in einer randomisiert-kontrollierten Studie im stationären Rahmen zeigen, dass Adoleszente mit kombinierter Störung des Sozialverhaltens und der Emotionen signifikant besser von der *psychoanalytisch-interaktionellen Methode* (PIM; Streeck-Fischer et al., 2016) profitieren als die unspezifisch behandelte Kontrollgruppe. Für eine kleinere Stichprobe mit Adoleszenten, die die Diagnose einer Borderline-Persönlichkeitsstörung erfüllten, konnte in einer unkontrollierten Studie ebenfalls die Wirksamkeit der PIM im stationären Rahmen belegt werden (Salzer, Cropp & Streeck-Fischer, 2014).

**Mentalisierungsbasierte Therapie für Adoleszente (MBT-A)**

**Psychoanalytisch-interaktionelle Methode (PIM)**

Ein Manual zur Behandlung multipler Persönlichkeitsstörung und dissoziativer Störungen ist von Kluft (1995) vorgelegt worden. Empirische Studien liegen unseres Wissens dazu bisher noch nicht vor.

### Substanzabhängigkeit und -missbrauch

Missbrauch und Abhängigkeit

In einem RCT von Sandahl et al. (1998) war psychodynamische Kurztherapie bei Alkoholmissbrauch ebenso wirksam wie kognitive Verhaltenstherapie. Es wurden 15 Sitzungen durchgeführt. Für die Behandlung von Opiatabhängigkeit haben Luborsky, Woody, Hole und Velleco (1995) eine störungsspezifisch adaptierte Form der SET entwickelt. Ein solches Manual liegt auch für die Behandlung von Kokainabhängigkeit vor (Mark & Faude, 1995). In einem RCT von Woody et al. (1983, 1987, 1990) zur Behandlung von Opiatabhängigkeit waren sowohl diese Form der SET als auch kognitive Verhaltenstherapie, beide kombiniert mit Drogenberatung, gleichermaßen wirksam und einer alleinigen Drogenberatung signifikant überlegen. In einem weiteren RCT zur Behandlung von Opiatabhängigkeit war die störungsspezifische SET ebenfalls einer alleinigen Drogenberatung signifikant überlegen (Woody et al., 1995). In einem RCT von Crits-Christoph et al. (1999, 2001) zur Behandlung von Kokainabhängigkeit erzielte psychodynamische Kurzzeittherapie signifikante Verbesserungen und war ebenso wirksam wie CBT (beide kombiniert mit Gruppendrogenberatung). Beide Therapieformen waren allerdings einer Kombination von Einzel- und Gruppendrogenberatung bezüglich des Drogengebrauchs unterlegen, im Hinblick auf psychosoziale Outcome-Variablen bestand dieser Unterschied jedoch nicht (Crits-Christoph et al., 2001).

### Patienten mit selbstverletzendem Verhalten

Selbstverletzung

Zur Behandlung von Patienten, die sich absichtlich selbst vergifteten, haben Guthrie et al. (2001) ein Therapiemanual entwickelt, das sich an den Konzepten von Hobson (1995) und Shapiro und Firth (1985) orientiert. In einem RCT von Guthrie et al. (2001) berichteten Patienten, die sich absichtlich selbst vergiftet hatten, nach psychodynamischer Kurztherapie signifikant weniger Suizidgedanken und Versuche, sich selbst zu schädigen als eine Kontrollbehandlung („Treatment as usual").

### „High utilizers of psychiatric services"

In einem weiteren RCT zeigten Guthrie et al. (1999), dass STPP bei Patienten, die in hohem Maße psychiatrische Versorgungsdienste in Anspruch nahmen („high utilizers of psychiatric services"), einer Kontrollbehandlung (TAU) bezüglich einer Reduzierung der psychischen Belastung und einer Besserung des soziales Funktionierens signifikant überlegen war. Dieses Ergebnis hat auch Bedeutung im Hinblick auf die Reduzierung von Krankheitskosten durch STPP.

## 3.3 Neurobiologische Veränderungen durch psychodynamische Psychotherapie

**Psychodynamische Psychotherapie beeinflusst Hirnfunktionen**

Mit der rapiden Entwicklung moderner Bildgebungsverfahren von Stoffwechsel und Durchblutung des Gehirns wurden zunehmend Studien zu Veränderungen durch Psychotherapie durchgeführt. Man hoffte dadurch das Verständnis für mögliche Ansatzpunkte von Psychotherapie zu verbessern und patientenseitig Prädiktoren für das Ansprechen auf Psychotherapie zu erhalten. Umfassende Übersichtsarbeiten mit vorwiegend kognitiv-behavioralen und medikamentösen Behandlungen ergaben eine Normalisierung auffälliger Befunde mit Besserung der Symptomatik. Die Übersicht von Abbass et al. (2014) fasste erstmals 11 Studien mit insgesamt 210 Teilnehmern zusammen, die mit psychodynamischen Verfahren behandelt worden waren. Eingeschlossen wurden insgesamt 116 Patienten mit Depressionen (Buchheim et al., 2012), Panikstörungen (Beutel et al., 2010), somatoformen Störungen (deGreck et al., 2013) und Borderline-Persönlichkeitsstörungen. Zusammengefasst kam es unter psychodynamischer Psychotherapie zur Normalisierung von synaptischer oder metabolischer Aktivität in Arealen, deren Funktion bei den jeweiligen Störungen auffällig waren, limbischen Arealen, Mittelhirnregionen und dem präfrontalen Kortex. Diese Veränderungen gingen einher mit der Verbesserung der klinischen Befunde. Daher folgerten die Autoren, dass psychodynamische Therapie auch auf Hirnfunktionen messbare Effekte hat. Zukünftige Forschung wird zeigen, wie weit es gelingt, neurobiologische Prädiktoren für das Ansprechen auf bestimmte psychotherapeutische Interventionen zu ermitteln.

## 3.4 Zur Wirksamkeit von psychodynamischen Online-Interventionen

Internetbasierte kognitive Verhaltenstherapie (ICBT) hat breite Akzeptanz als wirksame Intervention für eine Vielzahl psychischer Erkrankungen gefunden (Andersson & Titov, 2014). Befürworter argumentieren, dass Online-Behandlungen vergleichbar wirksam wie „Face-to-face"-Behandlungen sind. Sie sind unabhängig von Zeit und Raum, leicht zugänglich und fördern die Selbstenthüllung von schambesetzten Inhalten, z. B. durch traumatisierte Personen (Roesler, 2017). Psychodynamische Kliniker hingegen zweifeln, ob eine therapeutische Beziehung oder Übertragung als Kernmerkmal psychodynamischer Psychotherapie über das Internet möglich ist. Schließlich ist der Kontakt gewöhnlich anonym, zeitverzögert (asynchron), es fehlen nonverbale Kanäle der Kommunikation und der dadurch vermittelte emotionale Kontakt, und der Nutzer hat ein hohes Maß an Kontrolle (kann etwa die Kommunikation leicht beenden). Daher erachtete Roesler (2017) kürzlich internetbasierte Ansätze als „[...] geeigneter für kognitiv-behaviorale Behandlungen, wo Psychotherapie zu einem großen Teil auf der Vermittlung hilfreicher Informationen beruht“ (S. 374).

In einer randomisierten kontrollieren Studie wiesen erstmals Johansson et al. (2013) eine gute Wirksamkeit eines psychodynamischen Online-Selbsthilfeprogramm für Patienten mit Depressionen und Angststörungen nach. Aufbauend auf dem psychoanalytischen Affektphobie-Modell (McCullough & Andrews, 2001) werden Teilnehmer über einen Zeitraum von ca. 12 Wochen anhand von Texten, Patientenbeispielen und Übungen (Selbstbeobachtung, Selbstexposition, Achtsamkeit) darin unterwiesen, ihren Zugang, Ausdruck und Mitteilung von Emotionen mit minimaler therapeutischer Unterstützung zu verbessern. Während die schwedischen Autoren die Studienteilnehmer über das Internet rekrutierten, randomisierten Zwerenz, Becker, Johansson et al. (2017) in einer Pilotstudie 82 Patienten nach stationärer Psychotherapie zur Teilnahme an der deutschen Adaptation (Kraft eigener Emotionen Nutzen, KEN Online) oder einer Wartekontrollgruppe. Unabhängig davon, ob sie sich zusätzlich in ambulanter Psychotherapie befanden, profitierten Teilnehmer deutlich hinsichtlich Symptombelastung, Lebensqualität und emotionaler Kompetenz.

Auf der Grundlage der supportiv-expressiven Therapie entwickelte die Arbeitsgruppe eine therapeutische Schreibintervention. Angeleitet durch die Fragen nach ihrem Wunsch, den Reaktionen des Anderen und den Reaktionen des Selbst schildern Patienten über 12 Wochen bedeutsame Beziehungserfahrungen im Rahmen wöchentlicher Blogs, die von ihrem „Online-Therapeuten“ im Sinne eines zentralen Beziehungskonflikt-Themas interpretiert und kommentiert werden. In einer großangelegten randomisierten kontrollierten Studie mit 664 Rehabilitanden aus psychosomatischer, kardiologischer und orthopädischer Rehabilitation konnte störungsübergreifend eine bessere subjektive Erwerbsprognose, verringerter Distress und bessere Lebensqualität erzielt werden (Zwerenz, Becker, Gerzymisch et al., 2017).

Es entwickelte sich im Laufe der internetbasierten Intervention ein therapeutischer Prozess, der maßgeblich durch die Qualität der therapeutischen

Beziehung geprägt wird. Nach den bisherigen Erfahrungen ist es wichtig, Therapeutinnen anhand dieser Erfahrungen speziell zu schulen (Beutel et al., 2018). Eine deutlich verbesserte und anhaltendere Wirksamkeit fanden sich für die Kombination zwischen stationärer psychodynamischer Psychotherapie mit Online-Selbsthilfe im Rahmen von Blended-care-Konzepten in der Depressionsbehandlung (Zwerenz, Becker, Knickenberg et al., 2017). Systematische Studien zur Kombination mit Online-Selbsthilfe stehen für den ambulanten Bereich psychodynamischer Therapien noch aus.

# 4 Psychotherapieforschung und psychotherapeutische Praxis

## 4.1 Wirkfaktoren der Psychotherapie

In Kapitel 2 wurden die für Wirksamkeitsnachweise von Psychotherapien verwendeten wissenschaftlichen Strategien kritisch diskutiert. In Kapitel 3 wurden empirische Untersuchungen referiert, die belegen, dass (psychodynamische) Psychotherapie wirksam ist. Hier soll nun beleuchtet werden, welche Faktoren es sind, die die Wirksamkeit von Psychotherapie bedingen.

**Dodo-Bird-Hypothese und allgemeine Wirkfaktoren**

Bereits 1936 prägte Saul Rosenzweig das bis heute viel zitierte Wort vom Dodo-Bird, der im Kinderbuch *Alice in Wonderland* zu dem Schluss kommt: „Everybody has won and all must have prizes“[3]. Ohne die empirische Wissensbasis, über die wir heute verfügen, nahm Rosenzweig an, dass es keine relevanten Unterschiede in der Wirksamkeit verschiedener Psychotherapien gibt, da allgemeine Wirkfaktoren („common factors“) von wesentlich größerer Bedeutung für den Therapieerfolg sind als die spezifischen Techniken einzelner Ansätze: „Pursuing this line of inquiry it is soon realized that besides the intentionally utilized methods and their consciously held theoretical foundations, there are inevitably certain *unrecognized factors* in any therapeutic situation – factors that may be even more important than those being purposely employed.“[4] (S. 412).

Jahrzehnte später hat Rosenzweigs Hypothese eine erstaunlich weitreichende empirische Bestätigung erfahren: Eine ganze Reihe von Metaanalysen über hunderte von Therapiestudien hat ergeben, dass der empirische Vergleich verschiedener Psychotherapieformen so gut wie nie eine eindeu-

3 „Alle haben gewonnen, jeder bekommt einen Preis.“

4 „Vefolgt man diesen Ansatz, wird schnell klar, dass neben den zielgerichtet eingesetzten Methoden und deren bewussten theoretischen Grundlagen unvermeidlich bestimmte unerkannte Faktoren in jeder therapeutischen Situation wirksam sind – Faktoren, die möglicherweise sogar bedeutsamer als die zweckgerichtet eingesetzten sind.“

tige Überlegenheit der einen Therapie über die andere erbracht hat. In der Regel ließen sich die ohnehin niedrigen Effekte auf methodische Schwächen der Studie, wie zum Beispiel Allegiance-Effekte (methodischer Einfluss der Voreingenommenheit der Untersucher für eine der untersuchten Therapiemethoden), zurückführen (siehe z.B. Munder et al., 2013; Wampold et al., 2018; Luborsky et al., 2002). Wampold et al. (2018) kommen zu dem Schluß: „Das Fehlen systematischer Unterschiede zwischen einer Vielzahl von Psychotherapien lässt Zweifel an der Hypothese laut werden, dass vorzugsweise ganz bestimmet Komponenten für gesonderte Störungen für die robuste Wirksamkeit der Psychotherapie verantwortlich sind." (S. 206).

In erstaunlicher Voraussicht benannte Rosenzweig die von ihm hypostasierten „unerkannten Faktoren". Er nahm an, dass nicht verbalisierte Aspekte der therapeutischen Beziehung in Zusammenhang mit der Persönlichkeit des Therapeuten die Psychotherapie entscheidend beeinflussen, dabei betonte er bereits die Passung der Persönlichkeiten von Patient und Therapeut. Darüber hinaus hob er die Tatsache hervor, dass der Therapeut ein schlüssiges theoretisches Modell von Veränderung durch Psychotherapie haben sollte, dem er in seinem therapeutischen Handeln folgt. Solange dies der Fall ist, sei es weitgehend bedeutungslos, welcher therapeutischen Schule er anhänge: „In conclusion it may be said that given a therapist who has an effective personality and who adheres in his treatment to a system of concepts which he has mastered and which is in one significant way or another adapted to the problems of the sick personality, then it is of comparatively little consequence what particular method that therapist uses."[5] (S. 414 f.). Allerdings, so schränkte Rosenberg ein, benötigten unterschiedlich psychische Störungen unterschiedliche Formen der Therapie, so dass ein Therapeut über ein möglichst breites Repertoire an Methoden verfügen sollte.

**Allgemeine Wirkfaktoren:**

Die eingesetzte Behandlungsmethode ist für den Behandlungserfolg von untergeordneter Bedeutung. Andere Wirkfaktoren, die den Patienten, den Therapeuten und deren Beziehung zueinander betreffen, sind von weit größerem Einfluss.

5 „Zusammenfassend kann man sagen, dass es bei einem Therapeuten mit einer wirksamen Persönlichkeit, der einem Behandlungskonzept folgt, das er beherrscht, und der sich auf die ein oder andere Weise adäquat auf die Probleme der gestörten Persönlichkeit einstellen kann, vergleichsweise unbedeutend ist, welche spezielle Therapiemethode er einsetzt."

**Carl R. Rogers – Voraussetzungen für das Gelingen einer Psychotherapie**

Rosenbergs Hypothese von den allgemeinen Wirkfaktoren in der Psychotherapie wurde in der Folgezeit mehr und mehr aufgegriffen. Carl R. Rogers war einer der Ersten, der sich empirisch mit diesen Faktoren auseinandersetzte und bereits 1957 Voraussetzungen für das Gelingen einer Psychotherapie im Sinne einer „konstruktiven Persönlichkeitsveränderung" formulierte: (1) Zwei Personen befinden sich miteinander in einer Beziehung, (2) der Klient befindet sich in einem Zustand der Inkongruenz, ist verletzlich oder ängstlich, (3) der Therapeut ist kongruent bzw. integriert in der Beziehung, (4) der Therapeut bringt dem Klienten bedingungslose Wertschätzung entgegen, (5) der Therapeut zeigt empathisches Verstehen für das innere Bezugssystem und Streben des Klienten und drückt dies ihm gegenüber aus und (6) es gelingt dem Therapeuten, ein Mindestmaß seines empathischen Verstehens und seiner Wertschätzung für den Klienten zu kommunizieren (S. 96).

**Die therapeutische Beziehung**

Das vielgestaltige Konzept der *therapeutischen Beziehung* („alliance") definierte Wampold (2001) wie folgt: (a) eine affektive Beziehung des Klienten zum Therapeuten, (b) Fähigkeit und Motivation des Klienten, die Arbeit gemeinsam mit dem Therapeuten zu leisten, (c) die empathische Reaktion und das Engagement des Therapeuten in der Beziehung zum Klienten und (d) Einigkeit zwischen Klient und Therapeut bezüglich Zielen und Aufgaben der Therapie (S. 150).

In der Psychotherapieforschung wurde immer wieder die Qualität der therapeutischen Beziehung als allgemeiner Wirkfaktor identifiziert und es konnte in einer Vielzahl von Untersuchungen deren Bedeutung für den Erfolg einer Psychotherapie belegt werden. Durchaus im Sinne von Rogers nennen Wampold et al. (2018) eine Reihe von „gemeinsame Faktoren" in der Psychotherapie, die mehr oder weniger direkt mit der Qualität der therapeutischen Beziehung in Verbindung stehen und allesamt einen wichtigen Effekt auf den Outcome der Therapie haben (vgl. Tab. 4). In einer jüngst erschienen Metaanlyse von 295 Studien und mehr als 30 000 Patienten berechneten Flückiger et al. (2018) eine mittlere globale Effektstärke von $d=0.579$ für die Alliance.

Im Folgenden wird auf Faktoren Bezug genommen, die nicht spezifisch für bestimmte Therapieformen sind, aber nicht primär die therapeutische Beziehung, sondern entweder die Person des Patienten oder die des Therapeuten betreffen.

**Allegiance**

Als weiterer wesentlicher allgemeiner Wirkfaktor von Psychotherapie hat sich die sog. *Allegiance* erwiesen, d.h. das Ausmaß, in dem der Therapeut von der Wirksamkeit der Methode, die er anwendet, überzeugt ist – auch diesen Aspekt hatte Rosenzweig 1936 bereits formuliert. Eine Reihe von Untersuchungen und Metaanalysen konnte durchgehend hohe Allegiance-

**Tabelle 4:** Effektgrößen der gemeinsamen Faktoren (Wampold et al., 2018, S. 268)

| Faktor | Anzahl Studien | Anzahl Patienten | Effekt-größe *d* | % der Variabilität in Therapie-ergebnissen |
|---|---|---|---|---|
| Gemeinsame Faktoren | | | | |
| Allianz[a] | 190 | >14000 | 0.57 | 7.5 |
| Empathie[b] | 59 | 3599 | 0.63 | 9.0 |
| Zielkonsens/Zusammenarbeit[c] | 15 | 1302 | 0.72 | 11.5 |
| Akzeptanz/Bestätigung[d] | 18 | 1067 | 0.56 | 7.3 |
| Kongruenz/Echtheit[e] | 16 | 863 | 0.49 | 5.7 |
| Erwartungen in der Therapie[f] | 46 | 8016 | 0.24 | 1.4 |
| Kulturelle Adaptation evidenzbasierter Therapien[g] | 21 | 950 | 0.32 | 2.5 |

*Anmerkungen:* [a] Horvath et al. (2011a, 2011b), [b] Elliott et al. (2011), [c] Tryon & Winograd (2011), [d] Farber & Doolin (2011), [e] Kolden et al. (2011), [f] Constantino et al. (2011), [g] Benish, Quintana & Wampold (2011).

Effekte auf den Therapieerfolg nachweisen, wobei die Effektstärken bis d=0.65 reichten (zur Übersicht siehe Wampold, 2001, S. 159–183). Wichtiger als die Art der Psychotherapie, die ein Therapeut anwendet, ist also offenbar das Ausmaß, in dem er von seiner Therapieform überzeugt ist. Von der Allegiance des Therapeuten ist die Allegiance des Forschers zu unterscheiden, die einen nicht zu unterschätzenden Einfluss auf die Ergebnisse der Wirsamkeitsstudien hat. In einer Metaanlyse von insgesamt 30 Metaanlysen fanden Munder et al. (2013) einen mittleren Effekt von d=0.54.

**Alliance und Allegiance als entscheidende Wirkfaktoren:**

Die Qualität der therapeutischen Beziehung (Alliance), das Ausmaß, in dem der Therapeut von seiner Methode überzeugt ist (Allegiance) und seine individuelle Kompetenz sind entscheidende Wirkfaktoren der Psychotherapie.

**Die Person des Therapeuten**

Die *Person des Therapeuten* ist auch für sich genommen eine der wichtigen Einflussgrößen in der Psychotherapie. Alter, Geschlecht und ethnische

Zugehörigkeit prägen ebenso wie Persönlichkeit, Coping-Strategien, Werte, Haltungen, Überzeugungen und kulturspezifische Einstellungen des Therapeuten die Behandlung und deren Erfolg (Beutler et al., 2004). Darüber hinaus stellt die *Kompetenz* („competence") des Therapeuten einen zentralen Bestandteil der Therapie dar: Welche therapeutischen Fähigkeiten bringt er mit, inwieweit gelingt es ihm, relevante Aspekte der Therapiesituation adäquat wahrzunehmen und darauf zu reagieren? Als relevante Aspekte werden dabei unter anderem angesehen: Klientenvariablen, z.B. Schweregrad der Störung, die spezifischen Probleme des individuellen Klienten, die Lebenssituation und -belastungen des Klienten, die Therapiephase und bereits erzielte Besserung sowie Sensibilität und Timing der Interventionen in der einzelnen Therapiesitzung (Waltz et al., 1993, S. 620). Natürlich sind die Therapeuteneffekte untrennbar mit der therapeutischen Ausbildung, Ausrichtung und Allegiance des Therapeuten verbunden und stehen in enger Beziehung zu seiner Fähigkeit, eine tragfähige Allianz mit dem Patienten aufzubauen. Schätzte man die Therapeuteneffekte früher höher ein, so geht man heute auf dem Boden gewachsener Evidenz von einem Anteil von 5% am Therapie-Outcome aus, der den Therapeuteneffekten zukommt (Baldwin & Imel, 2013).

**Patientenvariablen**

Es liegt auf der Hand, dass der *Patient* selbst großen Einfluss auf den Therapieerfolg hat (Lambert & Barley, 2002; Clarkin & Levy, 2004; Bohart & Wade, 2013). Zunächst stellt die Tatsache, dass der Patient überhaupt eine Therapie aufsucht, die conditio sine qua non dar. Aktuelle psychosoziale Belastungen („emotionaler Distress") und psychopathologische Symptome sind die wichtigsten Motivatoren für die Aufnahme einer Psychotherapie; Frauen und jüngere Menschen sind eher dazu bereit als Männer und ältere Menschen. Das Verbleiben in der Therapie ohne vorzeitigen Abbruch hängt von der sozialen Schicht ab (Patienten aus niedrigeren Schichten brechen häufiger die Behandlung ab) und darüber hinaus natürlich von der Psychopathologie (Clarkin & Levy, 2004). Es versteht sich von selbst, dass die Diagnose einen Einfluss auf den Erfolg der Psychotherapie hat, wobei die Komorbidität und die Schwere der Störung von mindestens ebenso großer Bedeutung sein dürften: Eine komorbide Persönlichkeitsstörung verschlechtert die Prognose von Achse-I-Störungen, Symptomschwere und Ausmaß der psychosozialen Beeinträchtigung haben sich durchwegs als wichtige Prädiktoren des Therapieergebnisses erwiesen. Entgegen früherer Erwartungen haben Alter, Geschlecht und Intelligenz keinen Effekt auf den Erfolg einer Psychotherapie (Clarkin & Levy, 2004).

Neben der Art und Schwere der Erkrankung sowie den soziodemografischen Charakteristika spielt insbesondere der Erwartungseffekt eine Rolle. Dieser wurde häufig auch als „Placeboeffekt" bezeichnet, da er in Psychotherapievergleichsstudien bei Kontrollgruppen gemessen wird. Inzwischen wird dieser Ansatz kritisiert, da jede Kontrollgruppe, die eine psychosoziale Intervention erhält, auch von allgemeinen, unspezifischen Therapieeffekten profitiert und natürlich jede Psychotherapie auch Placeboeffekte mit sich bringt. Am ehesten lässt sich dieser Effekt im Vergleich von Psychotherapie vs. Kontrollbedingung vs. keine Therapie erfassen. Metaanalysen, die sich an diesem Vergleich orientiert haben, ergaben Effektstärken von d=0.4 bis 0.6, was etwa der Hälfte der durchschnittlichen Effekte spezifischer Psychotherapien entspricht, die bei d=0.8 liegen (Barker et al., 1988; Bowers & Clum, 1988; Wampold, 2001; Wampold et al., 2005). Auch wenn weiterhin umstritten ist, ob sich von Placebo sprechen lässt, wenn Patienten eine unspezifische Psychotherapie erhalten (siehe z.B. Kirsch, 2005; Lambert, 2005), so kann doch festgehalten werden, dass die bloße Tatsache, dass ein Patient überhaupt in Psychotherapie geht, bereits zu beträchtlichen Effekten führt.

Es wurde bereits erwähnt, wie wichtig die therapeutische Beziehung für den Erfolg der Behandlung ist. Da der Patient einer der beiden Beziehungspartner ist, verwundert es nicht, dass seine Beziehungsfähigkeit, die Qualität seiner Beziehungen und sein Bindungsstil die therapeutische Beziehung prägen und damit den Behandlungserfolg beeinflussen: Kann sich der Patient auf die Beziehung zum Therapeuten einlassen, kann er sich auf die gemeinsame Arbeit einlassen und kann er diese für sich nutzen? Für die Fähigkeit, den therapeutischen Prozess für sich nutzbar zu machen, wurde der Begriff Reaktanz („reactance") eingeführt, dem steht der Widerstand („resistance") entgegen. Beides sind zentrale Patientenvariablen innerhalb der Therapie (Clarkin & Levy, 2004).

**Umfeldvariablen**

Zusätzlich wirkt das soziale Umfeld des Patienten unabhängig von der Psychotherapie auf sein Befinden, wenn er beispielsweise eine neue Partnerschaft eingeht, einen neuen Arbeitsplatz bekommt oder seine Angehörigen auf die durch die in der Therapie erzielten Veränderungen reagieren. Diese Effekte sind für sich genommen allerdings schwer zu quantifizieren.

**Individuelle Persönlichkeit beeinflusst Therapieergebnis:**

Die individuelle Persönlichkeit des Patienten, seine Fähigkeit, sich auf eine therapeutische Beziehung einzulassen, und nicht zuletzt Art und Schwere seiner Störung beeinflussen das Therapieergebnis in hohem Maße.

**Anteile der Wirkfaktoren am Therapie-Outcome**

Vor dem Hintergrund dieser Ergebnisse der Psychotherapieforschung schätzte Lambert (1992) die Anteile der Wirkfaktoren in der Psychotherapie ein, wobei er „außertherapeutischen Faktoren" mit 40% die größte

Bedeutung zuschrieb. Diesen rechnete er die Patientenvariablen (außer der Erwartung) und die sozialen Umfeldvariablen (z. B. persönliche Beziehungen, soziale Unterstützung, berufliche Situation) zu. Den Effekt der allgemeinen Wirkfaktoren bezifferte er mit 30 %, den der Erwartung des Patienten ebenso wie den der spezifischen psychotherapeutischen Technik mit je 15 % (vgl. Abb. 1).

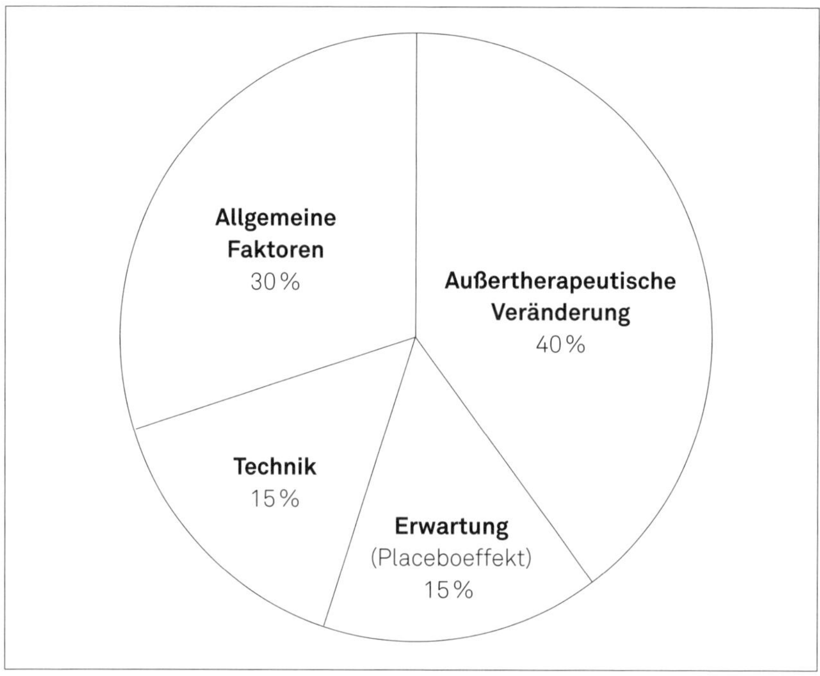


**Abbildung 1:** Wirkfaktoren der Psychotherapie nach Lambert (1992)

Wampold (2001) kritisierte die Schätzung Lamberts 9 Jahre später als zu ungenau und legte eine eigene empirische Bestimmung der Wirkfaktoren vor, in der die unspezifischen Therapieeffekte mit 70 % den weitaus größten Varianzanteil ausmachten. Diese beinhalten in Wampolds Modell die wichtigen Therapeutenvariablen und den Einfluss der therapeutischen Beziehung. Die spezifischen Therapieeffekte lagen nach Wampold bei höchstens 8 %, die restliche, unerklärte Varianz (22 %) beinhaltete in Wampolds Modell u. a. die Patienteneffekte (vgl. Abb. 2). Neuerdings spricht Wampold den spezifischen Faktoren nur noch maximal 1 % an Varianzaufklärung zu (Wampold et al., 2018).

**Das Kontextmodell**

Welcher Einschätzung man auch folgen mag, nicht mehr von der Hand zu weisen ist die Tatsache, dass die therapeutische Technik bzw. Methode für

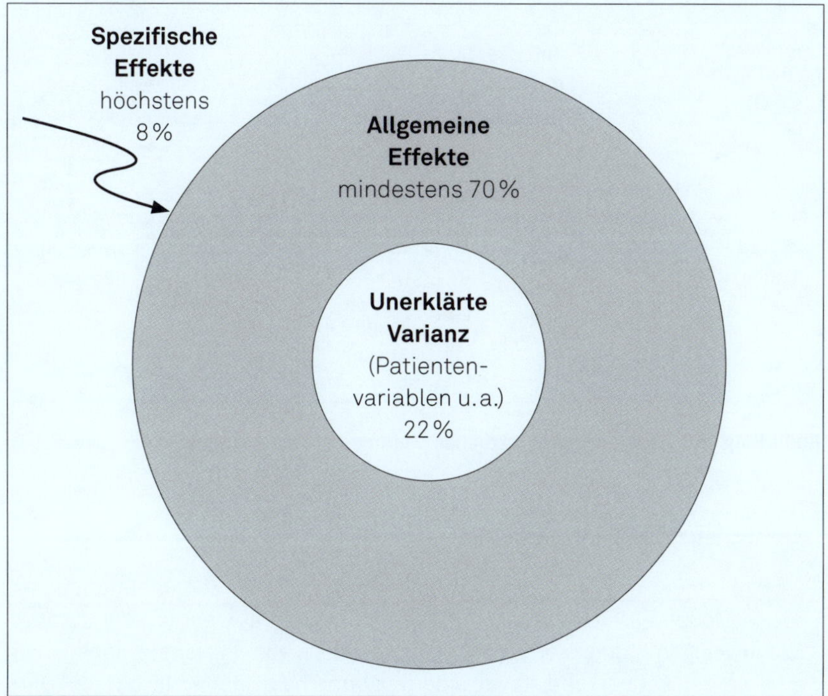


**Abbildung 2:** Wirkfaktoren der Psychotherapie nach Wampold (2001)

sich genommen nur eine geringe, die Persönlichkeit von Therapeut und Patient sowie deren Beziehung zueinander dagegen eine große Bedeutung für den Erfolg einer Psychotherapie haben. Darüber hinaus entwickelt sich die Psychotherapieforschung mehr und mehr dahin, die einzelnen Variablen und Einflussgrößen nicht als separate Wirkfaktoren zu untersuchen, sondern deren Interaktion als ein komplexes Modell zu erfassen. Wampold (2001; Wampold et al., 2018) propagierte ein Kontextmodell („contextual model") der Psychotherapie, wobei er sich auf Brody (1980) und insbesondere auf Frank und Frank (1991) berief (vgl. Abb. 3). Dieses Modell geht davon aus, dass spezifische und allgemeine Faktoren der Therapie nicht unabhängig voneinander betrachtet werden können, und dass diese unlösbar in einem Kontext von Therapeuten- und Patientenvariablen stehen. Von zentraler Relevanz in diesem Modell ist die Auffassung, dass allgemeine und spezifische Behandlungstechniken nur im Rahmen einer positiven therapeutischen Beziehung ihre Wirkung entfalten können. Die Beziehung wird dadurch konsolidiert, dass der Therapeut ein Erklärungs- und Veränderungsmodell für das Leiden des Patienten zur Verfügung stellen kann, von dem er selbst überzeugt ist, und für das er den Patienten gewinnen kann.

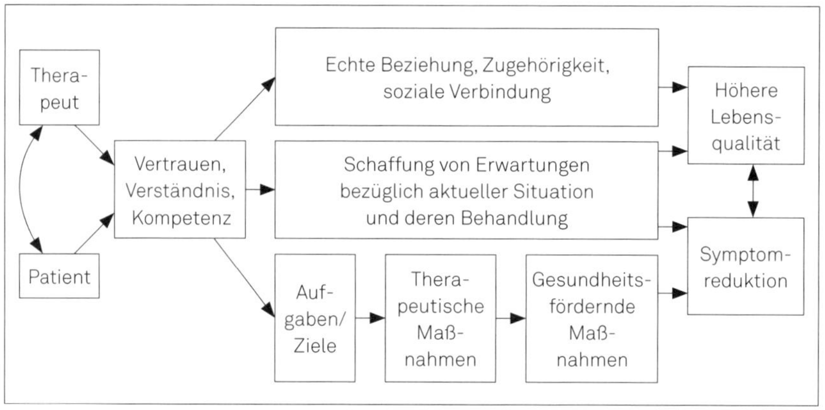


**Abbildung 3:** Wampolds Kontextuelles Metamodell (aus Wampold et al., 2018, S. 87)

**Kompetenz des Therapeuten:**

Die Kompetenz des Therapeuten besteht darin, das für den Patienten passende Modell bereitstellen zu können, und seine Interventionen im Sinne des jeweiligen Modells so einzusetzen, dass sie vom Patienten angenommen werden können und zu Veränderung und Entwicklung führen.

## 4.2 Konsequenzen für die psychotherapeutische Praxis

**Therapeutischer Nihilismus?**

Die im vorangegangenen Abschnitt diskutierten Methoden und Ergebnisse der Psychotherapieforschung könnten leicht zu einer Art pragmatischem Nihilismus in der Psychotherapie führen: „Warum soll ich eine oder gar mehrere therapeutische Methoden lernen und anwenden, wenn es sowieso egal ist, was ich mit meinem Patienten mache? Ich muss nur nett zu ihm sein und eine gute Beziehung aufbauen, alles andere geht dann von selbst." Man könnte sich aufwändige Psychotherapieausbildungen sparen und auf ein Basistraining von Kommunikation und Beziehungsaufbau beschränken. Manuale wie in dieser Reihe wären vollkommen überflüssig.

Bei genauerer Betrachtung geben die Ergebnisse der Psychotherapieforschung allerdings sehr viel mehr her. Es kommt offenbar darauf an, dass der Therapeut über die bloße Interventionstechnik hinaus seinem Patienten auf der Beziehungsebene die jeweils richtigen Signale gibt. Wie wir gesehen haben, geht es dabei um empathisches Verstehen und dessen adäquate Kommunikation in der therapeutischen Situation. Was befähigt den Therapeuten nun aber dazu, den Patienten zu verstehen und hilfreich mit ihm umzugehen? Neben zweifellos existierender vorwissenschaftlicher, vorbewusster Begabung sind dies seine theoretischen Konzepte von psychischen Störungen und deren Behandlung sowie sein Repertoire an Interventionsstrategien. Ein Psychotherapeut, der über kein schlüssiges Erklärungsmodell für das impulsive und aggressive Verhalten seines Borderline-Patienten verfügt, wird kaum in der Lage sein, anders als mit Gegenaggression oder harmonisierender Unterwerfung auf den Angriff des Patienten zu reagieren. Erst wenn er die Aggression im Rahmen seiner Theorie als biologisch determinierte Affektregulationsstörung, als Produkt einer spezifischen Lerngeschichte oder als Übertragungsmanifestation verstehen kann, wird es dem Therapeuten gelingen, die hilfreiche Beziehung zum Patienten aufrechtzuerhalten. Darüber hinaus wird er die Situation erst dann therapeutisch nutzen können, wenn er eine zu seinem theoretischen Konzept passende Interventionsstrategie in seinem Repertoire hat, sei es, dass er den Patienten stützt und beruhigt, um ihm danach psychoedukativ ein Verständnis seiner Störung zu vermitteln, dass er den Patienten auf eingeübte „Skills" verweist, dass er ihm hilft, sein eigenes Erleben zu „mentalisieren", oder dass er die Übertragung deutet. Wenn Verstehen und Intervenieren in schlüssiger Weise stattfinden, wird der Patient sich vom Therapeuten verstanden fühlen und ihm im therapeutischen Prozess folgen. Manch ein begabter Therapeut – oder auch Alternativheiler – ist in der Lage, auch ohne schlüssige Grundlage intuitiv bei einem Patienten das passende Vorgehen zu treffen. Dies beschränkt sich allerdings in der Regel auf seltene Situationen, in denen die Persönlichkeiten von Patient und Therapeut zufällig „matchen", was erstaunliche therapeutische Effekte zeitigen kann. In den meisten anderen Fällen wird ein solcher Therapeut aber erfolglos bleiben.

Wir stellen hier die Hypothese auf, dass ein guter Therapeut neben einer profunden Selbsterfahrung über schlüssige theoretische Modelle von psychischer Krankheit und Psychotherapie verfügt, Kompetenzen zur Beziehungsgestaltung entwickelt hat und ein breites Repertoire an Interventionsmöglichkeiten mitbringt. Wie dies in der psychotherapeutischen Ausbildung und Praxis erreicht werden kann, soll im Folgenden diskutiert werden.

## 4.3 Bedeutung der psychotherapeutischen Technik im Licht der Psychotherapieforschung

Die Psychotherapieforschung umfasst nicht nur die bisher diskutierten Wirksamkeitsstudien und Untersuchungen unspezifischer Wirkfaktoren, sondern sie beschäftigt sich auch mit der (differenziellen) Wirksamkeit spezifischer psychotherapeutischer Interventionsformen. Dies soll am Beispiel der Technik der Übertragungsdeutung näher erläutert werden.

Beispiel: Übertragungsdeutung

Für Freud war die deutende Überwindung der Übertragung ein essenzieller Bestandteil der Psychoanalyse: „Die Übertragung, die das größte Hindernis für die Psychoanalyse zu werden bestimmt ist, wird zum mächtigsten Hilfsmittel derselben, wenn es gelingt, sie jedes Mal zu erraten und dem Kranken zu übersetzen" (Freud, 1905/1999, S. 281). „Gelingt es, wie zumeist, den Patienten über die wirkliche Natur der Übertragungsphänomene zu belehren, so hat man seinem Widerstand eine mächtige Waffe aus der Hand geschlagen, Gefahren in Gewinne verwandelt, denn was der Patient in den Formen der Übertragung erlebt hat, das vergisst er nicht wieder, das hat für ihn stärkere Überzeugungskraft als alles auf andere Art Erworbene" (Freud 1938/1999, S. 103). Bis heute wird die Übertragungsdeutung als eine der zentralen psychoanalytischen Interventionen angesehen, wenngleich sie theoretisch differenziert und auch kontrovers diskutiert wird (siehe hierzu Mertens, 1993, S. 88–120). Die Psychotherapieforschung hat sich in einigen Studien der empirischen Überprüfung der Wirksamkeit von (Übertragungs-)Deutungen angenommen. Am Beginn stand die bereits in Kapitel 3 zitierte Menninger-Studie (Wallerstein, 1986, 1988), in der sich wider Erwarten zeigte, dass supportive – also nicht deutende – Interventionsstrategien ebenso erfolgreiche Ergebnisse zeigten wie expressive – also deutende.

Übertragungsdeutung und Strukturniveau der Persönlichkeit

Spätere Studien legen sowohl eine differenzielle als auch eine kontextuelle Wirksamkeit von Übertragungsdeutungen nahe. Høglend et al. (2006, 2008) behandelten 100 Patienten in einer randomisierten Studie mit wöchentlichen Sitzungen einer psychodynamischen Psychotherapie. In einer der Gruppen wurden Übertragungsdeutungen gegeben, in der anderen nicht. Nach 1 Jahr Psychotherapie sowie im 4-Jahres-Follow-up waren beide Gruppen gebessert und unterschieden sich nicht signifikant. Allerdings zeigte es sich, dass eine Untergruppe von Patienten mit qualitativ schlechteren Objektbeziehungen vor der Therapie mehr von der deutenden Therapieform profitierte; in dieser Gruppe waren deutlich mehr Patienten mit Persönlichkeitsstörungen. Dieses Ergebnis widersprach der Auffassung, dass ein deutendes Vorgehen eher für besser strukturierte Patienten geeignet sei, während bei strukturell gestörten Patienten häufig ein stützendes Vorgehen empfohlen wurde, so beispielsweise von Gabbard et al. (1994), die in einem Review zum Thema der Übertragungsdeutung bei Borderline-Patienten zu dem Schluss kamen, dass

1. primär deutende Ansätze Patienten mit größerer Ich-Stärke vorbehalten bleiben sollten,
2. unabhängig von der eingesetzten Behandlungstechnik eine tragfähige therapeutische Beziehung die Basis der Behandlung darstellt, und

3. expressive [deutende] und supportive Techniken nicht als gegensätzliche Herangehensweisen angesehen werden sollten, da supportive Interventionen oft erst die Voraussetzung für Übertragungsdeutungen schaffen (S. 59).

Aus theoretischer Sicht ebenso widersprüchlich ist in diesem Zusammenhang die Tatsache, dass sowohl die explizit ohne Übertragungsdeutungen arbeitende Mentalisierungsbasierte Therapie (Bateman & Fonagy, 1999, 2001) als auch die Übertragungsfokussierte Psychotherapie (Levy et al., 2006; Clarkin et al., 2007), die Übertragungsdeutungen in den Mittelpunkt stellt, bei der Borderline-Persönlichkeitsstörung wirksam sind. Es ist wohl am ehesten anzunehmen, dass hier eine kontextuelle Interpretation der Wirkfaktoren, wie von Wampold (2001) vorgeschlagen, zielführend ist. In diesem Sinne führte Gabbard (2006) weiter aus, dass Übertragungsdeutungen sich stärker als andere Interventionen auf die therapeutische Beziehung auswirkten – im positiven wie im negativen Sinne: „In other words, it is a high-risk, high-gain intervention. A climate of empathy, support, and validation may be necessary for the patient to accept a transference interpretation. A surgeon needs anesthesia to operate. A psychotherapist may need to create a holding environment before interpreting."[6] (S. 1668).

**High-risk-, High-gain-Intervention**

Das Fazit, das sich aus diesen Ergebnissen für die psychotherapeutische Praxis ziehen lässt, lautet: Es ist nicht sinnvoll, eine bestimmte Interventionsstrategie (z.B. Übertragungsdeutungen) rigide bei allen Patienten und zu jeder Zeit anzuwenden. Bestimmte Patientencharakteristika (z.B. strukturelle Defizite) verlangen spezifische Modifikationen der Behandlungstechnik und jede Intervention muss in einen therapeutischen Gesamtkontext sinnvoll eingebettet sein. So ist es offenbar möglich, Borderline-Patienten mit und ohne Übertragungsdeutungen erfolgreich zu behandeln, wenn die jeweils nötigen Voraussetzungen erfüllt sind. „It seems quite likely that all procedures have an effect when used on a compatible patient, but this effect averages to near zero when patient factors are not considered."[7] (Beutler et al., 2004, S. 291).

Wie am Beispiel der Übertragungsdeutung dargestellt, kann die Psychotherapieforschung dazu beitragen, dass Psychotherapeuten ihre Behandlungstechnik in Frage stellen und sich Rechenschaft darüber ablegen, was sie tun

6 „Mit anderen Worten, es handelt sich um eine Intervention mit hohem Risiko und hohen Gewinnchancen. Es bedarf eines Klimas der Empathie, der Unterstützung und der Wertschätzung, damit der Patient eine Übertragungsdeutung annehmen kann. Ein Chirurg braucht die Anästhesie um zu operieren. Möglicherweise muss der Psychotherapeut eine haltende Umgebung schaffen, um deuten zu können."

7 „Es ist offenbar so, dass alle Interventionen effektiv sind, wenn sie dem Patienten entsprechen, aber dieser Effekt geht gegen Null, wenn die Patientenfaktoren nicht berücksichtigt werden."

und warum sie es tun. Gelegentlich stellt sich dabei heraus, dass heilig geglaubte Kühe geschlachtet werden müssen, in anderen Fällen erfahren theoretisch begründete Konzepte eine empirische Bestätigung. Beides dürfte zu einer Verbesserung der psychotherapeutischen Praxis beitragen.

**Psychotherapieforschung:**

Die Psychotherapieforschung stellt althergebrachte Paradigmen in Frage, überprüft sie und trägt dadurch zu deren Bestätigung bei oder hilft, sie zu überwinden.

## 4.4 Manuale in der psychotherapeutischen Praxis

**Empirische Absicherung zur Sicherung des Fortbestehens der Psychotherapie**

Um den praktischen Nutzen von Manualen für die psychotherapeutische Praxis wird bis heute eine bisweilen heftige Diskussion geführt. Der Beginn der Manualisierung von Psychotherapie hat einen primär politischen und einen sekundär wissenschaftstheoretischen Hintergrund: Um der wachsenden Dominanz der biologischen Psychiatrie nicht vollständig zu unterliegen, bildete die *American Psychological Association* eine *Task Force on Promotion and Dissemination of Psychological Procedures*[8]. Zum damaligen Zeitpunkt bestand in den USA die Gefahr, dass Psychotherapie vollständig von biologischen Therapieverfahren verdrängt werden würde – nicht zuletzt deswegen, weil die Psychotherapieforschung zu wenige Wirksamkeitsnachweise vorlegen konnte, die dem vorherrschenden biomedizinischen Forschungsparadigma entsprachen. In ihrem ersten Bericht von 1995 legitimierte sich die Task Force wie folgt: „We believe that if the public is to benefit from the availability of effective psychotherapies, and, if clinical psychology is to survive in this heyday of biological psychiatry, APA must act to emphasize the strength of what we have to offer – a variety of psychotherapies of proven efficacy“[9] (Task Force on Promotion and Dissemination of Psychological Procedures, 1995, S. 2). Zu diesem Zweck publizierte die Task Force eine Positivliste von Psychotherapien, deren Wirksamkeit in randomisiert-kontrollierten Studien ausreichend nachgewiesen wurde. Die methodische Kritik an diesem Ansatz wurde bereits in

8 Arbeitsgruppe zur Förderung und Verbreitung psychologischer Behandlungen

9 „Wenn die Öffentlichkeit von der Verfügbarkeit wirksamer Psychotherapien profitieren soll, und wenn die klinische Psychologie in dieser Blütezeit der biologischen Psychiatrie überleben soll, so muss die APA (Amerikanische Psychologische Gesellschaft) handeln, um zu zeigen, was wir anzubieten haben: eine Reihe von Psychotherapien mit erwiesener Wirksamkeit.“

Kapitel 2.2 geliefert und soll an dieser Stelle nicht wiederholt werden. Wie auch immer man die Arbeit der Task Force bewertet, kaum zu widerlegen ist die Tatsache, dass sie die Forschung und das Gesundheitssystem nicht nur in den USA stark beeinflusst hat, und dass sie zu einer exponenziellen Vermehrung von Psychotherapiemanualen und von RCTs zu deren Wirksamkeitsnachweis geführt hat.

Was die Psychotherapiemanuale und ihre Verwendung in der psychotherapeutischen Praxis betrifft, so sind zwei Fragen kritisch zu beleuchten: (1) Führen sie unter naturalistischen Bedingungen tatsächlich zu einem größeren Behandlungserfolg? und (2) Werden sie in der Praxis rezipiert und angewendet?

**Kritik an Therapiemanualen**

Bereits in den 1990er Jahren begann die Diskussion über den klinischen Nutzen von Therapiemanualen. Mehrfach ist behauptet worden, dass Manuale sich negativ auf die Qualität von Psychotherapien auswirken (siehe z. B. Henry, 1998). Es bestehe die Gefahr, dass diese in Kochbuchmanier angewendet würden und darüber der Sinn des Therapeuten für die Komplexität des therapeutischen Prozesses beeinträchtigt werde (Barron, 1995). In der Tat gibt es Studien, in denen gezeigt wurde, dass Psychotherapeuten, nachdem sie in einer manualisierten Therapie trainiert wurden, weniger erfolgreich behandelten als vorher. Henry et al. (1993) fanden beispielsweise, dass Therapeuten, die im Rahmen der Vanderbilt-II-Studie in Dynamischer Kurzzeittherapie trainiert worden waren, nach dem Training in einzelnen interpersonellen und interaktionellen Bereichen schlechter als zuvor agierten (dies führte allerdings nicht zu einem signifikanten Effekt auf das Therapieergebnis). Obwohl auch gegenteilige Effekte berichtet wurden und eine endgültige empirische Klärung der Frage noch aussteht (Chambless & Ollendick, 2001), sollten einem diese Befunde zu denken geben. Es scheint offenbar so zu sein, dass eine unkritische, unflexible und nur auf Manualtreue bedachte Anwendung von Therapiemanualen negative Effekte hat. Durch eine derartig vordergründige Adherence gehen die therapeutischen Basisfähigkeiten verloren, ohne die jede Therapie wirkungslos ist. „The clinical use of treatment manuals requires more than technical competence in implementation of the specific therapeutic methods. The importance of developing rapport and building a positive therapeutic alliance is no less important in manual-based therapy than conventional therapy."[10] (Wilson, 1996, S. 305). Zu dieser Forderung passt der empirische Befund, dass die Allegiance, d. h. das Ausmaß, in

**Kein Erfolg bei Adherence ohne Allegiance**

10 „Die klinische Verwendung von Therapiemanualen setzt mehr als die bloße technische Kompetenz bei der Umsetzung der spezifischen therapeutischen Methode voraus. Die Bedeutung der Entwicklung eines Rapports und des Aufbaus einer positiven therapeutischen Beziehung ist in der manualisierten Therapie nicht weniger groß als in konventionellen Therapien."

dem ein Therapeut von seiner Methode und seinem eigenen Vorgehen überzeugt ist, einen hohen Einfluss auf den Therapieerfolg hat, während Manualtreue (Adherence) allein offenbar so gut wie keinen Effekt hat (Wampold, 2001, S. 185). Es reicht also nicht, ein Manual „zu lernen" und die enthaltenen Techniken ordnungsgemäß anzuwenden, vielmehr muss das Gelernte verinnerlicht und in die vorhandene „therapeutische Identität" des Therapeuten integriert werden. Erst wenn dies gelungen ist, wenn der Therapeut die neue Methode als etwas Eigenes selbstverständlich in seinem Repertoire hat, und wenn er frei genug ist, seine übliche Qualität des Beziehungsaufbaus zu entwickeln, kann die manualisierte Therapie ihre volle Wirkung entfalten. Helmut Thomä formulierte zum Erscheinen des ersten Manuals der Übertragungsfokussierten Psychotherapie (Clarkin et al., 2006): „Dieses Therapiebuch sollte man sich zunächst einprägen und dann auch wieder vergessen" (S. V). Möglicherweise sieht so die ideale Anwendung von manualisierten Psychotherapien aus – vorausgesetzt man versteht „vergessen" als ein Übergehen des Gelernten ins implizite Gedächtnis.

**Verinnerlichende Anwendung von Manualen**

Vorausgesetzt eine dergestalt verinnerlichende Anwendung von Psychotherapiemanualen gelingt, so sind diese dazu geeignet, aus guten Therapeuten bessere Therapeuten zu machen. Sie erweitern das technische und das Verstehensrepertoire des Therapeuten, was diesen in die Lage versetzt, auf immer mehr verschiedene Patienten in immer mehr verschiedenen Situationen adäquat einzugehen und dabei seine psychotherapeutischen Basisfähigkeiten immer länger und besser aufrechtzuerhalten.

**Merke:**

Psychotherapiemanuale sollen nicht formalistisch und rigide wie Kochbücher angewandt, sondern in ihrer Essenz verinnerlicht werden. So führen sie zu einer Kompetenzerweiterung des Psychotherapeuten.

**Manuale kommen zu wenig in der Praxis an**

Bis dahin ist es allerdings noch ein weiter Weg, denn es ist offensichtlich, dass die manualisierten und empirisch überprüften Behandlungsansätze bislang kaum in der Praxis ankommen (Herbert, 2003; Beutler, 1998). Addis und Krasnow (2000) befragten 891 US-amerikanische Psychotherapeuten nach deren Verwendung von Manualen in der therapeutischen Praxis. 77 % gaben an, von Manualen gehört zu haben, 63 % hatten eine einigermaßen klare Vorstellung, um was es sich dabei handelt. 47 % hatten nie ein Manual verwendet und nur 6 % verwendeten Manuale oft oder fast ausschließlich in der Praxis. Psychodynamisch orientierte Psychotherapeuten schätzen Manuale signifikant negativer ein als kognitiv-behaviorale Therapeuten. Aufgrund der verschiedenen gesundheitsökonomischen Voraussetzungen ist davon auszugehen, dass psychodynamisch orientierte

Psychotherapeuten im deutschen Sprachraum noch weniger Erfahrungen im Einsatz von Therapiemanualen haben als ihre US-amerikanischen Kollegen. Vor diesem Hintergrund ist es die Absicht dieser Manualreihe, klinisch arbeitende psychodynamisch ausgerichtete Ärzte, Psychologen und Psychotherapeuten mit einem breiten Spektrum an manualisierten Therapieansätzen vertraut zu machen und sie zu ermutigen, sich diese anzueignen, um so ihr therapeutisches Repertoire weiter zu entwickeln.

## 4.5 Psychotherapieausbildung

**Therapiemanuale dienen nicht dem Erlernen von Psychotherapie**

Es sollte nie vergessen werden, dass Therapiemanuale nicht dazu geschrieben werden, um daraus Psychotherapie zu erlernen, sondern um aus der psychotherapeutischen Praxis geborene Modifikationen psychotherapeutischer Technik zu standardisieren, zu operationalisieren und auf diese Weise anderen Therapeuten zugänglich zu machen (Kiesler, 1994). Die wesentlichen Grundlagen der Psychotherapie sind also in keinem Manual enthalten. Für sich genommen sind sie also keineswegs ausreichend, um gute Psychotherapeuten auszubilden: „... while EVT manuals may have a place in training, they are not sufficient for well-rounded clinical education by a long shot“[11] (Henry, 1998, S. 131). Im Mittelpunkt der Ausbildung sollte die Vermittlung der psychotherapeutischen Basisfähigkeiten stehen, von denen wir wissen, dass sie als „common factors“ den Erfolg der Therapie entscheidend bestimmen. Aufbauend auf diesen Basisfähigkeiten können Manuale aber dazu dienen, in quasi modularer Weise die Fähigkeiten der Ausbildungskandidaten zu erweitern: „... the emphasis in training should be placed on core therapeutic skills, including empathic listening and responding, developing a working alliance, working through one's own issues, understanding and conceptualizing interpersonal in intrapsychic dynamics, and learning to be self-reflective about one's work. As students acquire these skills, they should add expertise in particular approaches – this expertise includes mastery of the theory as well as the technique of various approaches.“[12] (Wampold, 2001, S. 230).

**Psychotherapeutische Basisfertigkeiten**

11 „... zwar können evidenzbasierte Therapiemanuale ihren Platz in der psychotherapeutischen Ausbildung erhalten, für eine abgerundete klinische Ausbildung sind sie allerdings keineswegs ausreichend.“

12 „... der Schwerpunkt der Ausbildung sollte auf den Kernkompetenzen wie empathisches Zuhören und Reagieren, Aufbau einer Arbeitsbeziehung, Durcharbeiten eigener Probleme, Verstehen und Konzeptualisieren interpersoneller und intrapsychischer Dynamik und Reflektieren der eigenen Arbeit liegen. Wenn Kandidaten diese Fähigkeiten erworben haben, sollten sie sie um die Kenntnis spezifischer Therapieansätze ergänzen – diese Kenntnis umfasst sowohl die Beherrschung der Theorie als auch der Technik verschiedener Ansätze.“

Manuale in der Therapieausbildung

In diesem Sinne sollten Psychotherapiemanuale u.E. ihren Platz in den Curricula der psychodynamischen bzw. psychoanalytischen Aus- und Weiterbildungen finden, indem beispielsweise in fortgeschrittenen Ausbildungsstadien ausgewählte manualisierte und störungsspezifische Therapieansätze exemplarisch vermittelt werden, was neben der Theorie auch die Behandlung von entsprechenden Patienten durch die Kandidaten beinhaltet. Von besonderer Bedeutung ist dabei die spezifische Supervision, die in den meisten Fällen anhand von Videoaufzeichnungen der Behandlungsstunden erfolgt. Die Videosupervision stellt eine nicht zu unterschätzende Verbesserung didaktischer und therapeutischer Arbeit dar, die der Psychotherapieforschung zu verdanken ist, da die nonverbale Kommunikation in der Behandlungsstunde komplett zugänglich ist, was nicht selten zu vollkommen anderen Erkenntnissen führt als die übliche Supervision auf der Grundlage des Berichts des Therapeuten (Calhoun et al., 1998). Bei dieser Arbeit sollte in der Ausbildung immer wieder darauf geachtet werden, dass die manualgesteuerte Vorgehensweise in Beziehung zu den bereits erlernten therapeutischen Grundfähigkeiten gesetzt wird, z.B. durch Fragen wie „Wie hat die Auseinandersetzung über den Therapievertrag Ihre Beziehung zu der Borderline-Patientin beeinflusst? Haben Sie bemerkt, wie rigide Sie geworden sind, als sie versucht haben, der Patientin Grenzen zu setzen? Von Ihrer zuvor vorhandenen Wertschätzung für die Patientin war plötzlich viel weniger zu spüren." Wenn Therapiemanuale mit einer solchen Umsicht in ein ganzes Ausbildungskonzept integriert werden, schaffen sie die Möglichkeit, Kandidaten mit einem breiteren Repertoire an Behandlungskonzepten und -techniken auszustatten und steigern dadurch deren therapeutische Kompetenz.

Videosupervision

**Merke:**

Therapiemanuale sollten in der Psychotherapieausbildung eingesetzt werden, um die Kompetenz der Kandidaten zu erhöhen. Sie stellen allerdings nur eine Ergänzung zum Erwerb der therapeutischen Basisfähigkeiten dar und können diesen keinesfalls ersetzen.

## 4.6 Evidenzbasierte Behandlungsleitlinien

AWMF-Leitlinien

Es ist international üblich, in regelmäßigen Abständen das aktuell verfügbare Wissen zur Behandlung spezifischer Erkrankungen zusammenzufassen und evidenzbasierte Behandlungsleitlinien zu formulieren. Im deutschen Sprachraum wird dies von der Arbeitsgemeinschaft Medizinischer

Fachgesellschaften (AWMF) koordiniert. In der AWMF sind derzeit 179 medizinische Fachgesellschaften zusammengeschlossen. Leitlinienvorhaben werden hier von einzelnen medizinischen Fachgesellschaften angemeldet und im Verbund möglichst aller Fachgesellschaften, die mit der Behandlung des betreffenden Krankheitsbildes befasst sind, erstellt. Regelhaft werden Patientenvertreter (meist aus Selbsthilfeverbänden) einbezogen. Die Leitlinienerstellung folgt einem Drei-Stufen-Prozess, in dem die niedrigste Stufe, abgekürzt als „S1" Empfehlungen einer repräsentativ zusammengesetzten Expertengruppe zur Behandlung einer bestimmten Erkrankung beinhaltet. Auf dieser Stufe existiert noch keine bzw. nur eine geringe empirische Absicherung der Leitlinie. Liegen bereits empirische Studien zur Behandlung einer Erkrankung vor, so können die Leitlinien auf Stufe „S2" erstellt werden, wobei entweder eine formale Evidenzrecherche „S2e" oder eine formale Konsensfindung „S2k" durchgeführt wird. Dabei folgt die Sammlung der relevanten Studienergebnisse und deren Bewertung nach Evidenzkriterien einem definierten und formalisierten Prozess. Auf der dritten und höchsten Stufe werden „S3"-Leitlinien mit allen Elementen systematischer Entwicklung formuliert, die sowohl eine Evidenzrecherche als auch einen formalen Konsentierungsprozess voraussetzen und meist grafisch dargestellte klinische Algorithmen der Behandlung enthalten (weitere Details zur Methodik finden sich unter www.awmf.org).

Alle AWMF-Leitlinien sind im Internet frei verfügbar und können unter www.awmf.org/leitlinien.html eingesehen und heruntergeladen werden. Die Leitlinien bleiben 5 Jahre lang gültig und werden dann von der AWMF als aktualisierungsbedürftig gekennzeichnet. Aus den Bereichen Psychotherapie, Psychosomatik und Psychiatrie liegen derzeit (Mai 2019) aktuelle Leitlinien auf der Entwicklungsstufe S3 vor zu unipolarer Depression, affektiven, Angst-, Zwangsstörungen, Posttraumatischer Belastungsstörung, funktionellen Körperbeschwerden. Psychoonkologische Diagnostik, Beratung und Behandlung von erwachsenen Krebspatienten, Borderline-Persönlichkeitsstörungen. Depersonalisations-Derealisationssyndrom erreichen S2k, nicht organische Schlafstörungen S1.

Für Kliniker, Wissenschaftler und Patienten stellt die Leitliniendatenbank eine nicht zu unterschätzende Quelle aktueller und zuverlässiger Informationen dar. Verständliche Informationen erhalten Patienten aus den jeweiligen Patientenversionen der Leitlinien. Obschon sie einen individuellen Spielraum für Patientenpräferenzen wie für therapeutische Entscheidungen offenhalten, müssen im Einzelfall (Kostenübernahme durch die gesetzliche Krankenversicherung, haftungsrechtliche Fragen) Abweichungen von den Empfehlungen begründet werden.

**Merke:**

Aktuelle evidenzbasierte Leitlinien zur Behandlung werden von der Arbeitsgemeinschaft Medizinischer Fachgesellschaften (AWMF) im Internet unter www.awmf.org zur Verfügung gestellt.

## 4.7 Psychotherapeuten als Teilnehmer von Therapiestudien

Psychotherapieforschung unter Real life-Bedingungen

Es ist zu hoffen und auch anzunehmen, dass die Psychotherapieforschung zukünftig mehr und mehr an der psychotherapeutischen Praxis unter „Real-life"-Bedingungen interessiert sein wird. Dies bringt es mit sich, dass Psychotherapeuten in eigener Praxis zunehmend die Möglichkeit erhalten werden, als Studientherapeuten an Forschungsprojekten teilzunehmen. Dies stellt oft eine Hürde dar, da Psychotherapeuten es nicht gewohnt sind, ihre Arbeit von Dritten quantifizieren und beurteilen zu lassen, und da die in der Regel geforderte Videosupervision ein hohes Maß an Selbstoffenbarung gegenüber der Arbeitsgruppe verlangt.

Akzeptanz bei Patienten

Therapeuten äußern manchmal Bedenken, ob eine zufällige Zuteilung (Randomisierung) für psychoanalytische Therapien vertretbar ist oder gar nachteilig sein könnte. Die LAC(Psychoanalytische Langzeittherapie chronisch Depressiver)-Studie bot erstmals Patienten an, nach ihrer Präferenz oder Zufallszuteilung psychoanalytisch oder kognitiv-verhaltenstherapeutisch behandelt zu werden (Leuzinger-Bohleber, Hautzinger et al., 2019; Leuzinger-Bohleber, Kaufhold et al., 2019). Trotz einem höheren Maß an präferentiellen Behandlungen ergab sich auch für psychoanalytische Behandlungen kein Nachteil für randomisierte (vs. präferentiell zugeteilte) Patienten. Nach unserer klinischen Erfahrung schätzen viele Patienten als Studienteilnehmer die besonders sorgfältige Diagnostik und die damit verbundenen Möglichkeiten der Reflexion bzw. Selbstreflexion über ihre Symptome und deren Besserung.

Möglichkeit zur Kompetenzerweiterung

Nach den sehr positiven Erfahrungen mit zahlreichen niedergelassenen psychodynamischen Psychotherapeuten möchten wir Sie ermutigen, für solche Forschungsprojekte offen zu sein, da sie für den ökonomischen Fortbestand unserer Arbeit gesundheitspolitisch wichtig sind, und die Teilnahme an einer Studie die Möglichkeit in sich birgt, die eigenen Kompetenzen zu erweitern. Wenn es um Wirksamkeitsnachweise von bestimmten Therapieansätzen geht, werden Studientherapeuten üblicherweise gründlich trainiert und supervidiert, was im Rahmen einer Studie meist ohne Kosten erfolgt. Meist sind Videoaufzeichnungen der Therapiestunden gefordert, was die Anschaffung einer Kamera voraussetzt und dem Therapeuten abverlangt, sich – nicht selten zum ersten Mal – selbst bei der Arbeit zu sehen und zu hören. Erfahrungsgemäß weicht die anfängliche Befangenheit bei der Arbeit mit der Videokamera sehr schnell einer Begeisterung darüber, welcher Erkenntnisgewinn und welches Entwicklungspotenzial die Videosupervision birgt. Viele Studientherapeuten haben auch nach Abschluss der Studientherapien an der Arbeit mit der Videokamera festgehalten, viele Studiensupervisoren haben diese in ihre alltägliche Routine übernommen. Nicht zuletzt stellt die Teilnahme an Psychotherapiestudien eine Form der Qualitätssicherung auf hohem Niveau dar: Der Studientherapeut kann sich und – wenn er dies wünscht – auch anderen empirisch belegen, dass er eine spezifische Methode beherrscht und diese erfolgreich bei entsprechenden Patienten anzuwenden vermag.

**Qualitätssicherung**

**Merke:**

Die Tätigkeit als Studientherapeut in einer wissenschaftlichen Untersuchung kann eine große Bereicherung für jeden Psychotherapeuten sein.

# 5 Ziele der Manualreihe

## 5.1 Zielsetzungen

**Empirische Absicherung psychodynamischer Therapieansätze**

Die mit der ersten Auflage dieses Bandes gestartete Manualreihe verfolgt eine Reihe von Zielen. Zunächst einmal geht es darum, psychodynamische Therapieansätze in ihrer Wirksamkeit empirisch abzusichern. Entsprechend den aktuellen Anforderungen an Wirksamkeitsstudien ist ein störungsspezifisches Manual die Voraussetzung für eine valide Wirksamkeitsstudie, da nur so transparent und reproduzierbar wird, wie die Studienpatienten tatsächlich behandelt worden sind. Gleichzeitig ermöglicht das Manual Psychotherapeuten in der Praxis Methoden, die sich als erfolgreich erwiesen haben, selbst zu erlernen und anzuwenden.

**Manuale sollen einer breiten Fachöffentlichkeit verfügbar gemacht werden**

Zu diesem Zweck werden sowohl fremdsprachige – überwiegend aus dem angloamerikanischen Raum stammende – Manuale ins Deutsche übersetzt als auch im deutschen Sprachraum entstandene Manuale erstmalig publiziert und damit einer breiteren Öffentlichkeit zugänglich gemacht. Damit ist die Hoffnung verbunden, dass die zur Verfügung gestellten Manuale die Durchführung von Prozess- und Ergebnisstudien in der Psychotherapieforschung stimulieren und erleichtern.

**Diskurs innerhalb der psychodynamischen Therapien**

Darüber hinaus zielt die Manualreihe auf eine Förderung des Diskurses innerhalb der Psychoanalyse und tiefenpsychologisch fundierten Psychotherapie. Das manualisierte störungsspezifische Vorgehen wird hier für kontroverse Diskussionen sorgen und dadurch hoffentlich auch zur Klärung von Positionen beitragen können. Auch wenn die Arbeit mit den Manualen nicht direkt in die Praxis umgesetzt werden sollte, so kann sie doch helfen, das eigene Tun zu reflektieren, kritisch zu überdenken und vielleicht sogar zu modifizieren, indem therapeutische Strategien aus manualisierten Therapien in das eigene Repertoire übernommen werden. Ebenso wie innerhalb der psychodynamischen „Schulen“ soll die Manualreihe auch nach außen hin psychoanalytisches und tiefenpsychologisches Arbeiten transparenter machen. Damit wird dem oft geäußerten Vorwurf begegnet, die Psychoanalyse sei für Außenstehende nicht zugänglich und nicht nachvollziehbar.

Manuale als didaktische Instrumente

Von besonderer Bedeutung ist unseres Erachtens die Vermittlung störungsbezogener Kenntnisse hinsichtlich Krankheitsmodellen, Diagnostik, Behandlungstechnik und Evaluation in der psychotherapeutischen Aus- und Weiterbildung. Die Manualreihe versteht sich explizit auch als didaktisches Instrument. Sie soll Dozenten dabei unterstützen, einzelne konzeptuelle Ansätze innerhalb der Psychoanalyse praxisorientiert zu vermitteln. Jedem Manual der Reihe liegen in der Regel einer oder mehrere theoretische Ansätze zugrunde, die auch bisher schon Lernstoff in der Aus- und Weiterbildung darstellen. Hier können nun pragmatisch der Einfluss des theoretischen Konzeptes auf die psychotherapeutische Praxis dargestellt und Behandlungstechniken erlernt werden.

Qualitätssicherung

Nicht zuletzt bergen die Manuale weitreichende Möglichkeiten der Qualitätssicherung. Bereits bei der Formulierung von Anträgen für die Genehmigung einer kassenfinanzierten Psychotherapie können sie hilfreich sein, darüber hinaus beinhalten sie in der Regel paradigmatische Prozessanalysen, die zum Verständnis des individuellen Therapieprozesses in der Praxis herangezogen werden können. Außerdem werden in den Manualen operationalisierte diagnostische Verfahren dargestellt, die eine Verlaufsmessung und damit Erfolgskontrolle der Psychotherapie ermöglichen.

**Ziele der Reihe sind:**

- Empirische Absicherung von psychodynamischer Psychotherapie.
- Erstellung und Verbreitung von psychodynamischen Therapiemanualen im deutschsprachigen Raum.
- Vermittlung störungsbezogener Kenntnisse (Krankheitsmodelle, Diagnostik, Behandlungstechnik, Evaluation) für Aus- und Weiterbildung.
- Förderung des Diskurses innerhalb von Psychoanalyse und tiefenpsychologischer Psychotherapie.
- Dialog mit anderen Therapieschulen.
- Förderung von störungsbezogenen Prozess- und Ergebnisstudien.
- Qualitätssicherung.

## 5.2 Aufbau und Format der Reihe

Prozessorientierte störungsspezifische Manuale

Die Bände sollen jeweils ein bestimmtes psychodynamisches Verfahren für einen bestimmten Störungsbereich vorstellen. Sie sind vorwiegend prozessorientiert mit Schwerpunkten auf Übertragungs-/Gegenübertragungsprozessen und der Darstellung von therapeutischen Beziehungen, Abwehr und Widerstand, wie sie für psychodynamische Behandlungsverfahren kennzeichnend sind. Störungsorientierte Interventionen werden vor dem Hintergrund eines psychodynamischen Symptomverständnisses vorgestellt. Auf dieser Grundlage werden auch Behandlungsschritte konkret dargestellt.

Störungsbezogenes Wissen spielt eine wesentliche Rolle für die Planung, Durchführung und Bewertung von psychotherapeutischen Behandlungen.

Daher werden jeweils auch die spezifischen Störungsbilder mit Ätiologie, Pathogenese, Symptomatologie und Diagnostik dargestellt.

**Kompakte Wissensvermittlung**

Der Umfang des einzelnen Manuals ist begrenzt, was eine kompakte Wissensvermittlung ermöglicht. Es wird sich explizit nicht um Lehrbücher handeln, die Basisliteratur ersetzen sollen, vielmehr wird eine praxisorientierte Ergänzung bewährter Grundlagen angestrebt. Die Voraussetzungen für die Anwendung des jeweiligen Verfahrens im Sinne von theoretischer und praktischer Aus- und Weiterbildung werden genannt und diskutiert.

**Empirische Wirksamkeitsnachweise**

Im Anschluss an die manualisierte Ausarbeitung des Therapieverfahrens enthält jeder Band eine nachvollziehbare Darstellung der empirischen Wirksamkeitsnachweise für das jeweilige Verfahren. Zur Vertiefung werden gezielte Literaturempfehlungen und Hinweise auf Weiterbildungsmöglichkeiten im deutschsprachigen Raum gegeben.

## 5.3 Kriterien für den Einschluss von Behandlungsmanualen

**Evidenzkriterien**

Die Reihe macht innovative psychodynamische und etablierte fremdsprachige Therapieansätze der breiten Fachöffentlichkeit zugänglich. Der zugrunde liegende therapeutische Ansatz soll empirisch belegt sein. Voraussetzung für den Einschluss eines störungsbezogenen Therapiemanuals in die Reihe ist in der Regel, dass zumindest eine randomisierte kontrollierte (RCT) oder naturalistische Verlaufsstudie die Wirksamkeit des Verfahrens belegt. Die Evidenzkriterien werden in Kapitel 2 diskutiert. Weiteres Kriterium ist die klinische Relevanz und die Praxisorientierung, d. h. wir vermitteln störungsbezogenes Wissen und Verfahren zu Störungsbildern, die in der klinischen Praxis bedeutsam sind.

## 5.4 Bisherige Erfahrungen

**Bisher 10 Manuale**

Neben dem Grundlagenband wurden inzwischen 10 Manuale zu einem breiten Spektrum psychischer Störungen zu den häufigsten psychischen Störungen publiziert. Die erschienenen Bände spiegeln die Breite aktueller psychodynamischer Behandlungsansätze zu den unterschiedlichsten Störungsbildern. Die Akzeptanz erwies sich als unerwartet gut und deutet auf einen Paradigmenwechsel in der Einstellung von psychodynamisch ausgebildeten Psychotherapeuten gegenüber der Rezeption empirischer Forschung hin. Die Wirksamkeitsnachweise der Manuale beruhen in der Regel auf Kurzzeittherapiestudien, die Manuale sind aber meist nicht auf Kurzzeitanwendungen beschränkt. Sie helfen den Anwendern nach unserer klinischen Erfahrung, ihre Behandlungen zu fokussieren, was vor allem bei Kurzzeittherapien essenziell ist. Dies wird häufig aber angehenden psychodynamischen Psychotherapeuten zu wenig vermittelt wird, da Kurzzeittherapien oft lediglich als Vorbereitung auf länger dauernde Psychotherapien angesehen werden und zu wenig als genuine Form therapeutischer Behandlungen unter begrenzten zeitlichen Bedingungen.

Bisher sind in dieser Reihe folgende Bände erschienen:

- Band 1: *Psychodynamische Psychotherapie* (Beutel et al., 2010) als methodische Einführung und Übersicht, die wir mit dieser Neuerscheinung überarbeitet und aktualisiert haben.
- Band 2: Der Arbeitskreis PISO stellt das therapeutische Vorgehen nach der psychodynamisch-interpersonellen Therapie bei *Somatoformen Störungen* (PISO) vor (Arbeitskreis PISO, 2012).
- Band 3: *Panikfokussierte Psychodynamische Psychotherapie* (PFPP)wird mit gemeinsam mit der Urheberin dieses Verfahrens, Dr. Barbara Milrod, erstmals auf Deutsch präsentiert (Subic-Wrana et al., 2012).
- Band 4: Der Behandlung der *Generalisierten Angststörung* nach den Prinzipien der supportiv-expressiven Therapie ist dieser Band von Leichsenring und Salzer gewidmet (2014b).
- Band 5: Friederich et al. (2014) stellen die psychodynamische ambulante Behandlung der *Anorexia nervosa* vor.
- Band 6: Vorgestellt werden zwei psychodynamische gruppentherapeutische Vorgehensweisen zur Behandlung für *komplizierte Trauer* (Joyce et al., 2015).
- Band 7: Beutel et al. stellen die Behandlung *depressiver Störungen bei Krebspatienten* mit supportiv-expressiver Therapie vor (2015).
- Band 8: Leichsenring et al. (2015) erläutern das supportiv-expressive Behandlungsmanual aus der SOPHO-Net-Studie, der weltweit größten Behandlungsstudie für die *Soziale Phobie.*
- Band 9: Reuter und Spiegel (2016) beschreiben die bekannte Gruppentherapie nach dem supportiv-expressiven Ansatz von Spiegel für *psychische Belastungen bei Krebserkrankungen.*
- Band 10: Das Manual von Streeck-Fischer et al. (2016) widmet sich der psychoanalytisch-interaktionellen Methode zur Behandlung von *Borderline-Störungen bei Jugendlichen.*

- Band 11: Reddemann und Wöller (2017) stellen die psychodynamisch therapeutische Vorgehensweise zur Behandlung von Patienten mit *komplexer posttraumatischer Belastungsstörung* vor.

## 5.5 Ausblick

Die Manualreihe ist als offenes Projekt geplant, das ständig durch neue empirisch belegte Therapieansätze erweitert wird. Darüber hinaus sind für die nächsten Jahre transdiagnostische Manuale und Manuale für neue klinische Anwendungsfelder, wie internetbasierte Interventionen, geplant.

Die Herausgeber hoffen, dass es auf diesem Weg gelingen wird, für alle psychotherapeutisch behandelbaren Störungsbilder Manuale in Verbindung mit Wirksamkeitsnachweisen der jeweiligen störungsorientierten psychodynamischen Therapieansätze vorlegen zu können. Wir wünschen uns eine breite Nutzung und Diskussion, die dazu beiträgt, den Status der psychoanalytischen und tiefenpsychologischen Verfahren als Richtlinienpsychotherapien zu unterstützen und diese, orientiert an neuen wissenschaftlichen Erkenntnissen, weiterzuentwickeln.

# Literatur


Abbass, A. A., Nowoweiski, S. J., Bernier, D., Tarzwell, R. & Beutel, M. E. (2014). Review of Psychodynamic Psychotherapy Neuroimaging Studies. *Psychotherapy and Psychosomatics, 83* (3), 142–147. http://doi.org/10.1159/000358841

Abbass, A., Sheldon, A., Gyra, J. & Kalpin, A. (2008). Intensive short-term dynamic psychotherapy for DSM-IV personality disorders: a randomized controlled trial. *Journal of Nervous and Mental Disease, 196,* 211–216. http://doi.org/10.1097/NMD.0b013e3181662ff0

Abraham, K. (1919). Zur Prognose psychoanalytischer Behandlungen im vorgeschrittenen Lebensalter. *Internationale Zeitschrift für Psychoanalyse, 6,* 113–117.

Addis, M. E. & Krasnow, A. D. (2000). A National Survey of Practicing Psychologists' Attitudes Toward Psychotherapy Treatment Manuals. *Journal of Consulting and Clinical Psychology, 68,* 331–339. http://doi.org/10.1037/0022-006X.68.2.331

Albani, C., Blaser, G., Geyer, M. & Kächele, H. (1999). Die „Control Mastery" Theorie. *Forum Psychoanalyse, 15,* 224–236. http://doi.org/10.1007/s004510050063

Alexander, F. (1937). *Five-year report of the Chicago Institute for Psychoanalysis: 1932–1937.* Chicago, IL: Chicago Institute for Psychoanalysis.

Alexander, F. & French, T. M. (1946). *Psychoanalytic therapy: Principles and application.* New York: Ronald Press.

American Psychiatric Association. (2018). *Diagnostisches und Statistisches Manual Psychischer Störungen – DSM-5* (2., korrigierte Aufl., Deutsche Ausgabe herausgegeben von P. Falkai et al.). Göttingen: Hogrefe.

Andersson, G. & Titov, M. (2014). Advantages and limitations of Internet-based interventions for common mental disorders. *World Psychiatry, 13,* 4–11. http://doi.org/10.1002/wps.20083

Arbeitskreis OPD. (Hrsg.). (2014). *Operationalisierte Psychodynamische Diagnostik. OPD-2. Das Manual für Diagnostik und Therapieplanung* (3., überarb. Aufl.). Bern: Huber.

Arbeitskreis PISO. (Hrsg.). (2012). *Somatoforme Störungen. Psychodynamisch-Interpersonelle Therapie (PISO)* (Praxis der psychodynamischen Psychotherapie – analytische und tiefenpsychologisch fundierte Psychotherapie, Bd. 2). Göttingen: Hogrefe.

Bachar, E., Latzer, Y., Kreitler, S. & Berry, E. M. (1999). Empirical comparison of two psychological therapies. Self psychology and cognitive orientation in the treatment of anorexia and bulimia. *Journal of Psychotherapy Practice and Research, 8,* 115–128.

Bachrach, H. M., Galatzer-Levy, R., Skolnikoff, A. Z. & Waldron, S. (1991). On the efficacy of psychoanalysis. *Journal of the American Psychoanalytic Association, 39,* 871–916. http://doi.org/10.1177/000306519103900402

Bachrach, H. M., Weber, J. J. & Solomon, M. (1985). Factors associated with the outcome of psychoanalysis (clinical and methodological considerations): Report of the Columbia Psychoanalytic Center Research Project (IV). *International Review of Psycho-Analysis, 12,* 79–388.

Baldwin, S.A. & Imel, Z.E. (2013). Therapist Effects – Findings and Methods. In M.J. Lambert (Ed.), *Handbook of Psychotherapy and Behavior Change* (6th ed., pp. 258–297). Hoboken, NJ: Wiley and Sons.

Balint, M. (1966). *Die Urformen der Liebe und die Technik der Psychoanalyse.* Stuttgart: Klett.

Balint, M., Ornstein, P.H. & Balint, E. (1973). *Fokaltherapie. Ein Beispiel angewandter Psychoanalyse.* Frankfurt a.M.: Suhrkamp.

Bandelow, B., Lichte, T., Rudolf, S., Wiltink, J. & Beutel, M. (2014). *S3-Leitlinie Angststörungen.* Berlin: Springer.

Barber, J.P., Barrett, M.S., Gallop, R., Rynn, M.A. & Rickels, K. (2012). Short-term dynamic psychotherapy versus pharmacotherapy for major depressive disorder: a randomized, placebo-controlled trial. *Journal of Clinical Psychiatry, 73,* 66–73. http://doi.org/10.4088/JCP.11m06831

Barber, J.P. & Crits-Christoph, P. (1995). *Dynamic therapies for psychiatric disorders (Axis I).* New York: Basic Books.

Barber, J.P., Crits-Christoph, P. & Morse, J. (1995). Introduction: Why we should develop psychodynamic treatments for specific psychiatric disorders. In J.P. Barber & P. Crits-Christoph (Eds.), *Dynamic therapies for psychiatric disorders (axis I)* (pp. 1–12). New York: Basic Books.

Barker, S.L., Funk, S.L. & Houston, B.K. (1988). Psychological Treatment Versus Non-specific Factors: A Meta-Analysis of Conditions that Engender Comparable Expectations for Improvement. *Clinical Psychology Review, 8,* 597–594. http://doi.org/10.1016/0272-7358(88)90082-7

Barkham, M., Rees, A., Shapiro, D.A., Stiles, W.B., Agnew, R.M., Halstead, J., Culverwell, A. & Harrington, V.M. (1996). Outcomes of time-limited psychotherapy in applied settings: replicating the Second Sheffield Psychotherapy Project. *Journal of Consulting and Clinical Psychology, 64,* 1079–1085. http://doi.org/10.1037/0022-006X.64.5.1079

Barron, J. (1995). Treatment research: Science, economics and politics. *The Independent Practitioner, 15,* 94–96.

Bateman, A.W. & Fonagy, P. (1999). Effectiveness of partial hospitalization in the treatment of borderline personality disorder: A randomized controlled trial. *American Journal of Psychiatry, 156,* 1563–1569. http://doi.org/10.1176/ajp.156.10.1563

Bateman, A.W. & Fonagy, P. (2001) Treatment of borderline personality disorder with psychoanalytically oriented partial hospitalization: An 18-month follow-up. *American Journal of Psychiatry, 158,* 36–42. http://doi.org/10.1176/appi.ajp.158.1.36

Bateman, A.W. & Fonagy, P. (2004). *Psychotherapy for borderline personality disorder: Mentalization Based Treatment.* Oxford: Oxford University Press. http://doi.org/10.1093/med:psych/9780198527664.001.0001

Bateman, A.W. & Fonagy, P. (2008). *Psychotherapie der Borderline-Persönlichkeitsstörung. Ein mentalisierungsgestütztes Behandlungskonzept.* Gießen: Psychosozial Verlag.

Bateman, A.W. & Fonagy, P. (2009). Randomized Controlled Trial of Outpatient Mentalization-Based treatment Versus Structured Clinical management for Borderliner Personality Disorder. *American Journal of Psychiuatry, 166,* 1355–1364. http://doi.org/10.1176/appi.ajp.2009.09040539

Bateman, A.W. & Fonagy, P. (2015). *Handbuch Mentalisieren.* Gießen: Psychosozial Verlag.

Bateman, A.W. & Krawitz, R. (2013). *Borderline Personality Disorder. An Evidence-Based Guide for Generalist Mental Health Professionals.* Oxford: Oxford University Press. http://doi.org/10.1093/med:psych/9780199644209.001.0001

Beblo, T. (2016). Traumatisierung und zerebrale Bildgebung. In U.T. Egle, P. Joraschky, A. Lampe, I. Seiffge-Krenke & M. Cierpka (Hrsg.), *Sexueller Missbrauch, Misshandlung, Vernachlässigung. Erkennung, Therapie und Prävention der Folgen früher Stresserfahrungen* (4. Aufl., S. 66–76). Stuttgart: Schattauer.

Bellak, L., Abrams, D.M. & Ackermann-Engel, R. (1992). *Handbook of intensive brief and emergency psychotherapy (B.E.P.).* New York: C.P.S. Inc., Larchmont.

Bellak, L. & Small, L. (1965). *Emergency psychotherapy and brief psychotherapy.* New York: Grune, Stratton.

Benish, S.G., Quintana, S. & Wampold, B.E. (2011). Culturally adapted psychotherapy and the legitimacy of myth: A direct-comparison meta-analysis. *Journal of Counseling Psychology, 58* (3), 279–289. http://doi.org/10.1037/a0023626

Benjamin, L.S. (2001). *Die interpersonelle Diagnose und Behandlung von Persönlichkeitsstörungen.* München: CIP-Medien.

Benson, K. & Hartz, A.J. (2000). A comparison of observational studies and randomized controlled trials. *New England Journal of Medicine, 342,* 1878–1886. http://doi.org/10.1056/NEJM200006223422506

Bents, H. (2010). Ambulante Verhaltenstherapie bei Essstörungen. In G. Reich & M. Cierpka (Hrsg.), *Psychotherapie der Essstörungen* (S. 129–147). Stuttgart: Thieme.

Berman, E. (1997). Relational psychoanalysis. A historical background. *American Journal of Psychotherapy, 51,* 185–203. http://doi.org/10.1176/appi.psychotherapy.1997.51.2.185

Beutel, M.E., Barthel, Y., Haselbacher, A., Leuteritz, K., Zwerenz, R., Imruck, B.H. et al. (2015). *Depressive Störungen bei Krebserkrankungen. Psychodynamische Therapie* (Praxis der psychodynamischen Psychotherapie – analytische und tiefenpsychologisch fundierte Psychotherapie, Bd. 7). Göttingen: Hogrefe. http://doi.org/10.1026/02658-000

Beutel, M.E., Böhme, K., Banerjee, M. & Zwerenz, R. (2018). Psychodynamic Online Treatment Following Supportive Expressive Therapy (SET): Therapeutic Rationale, Interventions and Treatment Process. *Zeitschrift für Psychosomatische Medizin und Psychotherapie, 64* (2), 186–197. http://doi.org/10.13109/zptm.2018.64.2.186

Beutel, M.E., Greenberg, L., Lane, R.D. & Subic-Wrana, C. (2019). Treating anxiety disorders by emotion-focused psychodynamic psychotherapy (EFPP) – An integrative, transdiagnostic approach. *Clinical Psychology & Psychotherapy, 26* (1), 1–13. http://doi.org/10.1002/cpp.2325

Beutel, M.E., Höflich, A., Kurth, R.A. & Reimer, C. (2005). Who benefits from inpatient short-term psychotherapy in the long run? Patients' evaluations, outpatient aftercare and determinants of outcome. *Psychology and Psychotherapy, 78,* 219–234. http://doi.org/10.1348/147608305X27665

Beutel, M.E., Leuzinger-Bohleber, M., Rüger, B., Bahrke, U., Negele, A., Haselbacher, A. et al. (2012). Psychoanalytic and cognitive-behavior therapy of chronic depression: study protocol for a randomized controlled trial. *Trials, 13,* 117–122. http://doi.org/10.1186/1745-6215-13-117

Beutel, M.E., Rasting, M., Stuhr, U., Rüger, B. & Leuzinger-Bohleber, M. (2004). Assessing the impact of psychoanalyses and long-term psychoanalytic therapies on health care utilization and costs. *Psychotherapy Research, 14,* 146–160. http://doi.org/10.1093/ptr/kph014

Beutel, M.E., Scheurich, V., Knebel, A., Michal, M., Wiltink, J., Graf-Morgenstern, M. et al. (2013). Implementing panic-focused psychodynamic psychotherapy into clinical practice. Canadian Journal of Psychiatry. *Revue Canadienne De Psychiatrie, 58* (6), 326–334. http://doi.org/10.1177/070674371305800604

Beutel, M.E., Stark, R., Pan, H., Silbersweig, D. & Dietrich, S. (2010). Changes of brain activation pre- post short-term psychodynamic inpatient psychotherapy: an fMRI study of panic disorder patients. *Psychiatry Research, 184* (2), 96–104. http://doi.org/10.1016/j.pscychresns.2010.06.005

Beutel, M.E., Weissflog, G., Leuteritz, K., Wiltink, J., Haselbacher, A., Ruckes, C. et al. (2014). Efficacy of short-term psychodynamic psychotherapy (STPP) with depressed breast cancer patients: results of a randomized controlled multicenter trial. *Annals of Oncology, 25* (2), 378–384. http://doi.org/10.1093/annonc/mdt526

Beutler, L.E. (1998). Identifying empirically supported treatments: What if we didn't? *Journal of Consulting and Clinical Psychology, 66,* 113–120. http://doi.org/10.1037/0022-006X.66.1.113

Beutler, L.E., Malik, M., Alimohamed, S., Harwood, T.M., Talebi, H. et al. (2004). Therapist Variables. In M.J. Lambert (Ed.), *Bergin and Garfield's Handbook of Psychotherapy and Behavior Change* (5th ed., pp. 227–306). New York: Wiley & Sons.

Binder, J.L., Henry, W.P. & Strupp, H.H. (1987). An appraisal of selection criteria for dynamic psychotherapies and implications for setting time limits. *Psychiatry, 50,* 154–166.

Binder, J.L. & Strupp, H.H. (1997). „Negative Process“: A recurrently discovered and underestimated facet of therapeutic process and outcome in the individual psychotherapy of adults. *Clinical Psychology: Science and Practice, 4,* 121–139. http://doi.org/10.1111/j.1468-2850.1997.tb00105.x

Blanck, G. & Blanck, R. (1985). *Angewandte Ich-Psychologie.* Stuttgart: Klett-Cotta.

Blomberg, J., Lazar, A. & Sandell, R. (2001). Long-term outcome of long-term psychoanalytically oriented therapies: First findings from the Stockholm Outcome of psychotherapy and psychoanalysis study. *Psychotherapy Research, 11,* 361–382. http://doi.org/10.1093/ptr/11.4.361

Bögels, S.M., Wijts, P., Oort, F.J. & Sallaerts, S. (2014). Psychodynamic psychotherapy versus cognitive behavior therapy for social anxiety disorder: an efficacy and partial effectiveness trial. *Depression and Anxiety, 31,* 363–373.

Bögels, S.M., Wijts, P. & Sallaerts, S. (2003, September). *Analytic psychotherapy versus cognitive-behavioral therapy for social phobia.* Paper presented at European Congress for Cognitive and Behavioural Therapies, Prague.

Bohart, A.C. & Wade, A.G. (2013). The Client in Psychotherapy. In M.J. Lambert (Ed.), *Handbook of Psychotherapy and Behavior Change* (6th ed., pp. 219–257). Hoboken, NJ: Wiley and Sons.

Bohleber, W. (2018). Übertragung – Gegenübertragung – Intersubjektivität. *Psyche, 72* (9/10), 702–733. http://doi.org/10.21706/ps-72-9-702

Boston Change Process Study Group. (2014). Enactment und das Auftauchen einer neuen Beziehungsorganisation. *Psyche, 68,* 971–996.

Bowers, T.G. & Clum, G.A. (1988). Relative Contribution of Specific and Nonspecific Treatment Effects: Meta-Analysis of Placebo-Controlled Behavior Therapy Research. *Psychological Bulletin, 103,* 315–323. http://doi.org/10.1037/0033-2909.103.3.315

Bowlby, J. (1960). Grief and mourning in infancy and early childhood. *The Psychoanalytic Study of the Child, XV,* 9–52. http://doi.org/10.1080/00797308.1960.11822566

Brody, N. (1980). *Placebos and the philosophy of medicine: Clinical, conceptual, and ethical issues*. Chicago, IL: The University of Chicago Press. http://doi.org/10.1007/978-94-009-8972-6

Brom, D., Kleber, R.J. & Defares, P.B. (1989). Brief psychotherapy for posttraumatic stress disorders. *Journal of Consulting and Clinical Psychology, 57,* 607–612. http://doi.org/10.1037/0022-006X.57.5.607

Buchheim, A., Hörz-Sagstetter, S., Doering, S., Rentrop, M., Schuster, P., Buchheim, P. et al. (2017). Change in Unresolved Attachment in Borderline Personality Disorder: RCT Study of Transference-Focused Psychotherapy. *Psychotherapy and Psychosomatics, 86,* 314–316. http://doi.org/10.1159/000460257

Buchheim, A., Viviani, R., Kessler, H., Kächele, H., Cierpka, M., Roth, G. et al. (2012). Changes in prefrontal-limbic function in major depression after 15 months of long-term psychotherapy. *PloS One,* 7 (3), e33745. http://doi.org/10.1371/journal.pone.0033745

Bunge, M. (1967). *The search for truth. Scientific research (Vol. I and II).* Berlin: Springer.

Burnand, Y., Andreoli, A., Kolatte, E., Vellturini, A. & Rosset, N. (2002). Psychodynamic psychotherapy and clomipramine in the treatment of major depression. *Psychiatric Services, 53,* 585–590. http://doi.org/10.1176/appi.ps.53.5.585

Calhoun, K.S., Moras, K., Pilkonis, P.A. & Rehm, L.P. (1998). Empirically Supported Treatments: Implications for Training. *Journal of Clinical and Consulting Psychology, 66,* 151–162. http://doi.org/10.1037/0022-006X.66.1.151

Caligor, E., Kernberg, O.F. & Clarkin, J.F. (2007). *Handbook of Dynamic Psychotherapy for Higher Level Personality Disorder*. Washington DC: American Psychiatric Publishing. (Dt.: 2010. Übertragungsfokussierte Psychotherapie bei neurotischer Persönlichkeitsstruktur. Stuttgart: Schattauer.)

Canadian Task Force on the Periodic Health Examination (1979). The periodic health examination. *Canadian Medical Association Journal, 121,* 1193–1254.

Chambless, D.L. & Hollon, S.D. (1998). Defining empirically supported treatments. *Journal of Consulting and Clinical Psychology, 66,* 7–18. http://doi.org/10.1037/0022-006X.66.1.7

Chambless, D.L. & Ollendick, T.H. (2001). Empirically supported psychological interventions: Controversies and evidence. *Annual Review of Psychology, 52,* 685–716. http://doi.org/10.1146/annurev.psych.52.1.685

Chambless, D.L., Tran, G.Q. & Glass, C.R. (1997). Predictors of response to cognitive-behavioral group therapy for social phobia. *Journal of Anxiety Disorders, 11,* 221–240. http://doi.org/10.1016/S0887-6185(97)00008-X

Chrzanowski, G. (1982). Das psychoanalytische Werk von Karen Horney, Harry Stack Sullivan und Erich Fromm. In D. Eicke (Hrsg.), *Tiefenpsychologie. Band 3* (S. 346–382). Weinheim: Beltz.

Clark, D. & Wells, A. (1995). A cognitive model of social phobia. In R.G. Heimberg, M.R. Liebowitz, D.A. Hope & F.R. Schneider (Eds.), *Social Phobia: Diagnosis, Assessment, and Treatment* (pp. 69–93). New York: Guilford.

Clarke, M. & Oxman, A.D. (2003). Cochrane Reviewers's Handbook 4.1.6 (updated January 2003). In *The Cochrane Library,* Issue 1, Oxford: Update Software.

Clarkin, J.F. & Levy, K.N. (2004). The Influence of Client Variables on Psychotherapy. In M.J. Lambert (Ed.), *Bergin and Garfield's Handbook of Psychotherapy and Behavior Change* (5th ed., pp. 194–226). New York: Wiley & Sons.

Clarkin, J.F., Levy, K.N., Lenzenweger, M.F. & Kernberg, O.F. (2007). Evaluating Three Treatments for Borderline Personality Disorder: A Multiwave Study. *American Journal of Psychiatry, 164,* 1–8. http://doi.org/10.1176/ajp.2007.164.6.922

Clarkin, J. F., Yeomans, F. E. & Kernberg, O. F. (2006). *Psychotherapie der Borderline-Persönlichkeit. Manual zur psychodynamischen Therapie.* Stuttgart: Schattauer.

Concato, J., Shah, N. & Horwitz, R. I. (2000). Randomized, controlled trials, observational studies, and the hierarchy of research designs. *New England Journal of Medicine, 342,* 1887–1892. http://doi.org/10.1056/NEJM200006223422507

Conci, M. (2005). *Sullivan neu entdecken. Leben und Werk Harry Stack Sullivans und seine Bedeutung für Psychiatrie, Psychotherapie und Psychoanalyse.* Gießen: Psychosozial Verlag.

Connolly Gibbons, M. B., Gallop, R., Thompson, D., Luther, D., Crits-Christoph, K., Jacobs, J. et al. (2016). Comparative effectiveness of cognitive therapy and dynamic psychotherapy for major depressive disorder in a community mental health setting: a randomized clinical noninferiority trial. *JAMA Psychiatry, 73,* 904–911. http://doi.org/10.1001/jamapsychiatry.2016.1720

Constantino, M. J., Glass, C. R., Arnkoff, D. B., Ametrano, R. M. & Smith, J. Z. (2011). Expectations. In J. C. Norcross (Ed.), *Psychotherapy relationships that work: Evidence-based responsiveness* (2nd ed., pp. 354–376). New York: Oxford University Press.

Cook, D. J., Guyatt, G. H., Laupacis, A., Sacket, D. L. & Goldberg, R. J. (1995). Clinical recommendations using levels of evidence for antithrombotic agents. *Chest, 108,* 227–230. http://doi.org/10.1378/chest.108.4_Supplement.227S

Coriat, I. (1917). Some statistical results of the psychoanalytical treatment of the psychoneuroses. *Psychoanalytic Review, 4,* 209–216.

Creed, F., Femandes, L., Guthrie, E., Palmer, S., Ratcliffe, J., Read, N. et al. (2003). The cost-effectiveness of psychotherapy and paroxetine for severe irritable bowel syndrome. *Gastroenterology, 124,* 303–317. http://doi.org/10.1053/gast.2003.50055

Cremerius, J. (1979). Gibt es zwei psychoanalytische Techniken? *Psyche, 33,* 577–599.

Cremerius, J. (1982). Kohuts Behandlungstechnik. Eine kritische Analyse. *Psyche, 36,* 17–46.

Cremerius, J. (1984a). Grenzen und Möglichkeiten der psychoanalytischen Behandlungstechnik bei Patienten mit Über-Ich-Störungen. In J. Cremerius (Hrsg.), *Das Handwerk des Psychoanalytikers: Das Werkzeug der psychoanalytischen Technik* (Bd. 1, S. 88–134). Stuttgart: Frommann-Holzboog.

Cremerius, J. (1984b). Freud bei der Arbeit über die Schulter geschaut – Seine Technik im Spiegel von Schülern und Patienten. In J. Cremerius (Hrsg.), *Das Handwerk des Psychoanalytikers: Das Werkzeug der psychoanalytischen Technik* (Bd. 2, S. 326–363). Stuttgart: Frommann-Holzboog.

Cremerius, J. (1984c). Die Bedeutung der Dissidenten für die Psychoanalyse (Psychoanalyse jenseits von Orthodoxie uns Dissidenz). In J. Cremerius (Hrsg.), *Das Handwerk des Psychoanalytikers: Das Werkzeug der psychoanalytischen Technik* (Bd. 2, S. 364–397). Stuttgart: Frommann-Holzboog.

Crits-Christoph, P., Connolly, M. B., Azarian, K., Crits-Christoph, K. & Shappell, S. (1996). An open trial of brief supportive-expressive psychotherapy in the treatment of generalized anxiety disorder. *Psychotherapy, 33,* 418–430. http://doi.org/10.1037/0033-3204.33.3.418

Crits-Christoph, P., Connolly Gibbons, M. B., Narducci, J., Schamberger, M. & Gallop, R. (2005). Interpersonal problems and the outcome of interpersonally oriented psychodynamic treatment of GAD. *Psychotherapy: Theory, Research, Practice, Training, 42,* 211–224. http://doi.org/10.1037/0033-3204.42.2.211

Crits-Christoph, P., Siqueland, L., Blaine, J., Frank, A., Luborsky, L., Onken, L. S. et al. (1999). Psychosocial treatments for cocaine dependence: National Institute on Drug

Abuse Collaborative Cocaine Treatment Study. *Archives of General Psychiatry, 56,* 493–502. http://doi.org/10.1037/e325432004-012

Crits-Christoph, P., Siqueland, L., McCalmont, E., Weiss, R.D., Gastfriend, D.R., Frank, A. et al. (2001) Impact of psychosocial treatments on associated problems of cocaine-dependent patients. *Journal of Consulting and Clinical Psychology, 69,* 825–830. http://doi.org/10.1037/0022-006X.69.5.825

Crits-Christoph, P., Wolf-Palacio, D., Ficher, M. & Rudick, D. (1995). Brief supportive-expressive psychodynamic therapy for generalized anxiety disorder. In J.P. Barber & P. Crits-Christoph (Eds.), *Dynamic therapies for psychiatrie disorders (Axis I).* New York: Basic.

Cuijpers, P., Karyotaki, E., Weitz, E., Andersson, G., Hollon, S.D. & van Straten, A. (2014). The effects of psychotherapies for major depression in adults on remission, recovery and improvement: a meta-analysis. *Journal of Affective Disorders, 159,* 118–126. http://doi.org/10.1016/j.jad.2014.02.026

Cutler, J.L., Goldyne, A., Markowitz, J.C., Devlin, M.J. & Glick, R.A. (2004). Comparing cognitive behavior therapy, interpersonal psychotherapy, and psychodynamic psychotherapy. *American Journal of Psychiatry, 161,* 1567–1573. http://doi.org/10.1176/appi.ajp.161.9.1567

Dare, C. (1995). Psychoanalytic psychotherapy (of eating disorders). In G.O. Gabbard (Ed.), *Treatment of psychiatric disorders* (pp. 2129–2151). Washington, DC: American Psychiatric Press.

Dare, C., Eisler, I., Russel, G., Treasure, J. & Dodge, L. (2001). Psychological therapies for adults with anorexia nervosa. *British Journal of Psychiatry, 178,* 216–221. http://doi.org/10.1192/bjp.178.3.216

Davanloo, H. (1978). *Basic principles and techniques in short-term dynamic psychotherapy.* New York: SP Medical and Scientific Book.

de Greck, M., Bölter, A.F., Lehmann, L., Ulrich, C., Stockum, E., Enzi, B. et al. (2013). Changes in brain activity of somatoform disorder patients during emotional empathy after multimodal psychodynamic psychotherapy. *Frontiers in Human Neuroscience, 7,* 410. http://doi.org/10.3389/fnhum.2013.00410

de Jonghe, F., Kool, S., van Aalst, G., Dekker, J. & Peen, J. (2001). Combining psychotherapy and antidepressants in the treatment of depression. *Journal of Affective Disorders, 64,* 217–229. http://doi.org/10.1016/S0165-0327(00)00259-7

Dieckmann, M. & Dahm, A. (2017). *Faber/Haarstrick. Kommentar Psychotherapie-Richtlinien.* München: Urban & Fischer.

Doering, S. (2016). *Übertragungsfokussierte Psychotherapie (TFP).* Göttingen: Vandenhoeck & Ruprecht. http://doi.org/10.13109/9783666405693

Doering, S., Hörz, S., Rentrop, M., Fischer-Kern, M., Schuster, M., Benecke, C. et al. (2010). Transference-focused psychotherapy v. treatment by community psychotherapists for borderline personality disorder: randomised controlled trial. *British Journal of Psychiatry, 196* (5), 389–395.

Driessen, E., Hegelmaier, L.M., Abbass, A.A., Barber, J.P., Dekker, J.J.M., Van, H.L. et al. (2015). The efficacy of short-term psychodynamic psychotherapy for depression: A meta-analysis update. *Clinical Psychology Review, 42,* 1–15. http://doi.org/10.1016/j.cpr.2015.07.004

Driessen, E., Van, H.L., Don, F.J., Peen, J., Kool, S., Westra, D. et al. (2013). The efficacy of cognitive-behavioral therapy and psychodynamic therapy in the outpatient treatment of major depression: a randomized clinical trial. *American Journal of Psychiatry, 170,* 1041–1050. http://doi.org/10.1176/appi.ajp.2013.12070899

Dührssen, A. (1988). *Dynamische Psychotherapie. Ein Leitfaden für den tiefenpsychologisch orientierten Umgang mit Patienten.* Berlin: Springer. http://doi.org/10.1007/978-3-642-73669-8

Dührssen, A. (1995). *Dynamische Psychotherapie.* Göttingen: Vandenhoeck & Ruprecht.

Dührssen, A. & Jorswieck, E. (1965). Eine empirisch-statistische Untersuchung zur Leistungsfähigkeit psychoanalytischer Behandlung. *Nervenarzt, 36,* 166–169.

Eissler, K. (1958). Remarks on some variations in psychoanalytic technique. *The International Journal of Psychoanalysis, 39,* 222–229.

Elkin, I. (1994). The NIMH Treatment of Depression Collaboratic Research Program: Where we began and where we are now. In A. E. Bergin & S. L. Garfield (Eds.), *Handbook of psychotherapy and behavior change (*4th ed., pp. 114–135). New York: Wiley.

Elliott, R., Bohart, A.C., Watson, J.C. & Greenberg, L.S. (2011). Empathy. *Psychotherapy, 48* (1), 43–49. http://doi.org/10.1037/a0022187

Erwin, B.A., Heimberg, R.G., Juster, H.R. & Mindlin, M. (2002). Comorbid anxiety and mood disorders among persons with social anxiety disorder. *Behavior Research and Therapy, 40,* 19–35. http://doi.org/10.1016/S0005-7967(00)00114-5

Fairbum, C., Kirk, J., O'Connor, M. & Cooper, P.J. (1986). A comparison of two psychological treatments for bulimia nervosa. *Behavior Research and Therapy, 4,* 629–643.

Fairburn, C.G. (2008). *Cognitive behavior therapy and eating disorders.* New York: Guilford Press.

Farber, B.A. & Doolin, E.M. (2011). Positive regard and affirmation. In J.C. Norcross (Ed.), *Psychotherapy relationships that work: Evidence-based responsiveness* (2nd ed., pp. 168–186). New York: Oxford University Press.

Federn, P. (1947). Grundsätzliches zur Psychotherapie bei latenter Schizophrenie. In P. Federn (Hrsg.), *Ichpsychologie und die Psychosen* (S. 152–168). Frankfurt a.M.: Suhrkamp.

Federn, P. (1949). Zur seelischen Hygiene des psychotischen Ichs. In P. Federn (Hrsg.), *Ich-psychologie und die Psychosen* (S. 169–184). Frankfurt a.M.: Suhrkamp.

Fenichel, O. (1930) Statistischer Bericht über die therapeutische Tätigkeit 1920–1930. In S. Rado, O. Fenichel & C. Müller-Braunschweig (Hrsg.), *Zehn Jahre Berliner Psychoanalytisches Institut. Poliklinik und Lehranstalt* (S. 13–19). Wien: Verlag Internationale Psychoanalyse.

Fenichel, O. (1938). Ich-Störungen und ihre Behandlung. In K. Laermann (Hrsg.), *Otto Fenichel: Aufsätze Bd. II* (S. 122–145). Freiburg: Walter.

Fenichel, O. (1944). Kurzpsychotherapie. In K. Laermann (Hrsg.), *Otto Fenichel: Aufsätze Bd. II* (S. 276–295). Freiburg: Walter.

Fenichel, O. (1982). *Psychoanalytische Neurosenlehre II.* Freiburg: Walter.

Ferenczi, S. (1920). Weiterer Ausbau der „aktiven Technik" in der Psychoanalyse. In S. Ferenczi (Hrsg.), *Bausteine zur Psychoanalyse Band II: Praxis* (S. 62–86). Frankfurt a.M.: Ullstein.

Ferenczi, S. & Rank, O. (1924). *Entwicklungsziele der Psychoanalyse.* Leipzig: Internationaler Psychoanalytischer Verlag.

Ferenczi, S. & Rank, O. (1925/1986). *The development of psychoanalysis.* Madison, CT: International Universities Press.

Fischer, G. & Riedesser, P. (2003). *Lehrbuch der Psychotraumatologie* (3. Aufl.). München: Ernst Reinhardt.

Fischer-Kern, M., Doering, S., Taubner, S., Hörz, S., Zimmermann, J., Rentrop, M. et al. (2015). Transference-focused psychotherapy for borderline personality disorder:

change in reflective function. *British Journal of Psychiatry, 207,* 174–174. http://doi.org/10.1192/bjp.bp.113.143842

Flückiger, C., Del Re, A.C., Wampold, B.E. & Horvath, A.O. (2018). *The alliance in adult psychotherapy: A meta-analytic synthesis.* University of Zurich: Zurich Open Repository and Archive.

Fonagy, P. (1999a). The process of remembering: recovery and discovery. *The International Journal of Psychoanalysis, 80,* 961–978. http://doi.org/10.1516/002075799159 9188

Fonagy, P. (1999b). Process and outcome in mental health care delivery: A model approach to treatment evaluation. *Bulletin of the Menninger Clinic, 63,* 288–304.

Fonagy, P. (2003). *Bindungstheorie und Psychoanalyse.* Stuttgart: Klett-Cotta.

Fonagy, P., Gergely, G., Jurist, E. & Target, M. (2004). *Affektregulierung, Mentalisierung und die Entwicklung des Selbst.* Stuttgart: Klett-Cotta.

Fonagy, P., Lemma, A., Target, M., O'Keefe, S., Constantinou, M.P., Wurman, T.V. et al. (2019). Dynamic interpersonal therapy for moderate to severe depression: a pilot randomized controlled and feasibility trial. *Psychological Medicine,* 1–10. http://doi.org/10.1017/S0033291719000928

Fonagy, P., Moran, G.S., Edgcumbe, R., Kennedy, H. & Target, M. (1993). The roles of mental representations and mental processes in therapeutic action. *The Psychoanalytic Study of the Child, 48,* 9–48. http://doi.org/10.1080/00797308.1993.11822377

Fonagy, P., Rost, F., Carlyle, J.A., McPherson, S., Thomas, R., Fearon, R.M.P. et al. (2015). Pragmatic randomized controlled trial of long-term psychoanalytic psychotherapy for treatment-resistant depression: the Tavistock Adult Depression Study (TADS). *World Psychiatry, 14,* 312–321. http://doi.org/10.1002/wps.20267

Frances, A. & Perry, S. (1983). Transference interpretations in focal therapy. *American Journal of Psychiatry, 140,* 405–409. http://doi.org/10.1176/ajp.140.4.405

Frank, J.D. & Frank, J.B. (1991). *Persuasion and healing: A comparative study of psychotherapy* (3rd ed.). Baltimore, MD: Johns Hopkins University Press.

Freud, A. (1960). Discussion of Dr. John Bowlby's paper. *The Psychoanalytic Study of the Child, XV,* 53–62. http://doi.org/10.1080/00797308.1960.11822567

Freud, S. (1905/1999). *Bruchstück einer Hysterie-Analyse* (Gesammelte Werke, Bd. V, S. 161–286). Frankfurt a.M.: Fischer.

Freud, S. (1916/1917). *Vorlesungen zur Einführung in die Psychoanalyse* (Gesammelte Werke, Bd. 11). Frankfurt a.M.: Fischer.

Freud, S. (1918). *Aus der Geschichte einer infantilen Neurose* (Gesammelte Werke, Bd. 12, S. 27–157). Frankfurt a.M.: Fischer.

Freud, S. (1919). *Wege der psychoanalytischen Therapie* (Gesammelte Werke, Bd. 12, S. 181–194). Frankfurt a.M.: Fischer.

Freud, S. (1938/1999). *Abriss der Psychoanalyse* (Gesammelte Werke, Bd. XVII, S. 63–138). Frankfurt a.M.: Fischer.

Freud, S. (1955). *Ratschläge für den Arzt bei der psychoanalytischen Behandlung* (Gesammelte Werke, Bd. 8, S. 375–387). London: Imago.

Friederich, H.-C., Herzog, W., Wild, B., Zipfel, S. & Schauenburg, H. (2014). *Anorexia nervosa. Fokale psychodynamische Psychotherapie* (Praxis der psychodynamischen Psychotherapie – analytische und tiefenpsychologisch fundierte Psychotherapie, Bd. 5). Göttingen: Hogrefe.

Gabbard, G.O. (2000). *Psychodynamic psychiatry in clinical practice* (3rd ed.). Washington, DC: American Psychiatrie Press.

Gabbard, G.O. (2006). When Is Transference Work Useful in Dynamic Psychotherapy? *American Journal of Psychiatry, 163* (10), 1667–1669. http://doi.org/10.1176/ajp.2006.163.10.1667

Gabbard, G.O., Horwitz, L., Allen, J.G., Frieswyk, S., Newsom, G., Colson, D.B. & Coyne, L. (1994). Transference Interpretation in the Psychotherapy of Borderline Patients: A High-Risk, High-Gain Phenomenon. *Harvard Review of Psychiatry, 2,* 59–69. http://doi.org/10.3109/10673229409017119

Gabbard, G.O. & Westen, D. (2003). Rethinking therapeutic action. *International Journal of Psychoanalysis, 84,* 823–841. http://doi.org/10.1516/N4T0-4D5G-NNPL-H7NL

Gabel, H., Deneke, F., Meyer, A.-E., Bolz, W. & Stuhr, U. (1981) Our focus formulations: practicability for therapy; content analyses and relation to outcome and other variables. *Psychotherapy and Psychosomatic, 35,* 110–133. http://doi.org/10.1159/000287486

Gallagher-Thompson, D., Hanley-Peterson, P. & Thompson, L.W. (1990). Maintenance of gains versus relapse following brief psychotherapy for depression. *Journal of Consulting and Clinical Psychology, 58,* 313–318. http://doi.org/10.1037/0022-006X.58.3.371

Gallagher-Thompson, D. & Steffen, A.M. (1994). Comparative effects of cognitive-behavioral and brief psychodynamic psychotherapies for depressed family caregivers. *Journal of Consulting and Clinical Psychology, 62,* 543–549. http://doi.org/10.1037/0022-006X.62.3.543

Garfield, S.L. (1989). *The practice of brief therapy*. New York: Pergamon Press.

Garner, D., Rockert, W., Davis, R., Garner, M.V., Olmsted, M.P. & Eagle, M. (1993). Comparison of cognitive-behavioral and supportive-expressive therapy for bulimia nervosa. *American Journal of Psychiatry, 150,* 37–46. http://doi.org/10.1176/ajp.150.1.37

GEK – Gmünder Ersatzkasse (Hrsg.). (2007). *GEK-Report ambulant-ärztliche Versorgung 2007. Auswertungen der GEK-Gesundheitsberichtserstattung. Schwerpunkt: Ambulante Psychotherapie* (Schriftenreihe zur Gesundheitsanalyse, Bd. 59). St. Augustin: Asgard.

Giesen-Bloo, J., van Dyck, R., Spinhoven, P., van Tilburg, W., Dirksen, C., van Asselt, T. et al. (2006). Outpatient psychotherapy for borderline personality disorder: randomized trial of schema-focused therapy vs transference-focused psychotherapy. *Archives of General Psychiatry, 63,* 649–658. http://doi.org/10.1001/archpsyc.63.6.649

Gottwik, G. (1996). Intensive Psychodynamische Kurztherapie nach Davanloo. In H. Hennig, E. Fikentscher, U. Bahrke & W. Rosendahl (Hrsg.), *Kurzzeit-Psychotherapie in Theorie und Praxis* (S. 206–217). Lengerich: Pabst Science Publishers.

Gowers, D., Norton, K., Halek, C. & Vrisp, A.H. (1994). Outcome of outpatient psychotherapy in a random allocation treatment study of anorexia nervosa. *International Journal of Eating Disorders, 15,* 165–177.

Grande, T., Dilg, R., Jakobsen, T., Keller, W., Krawietz, B., Langer, M. et al. (2006). Differential effects of two forms of psychoanalytic therapy: Results of the Heidelberg-Berlin study. *Psychotherapy Research, 16,* 470–485. http://doi.org/10.1080/10503300600608082

Grande, T., Dilg, R., Jakobsen, T., Keller, W., Krawietz, B., Langer, M. et al. (2009). Structural change as a predictor of long-term follow-up outcome. *Psychotherapy Research, 19,* 344–357. http://doi.org/10.1080/10503300902914147

Greenberg, J. & Mitchell, S. (1983). *Object relations in psychoanalytic theory.* Cambridge, MA: Harvard University Press.

Greenson, R.R. (1975). *Technik und Praxis der Psychoanalyse.* Stuttgart: Klett.

Gregory, R., Chlebowski, S., Kang, D., Remen, A. L., Soderberg, M. G., Stepkovitch, J. & Virk, S. A. (2008). Controlled trial of psychodynamic psychotherapy for co-occurring borderline personality disorder and alcohol use disorder. *Psychotherapy: Theory, Research, Practice, Training, 45,* 28–41. http://doi.org/10.1037/0033-3204.45.1.28

Gustafson, J. P. (1984). An integration of brief dynamic psychotherapy. *American Journal of Psychiatry, 141,* 935–944. http://doi.org/10.1176/ajp.141.8.935

Guthrie, E. (2000). Psychotherapy for patients with complex disorders and chronic symptoms. The need for a new research paradigm. *British Journal of Psychiatry, 177,* 131–137. http://doi.org/10.1192/bjp.177.2.131

Guthrie, E., Creed, F., Dawson, D. & Tomenson, B. (1991). A controlled trial of psychological treatment for the irritable bowel syndrome. *Gastroenetrology, 100,* 450–457. http://doi.org/10.1016/0016-5085(91)90215-7

Guthrie, E., Kapur, N., Mackway-Jones, K., Chew-Graham, C., Moorey, J., Mendel, E. et al. (2001). A randomised controlled trial of brief psychological intervention after deliberate self poisoning. *British Medical Journal, 21,* 135–138. http://doi.org/10.1136/bmj.323.7305.135

Guthrie, E., Moorey, J., Margison, F., Barker, H., Palmer, S., McGrath, G., Tomenson, B. & Creed, F. (1999). Cost-effectiveness of brief psychodynamic-interpersonal therapy in high utilizers of psychiatric services. *Archives of General Psychiatry, 56,* 519–526. http://doi.org/10.1001/archpsyc.56.6.519

Guyatt, G. H., Sacket, D. L., Sinclair, J. C., Hayward, R., Cook, D. J. & Cook, R. (1995). User's guides to the medical literature. IX. A method for grading health care recommendations. *Journal of the American Medical Association, 274,* 1800–1804.

Hahlweg, K. (1995). Zur Förderung und Verbreitung psychologischer Verfahren. Ein APA- Bericht. *Zeitschrift für Klinische Psychologie, 24,* 275–248.

Hahlweg, K., Fiegenbaum, W., Frank, M., Schroeder, B. & von Witzleben, I. (2001). Short- and long-term effectiveness of an empirically supported treatment for agoraphobia. *Journal of Consulting and Clinical Psychology, 69,* 375–382. http://doi.org/10.1037/0022-006X.69.3.375

Hamburg, D. A., Bibring, G. L., Fisher, Ch., Stanton, A. H., Wallerstein, R. S., Weinstock, H. I. & Haggard, E. (1967) Report Of AD HOC Committee on Central Fact-Gathering Data of the American Psychoanalytic Association. *Journal of the American Psychoanalytic Association, 15,* 841–861. http://doi.org/10.1177/000306516701500407

Hamilton, J., Guthrie, E., Creed, F., Thompson, D., Tomenson, B., Bennett, R. et al. (2000). A randomized controlled trial of psychotherapy in patients with chronic functional dyspepsia. *Gastroenterology, 119,* 661–669. http://doi.org/10.1053/gast.2000.16493

Hautzinger, M. (2013). *Kognitive Verhaltenstherapie der Depression* (7. Aufl.). Weinheim: Beltz.

Hautzinger, M., Keller, F. & Kühner, C. (2006). *Beck Depressions-Inventar (BDI II).* Frankfurt a. M.: Harcourt Test Services.

Heigl-Evers, A. & Heigl, F. (1967). Zum Problem der Einsamkeit in der Ehe und bei Unverheirateten. In W. Bitter (Hrsg.), *Einsamkeit.* Stuttgart: Klett.

Hempel, C. G. (1970). On the „standard conception" of scientific theories. *Minnesota Studies in the Philosophy of Science, 4,* 142–163.

Hennig, H., Fikentscher, E., Bahrke, U. & Rosendahl, W. (1999). *Kurzzeit-Psychotherapie in Theorie und Praxis* (2. Aufl.). Lengerich: Pabst Science Publishers.

Henry, W.P. (1998). Science, politics and the politics of science: the use and misuse of empirically validated treatment research. *Psychotherapy Research, 8,* 126–140. http://doi.org/10.1080/10503309812331332267

Henry, W.P., Strupp, H.H., Butler, S.F., Schacht, T.E. & Binder, J.L. (1993). Effects of Training in Time-Limited Dynamic Psychotherapy: Changes in Therapist Behavior. *Journal of Consulting and Clinical Psychology, 61* (3), 434–440. http://doi.org/10.1037/0022-006X.61.3.434

Herbert, J.D. (2003). The Science and Practice of Empirically Supported Treatments. *Behavior Modification, 27* (3), 412–430. http://doi.org/10.1177/0145445503027003008

Herrmann, T. (1979). *Psychologie als Problem.* Stuttgart: Klett.

Hilsenroth, M.J., Blagys, M.D., Ackerman, S.J., Bonge, D.R. & Blais, M.A. (2005). Measuring psychodynamic-interpersonal and cognitive-behavioral techniques: Development of the Comparative Psychotherapy Process Scale. *Psychotherapy: Theory, Research, Practice, Training, 42,* 340–356. http://doi.org/10.1037/0033-3204.42.3.340

Hobson, R.F. (1995). *Forms of feeling.* London: Tavistock.

Hoffmann, S.O. (1983). Die niederfrequente psychoanalytische Langzeittherapie. Konzeption, Technik und der Versuch einer Abgrenzung gegenüber dem klassischen Verfahren. In S.O. Hoffmann (Hrsg.), *Deutung und Beziehung. Kritische Beiträge zur Behandlungskonzeption und Technik in der Psychoanalyse* (S. 183–193). Frankfurt a.M.: Fischer.

Hoffmann, S.O. & Schüßler, G. (1999). Wie einheitlich ist die psychodynamisch/psychoanalytisch-orientierte Psychotherapie? *Psychotherapeut, 44,* 367–373. http://doi.org/10.1007/s002780050192

Høglend, P. (1996). Long-term effects of transference interpretations: comparing results from a quasi-experimental and a naturalistic long-term follow-up study of brief dynamic psychotherapy. *Acta Psychiatrica Scandinavia, 93,* 205–211. http://doi.org/10.1111/j.1600-0447.1996.tb10633.x

Høglend, P., Amlo, S., Marble, A., Bøgwald, K.P., Sørbye, Ø., Sjaastad, M.C. & Heyerdahl, O. (2006). Analysis of the Patient-Therapist Relationship in Dynamic Psychotherapy: An Experimental Study of Transference Interpretations. *American Journal of Psychiatry, 163* (10), 1739–1746. http://doi.org/10.1176/ajp.2006.163.10.1739

Høglend, P., Bøgwald, K.P., Amlo, S., Marble, A., Ulberg, R., Sjaastad, M.C. et al. (2008). Transference Interpretations in Dynamic Psychotherapy: Do They Really Yield Sustained Effects? *American Journal of Psychiatry, 165,* 763–771. http://doi.org/10.1176/appi.ajp.2008.07061028

Hope, D.A., Herbert, J.D. & Withe, C. (1995). Diagnostic subtype, avoidant personality disorder, and efficacy of cognitive-behavioral group therapy for social phobia. *Cognitive Therapy and Research, 19,* 399–417. http://doi.org/10.1007/BF02230408

Horn, H., Reich, G., Winkelmann, K. & Leichsenring, F. (2010). *Psychoanalytisch-orientierte Fokaltherapie der Sozialen Phobie bei Jugendlichen: Ein Behandlungsmanual auf Grundlage der supportiv-expressiven Therapie Luborskys.* Unveröffentlichtes Manuskript.

Horowitz, M.J. & Kaltreider, N.B. (1979). Brief therapy of the stress response syndrome. *Psychiatric Clinics of North America, 2,* 365–377. http://doi.org/10.1016/S0193-953X(18)31015-3

Horowitz, M.J. (1986). *Stress-response syndromes.* New York: Jason Aronson.

Horowitz, M.J. (1991). Short-term dynamic therapy of stress response syndromes. In P. Crits-Christoph & J.P. Barber (Eds.), *Handbook of short-term dynamic psychotherapy* (pp. 166–198). New York: Basis Books.

Horowitz, M.J., Marmar, C.R., Weiss, D., DeWitt, K.N. & Rosenbaum, R. (1984). Brief psychotherapy of bereavement reactions: The relation of process to outcome. *Archives of General Psychiatry, 41,* 438–448. http://doi.org/10.1001/archpsyc.1984.01790160024002

Horvath, A.O., Del Re, A.C., Flückiger, C. & Symonds, D. (2011a). Alliance in individual psychotherapy. In J.C. Norcross (Ed.), *Psychotherapy relationships that work: Evidence-basedresponsiveness* (2[nd] ed., pp. 25–69). New York: Oxford. http://doi.org/10.1093/acprof:oso/9780199737208.003.0002

Horvath, A.O., Del Re, A.C., Flückiger, C. & Symonds, D. (2011b). Alliance in individual psychother-apy. *Psychotherapy, 48* (1), 9–16. http://doi.org/10.1037/a0022186

Howard, K.I., Moras, K., Brill, P.L., Martinovich, Z. & Lutz, W. (1996). Evaluation of psychotherapy. Efficacy, effectiveness and patient progress. *American Psychologist, 51,* 1059–1064. http://doi.org/10.1037/0003-066X.51.10.1059

Hsu, L. (1989). Random sampling, randomization, and equivalence of contrasted groups in psychotherapy outcome research. *Journal of Consulting and Clinical Psychology, 57,* 131–137. http://doi.org/10.1037/0022-006X.57.1.131

Huber, D., Zimmermann, J., Henrich, G. & Klug, G. (2012). Comparison of cognitive-behaviour therapy with psychoanalytic and psychodynamic therapy for depressed patients – A three-year follow-up study. *Zeitschrift für Psychosomatische Medizin und Psychotherapie, 58,* 299–316. http://doi.org/10.13109/zptm.2012.58.3.299

Jacobson, E. (1983). *Depression. Eine vergleichende Untersuchung normaler, neurotischer und psychotisch-depressiver Zustände.* Frankfurt a.M.: Suhrkamp.

Jakobsen, T., Rudolf, G., Oberbracht, C., Langer, M., Keller, W., Dilg, R. et al. (2008). Ergebnisse analytischer Langzeitpsychotherapien bei spezifischen psychischen Störungen. Verbesserungen in der Symptomatik und in interpersonellen Beziehungen Ergebnisse der Praxisstudie zur Wirksamkeit analytischer und tiefenpsycholgisch fundierter Psychotherapie. *Forum der Psychoanalyse, 24,* 47–62. http://doi.org/10.13109/zptm.2007.53.2.87

Jakobsen, T., Staats, H., Brockmann, J., Schlüter, T., Huber, D., Klug, G. et al. (2007). Ergebnisse analytischer Langzeitpsychotherapien: Verbesserungen in der Symptomatik und in interpersonellen Beziehungen. *Zeitschrift für Psychosomatische Medizin und Psychotherapie, 53,* 87–110. http://doi.org/10.13109/zptm.2007.53.2.87

Johansson, R., Björklund, M., Hornborg, C., Karlsson, S., Hesser, H., Ljótsson, B. et al. (2013). Affect-focused psychodynamic psychotherapy for depression and anxiety through the Internet: a randomized controlled trial. *PeerJ, 1,* e102. http://doi.org/10.7717/peerj.102

Jones, E. (1936). *Decannual report of the London Clinic of Psychoanalysis, 1926–1937.* London: London Clinic of Psychoanalysis.

Jones, E.E., Cumming, J.D. & Horowitz, M.J. (1988). Another look at the nonspecific hypothesis of therapeutic effectiveness. *Journal of Consulting and Clinical Psychology, 56,* 48–55. http://doi.org/10.1037/0022-006X.56.1.48

Jones, F. (1957). *The life and work of Sigmund Freud.* New York: Basic Books.

Joyce, A.S., Piper, W.E., Ogrodniczuk, J.S. & Weideman, R. (2015). *Komplizierte Trauer. Einsichtsorientierte und supportive Kurzzeittherapie für Gruppen* (Praxis der psychodynamischen Psychotherapie – analytische und tiefenpsychologisch fundierte Psychotherapie, Bd. 6). Göttingen: Hogrefe.

Junkert-Tress, B., Tress, W., Scheibe, G., Hartkamp, N., Maus, J., Hildenbrand, G. et al. (1999). Das Düsseldorfer Kurzzeitpsychotherapie-Projekt (DKZP). *Psychotherapie, Psychosomatik, Medizinische Psychologie, 49,* 142–152.

Kächele, H., Heldmaier, M. & Scheytt, N. (1990). Fokusformulierungen as katamnestische Leitlinien. Zur Beurteilung einer psychodynamischen Kurztherapie. *Praxis der Psychotherapie und Psychosomatik, 35,* 205–216.

Kantrowitz, J.L., Katz, A.L., Greenman, D.A., Morris, H., Paolitto, F., Sashin, J. & Solomon, L. (1989). The Patient-Analyst Match and the Outcome of Psychoanalysis: A Pilot Study. *Journal of the American Psychoanalytic Association, 37,* 893–919. http://doi.org/10.1177/000306518903700402

Kantrowitz, J.L., Katz, A.L. & Paolitto, F. (1990a). Follow up of psychoanalysis five to ten years after termination (I): Stability of change. *Journal of the American Psychoanalytic Association, 38,* 471–496. http://doi.org/10.1177/000306519003800209

Kantrowitz, J.L., Katz, A.L. & Paolitto, F. (1990b). Follow up of psychoanalysis five to ten years after termination (II): Development of the self-analytic function. *Journal of the American Psychoanalytic Association, 38,* 637–654. http://doi.org/10.1177/000306519003800305

Kantrowitz, J.L., Katz, A.L. & Paolitto, F. (1990c). Follow up of psychoanalysis five to ten years after terrnination (III): The relation between the resolution of the transference and the patient-analyst match. *Journal of the American Psychoanalytic Association, 38,* 655–678. http://doi.org/10.1177/000306519003800306

Kaufhold, J., Bahrke, U., Kallenbach, L., Negele, A., Ernst, M., Keller, W. et al. (2019). Wie können nachhaltige Veränderungen in Langzeittherapien untersucht werden? Symptomatische versus strukturelle Veränderungen in der LAC-Depressionsstudie. *Psyche, 73,* 106–133. http://doi.org/10.21706/ps-73-2-106

Keefe, J.R., McCarthy, K.S., Dinger, U., Zilcha-Mano, S. & Barber, J.P. (2014). A meta-analytic review of psychodynamic therapies for anxiety disorders. *Clinical Psychology Review, 34* (4), 309–323. http://doi.org/10.1016/j.cpr.2014.03.004

Keller, W., Westhoff, G., Dilg, R., Rohner, R. & Studt, H. (1997). Wirksamkeit und Kosten-Nutzen aspekte ambulanter jungianischer Psychoanalysen und Psychotherapien – eine katamnestische Studie. In U. Stuhr, M. Leuzinger-Bohleber & M.E. Beutel (Hrsg.), *Langzeit-Psychotherapie. Perspektiven für Therapeuten und Wissenschaftler* (S. 343–355). Stuttgart: Kohlhammer.

Kernberg, O.F. (1978). *Borderline-Störungen und pathologischer Narzismus.* Frankfurt a.M.: Suhrkamp.

Kernberg, O.F. (1983). *Borderline-Störungen und pathologischer Narzismus.* Frankfurt a.M.: Suhrkamp.

Kernberg, O.F. (1988). *Innere Welt und äußere Realität. Anwendungen der Objektbeziehungstheorie.* München, Wien: Verlag Internationale Psychoanalyse.

Kernberg, O.F. (1999). Plädoyer für eine „Drei-Personen-Psychologie“. *Psyche, 53,* 878–893.

Kiesler, D.J. (1994). Standardization of Intervention: The Tie That Binds Psychotherapy research and Practice. In P.F. Talley, H.H. Strupp & S.F. Butler (Eds.), *Psychotherapy Research and Practice. Bridging the Gap* (pp. 143–153). New York: Basic Books.

Kirsch, I. (2005). Placebo Psychotherapy: Synonym or Oxymoron. *Journal of Clinical Psychology, 61,* 791–803. http://doi.org/10.1002/jclp.20126

Klein, D.F., Zitrin, C.M., Woerner, M.C. & Ross, D.C. (1983). Treatment of phobias. II. Behavior therapy and supportive therapy: Are there specific ingredients? *Archives of General Psychiatry, 40,* 139–145. http://doi.org/10.1001/archpsyc.1983.01790020033003

Kluft, R.P. (1995). Psychodynamic psychotherapy for multiple personality disorder and allied forms of dissociative disorders not otherwise specified. In J.P. Barber, P. Crits-

Christoph (Eds.), *Dynamic therapies for psychiatrie disorders. Axis 1* (pp. 332–385). New York: Basic Books.

Klüwer, R. (1970). Über die Orientierungsfunktion eines Fokus bei der psychoanalytischen Kurztherapie. *Psyche, 24,* 739–755.

Klüwer, R. (1971). Erfahrungen mit der psychoanalytischen Fokaltherapie. *Psyche, 25,* 932–947.

Knapp, P.H., Levin, S., McCarter, R.H., Wermer, H. & Zetzel, E. (1960). Suitability for psychoanalysis: A review of one hundred supervised analytic cases. *Psychoanalytic Quarterly, 29,* 459–477. http://doi.org/10.1080/21674086.1960.11926185

Knekt, P., Lindfors, O. & Härkänen, T., Välikoski, M., Virtala, E., Laaksonen, M.A. et al. (2008). Randomized trial on the effectiveness of long-and short-term psychodynamic psychotherapy and solution-focused therapy on psychiatric symptoms during a 3-year follow-up. *Psychological Medicine, 38,* 689–703. http://doi.org/10.1017/S0033291707 00164X

Knekt, P., Lindfors, O., Laaksonen, M.A., Raitsalo, R., Haaramo, P., Järviikoski, A. & The Helsinki Psychotherapy Study Group (2008). Effectiveness of short-term and long-term psychotherapy on work ability and functional capacity – A randomized clinical trial on depressive and anxiety disorders. *Journal of Affective Disorders, 107,* 95–106. http://doi.org/10.1016/j.jad.2007.08.005

Knight, R.P. (1941). Evaluation of the results of psychoanalytic therapy. *American Journal of Psychiatry, 98,* 434–446. http://doi.org/10.1176/ajp.98.3.434

Knijnik, D.Z., Kapczinski, F., Chachamovich, E.E., Margis, R. & Eizirik, C.L. (2004). Psychodynamic group treatment for generalized social phobia. *Revista Brasileira de Psiquiatrica, 26,* 77–81.

Kohut, H. (1973). *Narzissmus.* Frankfurt a.M.: Suhrkamp.

Kohut, H. (1979). *Die Heilung des Selbst.* Frankfurt a.M.: Suhrkamp.

Kolden, G.G., Klein, M.H., Wang, C.-C. & Austin, S.B. (2011). Congruence/genuineness. In J.C. Norcross (Ed.), *Psychotherapy relationships that work: Evidence-based responsiveness* (2nd ed., pp. 187–202). New York: Oxford University Press.

König, K. (1981). *Angst und Persönlichkeit. Das Konzept vom steuernden Objekt und seinen Anwendungen.* Göttingen: Vandenhoeck & Ruprecht.

König, K. (1993). *Einzeltherapie außerhalb des klassischen Settings.* Göttingen: Vandenhoeck & Ruprecht.

König, K. (2007). *Transfer – Von der Psychotherapie in den Alltag.* Stuttgart: Klett-Cotta.

Koss, M.P. & Shiang, J. (1994). Research on brief psychotherapy. In A.E. Bergin & S.L. Garfield (Eds.), *Handbook of Psychotherapy and Behavior Change* (pp. 664–700). New York: Wiley.

Krause, R., Krause-Steimer, E. & Merten, J. (1998). Dyadic interaction regulation, emotion and psychopathology. In W.F. Flack & J. Laird (Eds.), *Emotions and psychopathology: Theory and research.* Oxford: Oxford University Press.

Krupnick, J.L., Sotsky, S.M., Simmens, S., Moyer, J., Elkin, I., Watkins, J. & Pilkonis, P. (1996). The role of the therapeutic alliance in psychotherapy and pharmacotherapy outcome: findings in the National Institute of Mental Health Treatment of Depression Collaborative Research Program. *Journal of Consulting and Clinical Psychology, 64,* 532–539. http://doi.org/10.1037/0022-006X.64.3.532

Lachauer, R. (1992). *Der Fokus in der Psychotherapie.* München: Pfeiffer.

Lambert, M.J. (1992). Psychotherapy Outcome research: Implications for Integrative and Eclectic Therapists. In J.C. Norcross & M.R. Goldfried (Eds.), *Handbook of Psychotherapy Integration* (pp. 94–129). New York: Basic Books.

Lambert, M. J. (2005). Early Response in Psychotherapy: Further Evidence for the Importance of Common Factors Rather Than „Placebo Effects". *Journal of Clinical Psychology, 61,* 855–869. http://doi.org/10.1002/jclp.20130

Lambert, M. J. & Barley, D. E. (2002). Research Summary on the Therapeutic Relationship and Psychotherapy Outcome. In J. C. Norcross (Ed.), *Psychotherapy Relationships that Work* (pp. 17–23). New York: Oxford University Press.

Lang, H. (2015). *Der gehemmte Rebell. Struktur, Psychodynamik und Therapie von Menschen mit Zwangsstörungen.* Stuttgart: Klett-Cotta.

Lazar, A., Sandell, R. & Grant, J. (2006). Do psychoanalytic treatments have positive effects on helath and health care utilization? Further findings of the Stockholm Outcome of Psychotherapy and Psychoanalysis Project (STOPP). *Psychotherapy Research, 16,* 51–66. http://doi.org/10.1080/10503300500268094

Leichsenring, F. (1985). Die Probleme der externen Validität in der Psychotherapieforschung. *Zeitschrift für Klinische Psychologie, 16,* 214–227.

Leichsenring, F. (1987). Einzelfallanalyse und Strenge der Prüfung. *Diagnostica, 33,* 93–103.

Leichsenring, F. (2001). Comparative effects of short-term psychodynamic psychotherapy and cognitive-behavioral therapy in depression. A meta-analytic approach. *Clinical Psychology Review, 21,* 401–419. http://doi.org/10.1016/S0272-7358(99)00057-4

Leichsenring, F. (2005). Wirkungsnachweise psychoanalytischer und tiefenpsychologisch fundierter Therapie. In G. Poscheschnik (Hrsg.), *Empirische Forschung in der Psychoanalyse* (S. 201–220). Gießen: Psychosozial Verlag.

Leichsenring, F., Abbass, A., Beutel, M., Gündel, H., Heuft, G., Hoffman, S. O. et al. (2019). Vom Sinn des Verfahrenskonzepts und der Verfahrensvielfalt – und warum das Baukasten-System in der Psychotherapie nicht funktioniert. *Zeitschrift für Psychosomatische Medizin und Psychotherapie, 65.* https://doi.org/10.13109/zptm.2019.65.4.oa1

Leichsenring, F., Abbass, A., Luyten, P., Hilsenroth, M., Rabung, S. (2013). The emerging evidence for long-term psychodynamic therapy. *Psychodynamic Psychiatry, 41, 361–384.* http://doi.org/10.1521/pdps.2013.41.3.361

Leichsenring, F., Beutel, M. E. & Leibing, E. (2007). Psychodynamic psychotherapy for social phobia: a treatment manual based on supportive-expressive therapy. *Bulletin of the Menninger Clinic, 71,* 56–84. http://doi.org/10.1521/bumc.2007.71.1.56

Leichsenring, F., Beutel, M. E. & Leibing, E. (2008). Psychoanalytisch-orientierte Fokaltherapie der sozialen Phobie. Ein Behandlungsmanual auf der Grundlage der supportiv-expressiven Therapie Luborskys. *Psychotherapeut, 53,* 185–197. http://doi.org/10.1007/s00278-007-0573-7

Leichsenring, F., Beutel, M. E., Salzer, S., Haselbacher, A. & Wiltink, J. (2015). *Soziale Phobie. Psychodynamische Therapie* (Praxis der psychodynamischen Psychotherapie – analytische und tiefenpsychologisch fundierte Psychotherapie, Bd. 8). Göttingen: Hogrefe. http://doi.org/10.1026/02322-000

Leichsenring, F., Biskup, J., Kreische, R. & Staats, H. (2005). The effectiveness of psychoanalytic therapy. First results of the „Göttingen study of of psychoanalytic and psychodynamic therapy". *International Journal of Psychoanalysis, 8,* 433–455.

Leichsenring, F., Hoyer, J., Beutel, M., Herpertz, S., Hiller, W., Irle, E. et al. (2009). The Social Phobia Psychotherapy Research Network (SOPHONET) – The first multicenter randomized controlled trial of psychotherapy for social phobia: Rationale, methods and patient characteristics. *Psychotherapy and Psychosomatics, 78,* 35–41.

Leichsenring, F., Kreische, R., Biskup, J., Staats, H., Rudolf, G. & Jakobsen, T. (2008). Die Göttinger Psychotherapiestudie. Ergebnisse analytischer Langzeitpsychotherapien bei depressiven Störungen, Angststörungen, Zwangsstörungen, somatoformen Störungen und Persönlichkeitsstörungen. *Forum der Psychoanalyse, 24,* 193–204. http://doi.org/10.1007/s00451-008-0338-0

Leichsenring, F. & Leibing, E. (2003). The effectiveness of psychodynamic psychotherapy and cognitive-behavioral therapy in personality disorders: A meta-analysis. *American Journal of Psychiatry, 160,* 1223–1232. http://doi.org/10.1176/appi.ajp.160.7.1223

Leichsenring, F. & Leibing, E. (2007). Psychodynamic psychotherapy. *Psychology and Psychotherapy: Theory, Research Practice, 80,* 217–228. http://doi.org/10.1348/147608306X117394

Leichsenring, F., Masuhr, O., Jaeger, U., Rabung, S., Dally, A., Dümpelmann, M. et al. (2016). Psychoanalytic-interactional therapy versus psychodynamic therapy by experts for personality disorders: A randomized controlled efficacy-effectiveness study in Cluster B personality disorders. *Psychotherapy and Psychosomatics, 85,* 71–80. http://doi.org/10.1159/000441731

Leichsenring, F. & Rabung, S. (2006). Control groups in psychotherapy outcome research: A complementary approach. *Psychotherapy Research, 16, 604–616.* http://doi.org/10.1080/10503300600805217

Leichsenring, F. & Rabung, S. (2008). Effectiveness of long-term psychodynamic psychotherapy – A meta-analysis. *Journal of the American Medical Association, 300,* 1551–1565. http://doi.org/10.1001/jama.300.13.1551

Leichsenring, F. & Rabung, S. (2011). Long-term psychodynamic psychotherapy in complex mental disorders: update of a meta-analysis. *The British Journal of Psychiatry: The Journal of Mental Science, 199* (1), 15–22. http://doi.org/10.1192/bjp.bp.110.082776

Leichsenring, F. & Salzer, S. (2014a). A unified protocol for the transdiagnostic psychodynamic treatment of anxiety disorders: an evidence-based approach. *Psychotherapy (Chicago, Ill.), 51* (2), 224–245. http://doi.org/10.1037/a0033815

Leichsenring, F. & Salzer, S. (2014b). *Generalisierte Angststörung. Psychodynamische Therapie* (Praxis der psychodynamischen Psychotherapie – analytische und tiefenpsychologisch fundierte Psychotherapie, Bd. 4). Göttingen: Hogrefe.

Leichsenring, F., Salzer, S., Beutel, M. E., Herpertz, S., Hiller, W., Hoyer, J. et al. (2013). Psychodynamic therapy and cognitive-behavioral therapy in social anxiety disorder: a multicenter randomized controlled trial. *The American Journal of Psychiatry, 170* (7), 759–767. http://doi.org/10.1176/appi.ajp.2013.12081125

Leichsenring, F., Salzer, S., Beutel, M. E., Herpertz, S., Hiller, W., Hoyer, J. et al. (2014). Long-term outcome of psychodynamic therapy and cognitive-behavioral therapy in social anxiety disorder. *The American Journal of Psychiatry, 171* (10), 1074–1082. http://doi.org/10.1176/appi.ajp.2014.13111514

Leichsenring, F. & Schauenburg, H. (2014). Empirically supported methods of short-term psychodynamic therapy in depression – towards an evidence-based unified protocol. *Journal of Affective Disorders, 169,* 128–143. http://doi.org/10.1016/j.jad.2014.08.007

Leichsenring, F. & Steinert, C. (2018). Towards an evidence-based unified psychodynamic protocol for emotional disorders. *Journal of Affective Disorders, 232,* 400–416. http://doi.org/10.1016/j.jad.2017.11.036

Leichsenring, F., Winkelbach, C. & Leibing, E. (2005). Psychoanalytisch orientierte Fokaltherapie der Generalisierten Angststörung – ein Manual. *Psychotherapeut, 50,* 258–364. http://doi.org/10.1007/s00278-005-0419-0

Lemma, A., Target, M. & Fonagy, P. (2011). *Brief dynamic interpersonal therapy. A clinicians guide*. Oxford: Oxford University Press. http://doi.org/10.1093/acprof:oso/9780199602452.001.0001

Lemma, A., Target, M. & Fonagy, P. (2017). *Manual for dynamic interpersonal therapy (DIT)* (2nd ed.). London: Anna Freud Center for Children and Families, Tavistock Clinic.

Leuzinger-Bohleber, M. (1988). Psychoanalytische Fokaltherapie. *Praxis der Psychotherapie und Psychosomatik, 33,* 59–69.

Leuzinger-Bohleber, M., Hautzinger, M., Fiedler, G., Keller, M., Bahrke, U., Kallenbach, L. et al. (2019). Outcome of psychoanalytic and cognitive-behavioral therapy with chronic depressed patients: A controlled trial with preferential and randomized allocation. *Canadian Journal of Psychiatry, 64* (1), 47–58. http://doi.org/10.1177/0706743718780340

Leuzinger-Bohleber, M. & Kächele, H. (Hrsg.). (2015). *An open door review of outcome and process studies in psychoanalysis* (3rd ed.). Verfügbar unter https://www.ipa.world/IPA_Docs/Open%20Door%20Review%20III.pdf

Leuzinger-Bohleber, M., Kaufhold, J., Kallenbach, L., Negele, A., Ernst, M., Keller, W. et al. (2019). How to measure sustained psychic transformations in long-term treatments of chronic depressed patients? Symptomatic and structural changes in the LAC Depression Study of the outcome of cognitive-behavioral and psychoanalytic long-term treatments. *The International Journal of Psychoanalysis, 100* (1), 99–127. http://doi.org/10.1080/00207578.2018.1533377

Leuzinger-Bohleber, M., Rüger, B., Stuhr, U. & Beutel, M.E. (2003). How to study the 'quality of psychoanalytic treatments' and 'their long-term effects on patients' well being: A representative, multi-perspective follow-up study. *International Journal of Psychoanalysis, 84,* 263–290. http://doi.org/10.1516/C387-0AFM-4P34-M4BT

Leuzinger-Bohleber, M., Stuhr, U., Rüger, B. & Beutel, M.E. (2002). *Forschen und Heilen in der Psychoanalyse. Ergebnisse und Berichte aus Forschung und Praxis.* Stuttgart: Kohlhammer.

Levy, K.N., Clarkin, J.F. & Kernberg, O.F. (2006). Change in attachment and reflective function in the treatment of borderline personality disorder with transference focused psychotherapy. *Journal of Consulting and Clinical Psychology, 74,* 1027–1040. http://doi.org/10.1037/0022-006X.74.6.1027

Lichtenberg, J.D., Lachmann, F.M. & Fosshage, J.L. (1992). *Self and motivational systems. Toward a theory of psychoanalytic technique.* Hillsdale, NJ: The Analytic Press.

Lincoln, T.M., Rief, W., Hahlweg, K., Frank, M., Witzleben, I. von, Schroeder, B. & Fiegenbaum, W. (2003). Effectiveness of an empirically supported treatment for social phobia in the field. *Behavior Research and Therapy, 41,* 1252–1269. http://doi.org/10.1016/S0005-7967(03)00038-X

Lindemann, E. (1944). Symptomatology and management of acute grief. *American Journal of Psychiatry, 101,* 141–148. http://doi.org/10.1176/ajp.101.2.141

Lindfors, O., Knekt, P., Lehtonen, J., Virtala, E., Maljanen, T. & Härkänen, T. (2018). Effectiveness of psychoanalysis and long-term psychodynamic psychotherapy on personality and social functioning 10 years after start of treatment. *Psychiatry Research, 272,* 774–783. http://doi.org/10.1016/j.eurpsy.2017.02.075

Luborsky, L. (1984). *Principles of psychoanalytic psychotherapy. A manual for supportive-expressive treatment*. New York: Basic Books.

Luborsky, L. (1995). *Einführung in die analytische Psychotherapie.* Ein Lehrbuch. Göttingen: Vandenhoeck & Ruprecht.

Luborsky, L. & Crits-Christoph, P. (1988). Measures of Psychoanalytic Concepts-The Last Decade of Research from 'The Penn Studies'. *International Journal of Psycho-Analysis, 69,* 75–86.

Luborsky, L. & Crits-Christoph, P. (1990). *Understanding transference: The CCRT method.* New York: Basic Books.

Luborsky, L., Rosenthal, R., Diguer, L., Andrusyna, T.P., Berman, J.S., Levitt, J.T. et al. (2002). The Dodo Bird Verdict Is Alive and Well – Mostly. *Clinical Psychology: Science and Practice, 9,* 2–12.

Luborsky, L., Woody, G.E., Hole, A.V. & Velleco, A. (1995). Supportive-expressive dynamic psychotherapy for treatment of opiate drug dependence. In J.P. Barber & P. Crits-Christoph (Eds.), *Dynamic therapies for psychiatric disorders (Axis I)* (pp. 131–160). New York: Basic Books.

Maina, G., Fomer, F. & Bogetto, F. (2005). Randomized controlled trial comparing brief dynamic and supportive therapy with waiting list condition in minor depressive disorders. *Psychotherapy and Psychosomatic, 74,* 3–50. http://doi.org/10.1159/000082026

Malan, D. (1976). *The frontier of brief psychotherapy.* New York: Plenum. http://doi.org/10.1007/978-1-4684-2220-7

Mann, J. (1973). *Time-limited psychotherapy.* Cambridge, MA: Harvard University Press.

Mark, D. & Faude, J. (1995). Supportive-expressive therapy for cocaine abuse. In J.P. Barber & P. Crits-Christoph (Ed.), *Dynamic therapies for psychiatric disorders. Axis 1* (pp. 294–331). New York: Basic Books.

McCallum, M.P. & Piper, W.E. (1990). A controlled study of effectiveness and patient suitablility for short-term group psychotherapy. *International Journal of Group Psychotherapy, 40,* 431–452. http://doi.org/10.1080/00207284.1990.11490621

McCullough, L. & Andrews, S. (2001). Assimilative integration: short-term dynamic psychotherapy for treating affect phobias. *Clinical Psychology, 8* (1), 82–97.

McCullough Vaillant, L. (1997). *Changing character: short-term Anxiety-regulating psychotherapy for restructuring defenses, affects, and attachment.* New York: Basis Books.

Mertens, W. (1990). *Einführung in die psychoanalytische Therapie. Band 1.* Stuttgart: Kohlhammer.

Mertens, W. (1993). *Einführung in die psychoanalytische Therapie, Band 2* (2. Aufl.). Stuttgart: Kohlhammer.

Messer, S.B. & Warren, C.S. (1995). *Models of brief psychodynamic therapy. A comparative approach.* New York: Guilford Press.

Milrod, B.L., Busch, F.N., Cooper, A.M. & Shapiro, T. (1997). *Manual of panic-focused psychodynamic psychotherapy.* Washington, DC: American Psychiatric Press.

Milrod, B.L., Chambless, D.L., Gallop, R., Busch, F.N., Schwalberg, M., McCarty, K.S. et al. (2016). Psychotherapies for panic disorder: a tale of two sites. *Journal of Clinical Psychiatry, 77,* 927–935. http://doi.org/10.4088/JCP.14m09507

Milrod, B.L., Leon, A.C., Busch, F., Rudden, M., Schwalberg, M., Clarkin, J. (2007). A randomized controlled clinical trial of psychoanalytic psychotherapy for panic disorder. *American Journal of Psychiatry, 164,* 265–272. http://doi.org/10.1176/ajp.2007.164.2.265

Monsen, K. & Monsen, J.T. (2000). Chronic pain and psychodynamic body therapy: A controlled outcome study. *Psychotherapy: Theory, Research, Practice, Training, 37,* 257–269. http://doi.org/10.1037/h0087658

Multmeier, J. & Tenckhoff, B. (2014). Psychotherapeutische Versorgung. Autonomere Therapieplanung kann Wartezeiten abbauen. *Deutsches Ärzteblatt, 111* (11), A438–440.

Munder, T., Brütsch, O., Leonhart, R., Greger, H. & Barth, J. (2013). Researcher allegiance in psychotherapy research: An overview of reviews. *Clinical Psychology Reviews, 33,* 501–511. http://doi.org/10.1016/j.cpr.2013.02.002

Munroe-Blum, H. & Marziali, E. (1995). A controlled trial of short-term group treatment for borderline personality disorder. *Journal of Personality Disorders, 9,* 190–198. http://doi.org/10.1521/pedi.1995.9.3.190

Muran, J.C., Safran, J.D., Samstag, L.W. & Winston, A. (2005). Evaluating an alliance-focused treatment for personality disorders. *Psychotherapy: Theory, Research, Practice, Training, 42,* 532–545. http://doi.org/10.1037/0033-3204.42.4.532

Nathan, P.E. & Gorman, J.M. (Eds). (2002). *A guide to treatments that work* (2nd ed.). New York: Oxford University Press.

Niederehe, G., Street, L.L. & Lebowitz, B.D. (1999). NIMH support for psychotherapy research: opportunities and questions. *Prevention & Treatment, 2* (March 1999). http://doi.org/10.1037/1522-3736.2.1.23a

Norman, H.F., Blacker, K.H., Oremland, J.D. & Barrett, W. (1976). The fate of the transference neurosis after termination of a satisfactory analysis. *Journal of the American Psychoanalytic Association, 24,* 471–498. http://doi.org/10.1177/000306517602400301

Oremland, J.D., Blacker, K.H. & Norman, H.F. (1975). Incompleteness in „successful" psychoanalyses: A follow-up study. *Journal of the American Psychoanalytic Association, 23,* 819–844. http://doi.org/10.1177/000306517502300406

Organista, K.C., Munoz, R.F. & Gonzales, G. (1994). Cognitive-behavioral therapy for depression in low-income and minority medial outpatients: description of a program and exploratory analyses. *Cognitive Therapy and Research, 18,* 241–259. http://doi.org/10.1007/BF02357778

Otto, M.W., Pollack, M.H., Gould, R.A., Worthington, J.J. 3rd, McArdle, E.T., Rosenbaum, J.F. & Heimberg, R.G. (2000). A comparison of the efficacy of clonazepam and cognitive-behavioral group therapy for the treatment of social phobia. *Journal of Anxiety Disorders, 14,* 345–358. http://doi.org/10.1016/S0887-6185(00)00027-X

Patry, J.L. & Perrez, M. (2000). Theorie-Praxis-Probleme und die Evaluation von Interventionsprogrammen. In W. Hager, J.L. Patry & H. Brezing (Hrsg.), *Evaluation psychologischer Interventionsmaßnahmen. Standards und Kriterien: ein Handbuch* (S. 19–40). Bern: Huber.

Persons, J.B., Bostrom, A. & Bertagnolli, A. (1999). Results of randomized controlled trials of cognitive therapy for depression generalize to private practice. *Cognitive Therapy and Research, 23,* 535–548. http://doi.org/10.1023/A:1018724505659

Persons, J.B. & Silberschatz, G. (1998). Are results of randomized trials useful to psychotherapists? *Journal of Consulting and Clinical Psychology, 66,* 126–135. http://doi.org/10.1037/0022-006X.66.1.126

Peterson, A.L. & Halstead, T.S. (1998). Group cognitive behavior therapy for depression in a community setting: a clinical replication series. *Behavior Therapy, 29,* 3–18. http://doi.org/10.1016/S0005-7894(98)80015-4

Pfeffer, A.Z. (1959). A procedure for evaluating the results of psychoanalysis: A preliminary report. *Journal of the American Psychoanalytic Association, 7,* 418–444. http://doi.org/10.1177/000306515900700302

Pfeffer, A.Z. (1961). Follow-up study of a satisfactory analysis. *Journal of the American Psychoanalytic Association, 9,* 698–718. http://doi.org/10.1177/000306516100900407

Pfeffer, A.Z. (1963). The meaning of the analyst after analysis: A contribution to the theory of therapeutic results. *Journal of the American Psychoanalytic Association, 11,* 229–244. http://doi.org/10.1177/000306516301100202

Piper, W.E., Azim, H.F.A., Joyce, A.S. & McCallum, M. (1991). Transference interpretations, therapeutic alliance, and outcome in short-term individual psychotherapy. *Archives of General Psychiatry, 48,* 946–953. http://doi.org/10.1001/archpsyc.1991.01810340078010

Piper, W.E., McCallum, M., Joyce, A.S. & Ogrodniczuk, J. (2001). Patient personality and time-limited group psychotherapy for complicated grief. *International Journal of Group Psychotherapy, 51,* 525–552. http://doi.org/10.1521/ijgp.51.4.525.51307

Pollack, J., Flegenheimer, W., Kaufmann, J. & Sadow, J. (1992). *Brief adaptive psychotherapy for personality disorders: a treatment manual.* San Diego, CA: Social and Behavioral Documents.

Poulsen, S., Lunn, S., Daniel, S.I.F., Folke, S., Mathiesen, B.B., Katznelson, H. et al. (2014). A randomized controlled trial of psychoanalytic psychotherapy or cognitive-behavioral therapy for bulimia nervosa. *The American Journal of Psychiatry, 171* (1), 109–116. http://doi.org/10.1176/appi.ajp.2013.12121511

Quint, H. (1976). *Über die Zwangsneurose.* Göttingen: Vandenhoeck & Ruprecht.

Rad, M. von, Senf, W. & Bräutigam, W. (1998). Psychotherapie und Psychoanalyse in der Krankenversorgung: Ergbnisse des Heidelberger Katamneseprojektes. *Psychotherapie, Psychosomatik, Medizinische Psychologie, 48,* 88–100.

Rangell, L. (1966). An overview of the ending of an analysis. In R.E. Litman (Ed.), *Psychoanalysis in the Americas* (pp. 141–165). New York: International University Press.

Rangell, L. (1990). *The Human Core. The Intrapsychic Base of Behavior* (pp. 703–725). Madison, CT: International University Press (Reprint).

Reddemann, L. (2004). *Psychodynamisch imaginative Traumatherapie. PITT – Das Manual.* Stuttgart: Pfeiffer bei Klett-Cotta.

Reddemann, L. & Wöller, W. (2017). *Komplexe Posttraumatische Belastungssstörung* (Praxis der psychodynamischen Psychotherapie – analytische und tiefenpsychologisch fundierte Psychotherapie, Bd. 11). Göttingen: Hogrefe.

Reich, G. (2007). Störungsorientierte psychodynamische Therapie der Bulimie. Leitfaden für eine integrierte Behandlung. *Psychotherapeut, 52,* 113–120. http://doi.org/10.1007/s00278-006-0524-8

Reich, G. (2019). Interpersonelle Aspekte von Zwangsstörungen. Familien- und Paardynamik und Therapie. *Psychodynamische Psychotherapie, 18* (1), 3–12.

Reich, G. & Boetticher, A. von (im Druck). *Psychodynamische Paar- und Familientherapie.* Stuttgart: Kohlhammer.

Reich, G. & Cierpka, M. (2008). Der psychodynamische Befund. In M. Cierpka (Hrsg.), *Handbuch der Familiendiagnostik.* (3. Aufl., S. 355–378). Heidelberg: Springer.

Reich, G., Horn, H., Kronmüller, K., Stefini, A. & Winkelmann, K. (2009). Manual zur störungsorientierten psychodynamischen Psychotherapie bei weiblichen Jugendlichen und jungen Erwachsenen mit Bulimia nervosa [Sonderheft DKPM-Tagung 2009]. *Psychologische Medizin,* 70.

Reich, G., Horn, H., Winkelmann, K., Kronmüller, K.-T. & Stefini, A. (2014). Psychoanalytisch-orientierte Fokaltherapie der Bulimia nervosa bei weiblichen Jugendlichen und jungen Erwachsenen. Ein Manual. *Praxis der Kinderpsychologie und Kinderpsychiatrie, 63,* 2–20.

Reich, G. & Klütsch, V. (2014). Familiendynamik und juvenile Psychose. In B. Graf Schimmelmann & F. Resch (Hrsg.), *Psychosen in der Adoleszenz. Entwicklungspsychopathologie, Früherkennung und Behandlung* (S. 103–118). Stuttgart: Kohlhammer.

Reich, W. (1933). *Character analysis.* Giroux, New York: Farrar, Straus.

Reuter, S. & Spiegel, D. (2016). *Psychische Belastungen bei Krebserkrankungen. Gruppentherapie nach dem supportiv-expressiven Ansatz* (Praxis der psychodynamischen Psychotherapie – analytische und tiefenpsychologisch fundierte Psychotherapie, Bd. 9). Göttingen: Hogrefe.

Robin, A.L., Siegel, P.T., Moye, A.W., Gilroy, M., Dennis, A.B. & Sikand, A. (1999). A controlled comparison of family versus individual therapy for adolescents with anorexia nervosa. *Journal of the American Academy of Child and Adolescent Psychiatry, 38,* 1482–1489. http://doi.org/10.1097/00004583-199912000-00008

Roesler, C. (2017). Tele-analysis: the use of media technology in psychotherapy and its impact on the therapeutic relationship. *The Journal of Analytical Psychology, 62,* 372–394. http://doi.org/10.1111/1468-5922.12317

Rogers, C.R. (1957). The Necessary and Sufficient Conditions of Therapeutic Personality Change. *Journal of Consulting Psychology, 21,* 95–103. http://doi.org/10.1037/h0045357

Rose, J. & DelMaestro, S. (1990). Separation-individuation conflict as a model for understanding distressed caregivers: Psychodynamic and cognitive case studies. *Gerontologist, 30,* 693–697. http://doi.org/10.1093/geront/30.5.693

Rosenzweig, S. (1936). Some Implicit Common Factors in Diverse Methods of Psychotherapy. *American Journal of Orthopsychiatry, 6,* 412–415. http://doi.org/10.1111/j.1939-0025.1936.tb05248.x

Rossouw, T.I. & Fonagy, P. (2012). Mentalization-based Treatment for Self-Harm in Adolescents: A Randomized Controlled Trial. *Journal of the American Academy of Child and Adolescent Psychiatry, 51,* 1304–1313. http://doi.org/10.1016/j.jaac.2012.09.018

Roth, A.D. & Parry, G. (1997). The implications of psychotherapy research for clinical practice and service development: Lessons and limitations. *Journal of Mental Health, 6,* 367–380. http://doi.org/10.1080/09638239718699

Rottländer, P. (2015). Mentalisieren in der Paartherapie. *Psychoanalytische Familientherapie, 16* (2), 5–37.

Rudolf, G. (1977). *Krankheiten im Grenzbereich von Neurose und Psychose.* Göttingen: Vandenhoeck & Ruprecht.

Rudolf, G. (2013). *Strukturbezogene Psychotherapie. Leitfaden zur psychodynamischen Therapie struktureller Störungen* (3. Aufl.). Stuttgart: Schattauer.

Rudolf, G., Manz, R. & Ori, C. (1994). Ergebnisse psychoanalytischer Therapien. *Zeitschrift für Psychosomatische Medizin, 40,* 25–40.

Rüger, U. & Reimer, C. (2006a). Gemeinsame Merkmale und Charakteristika psychodynamischer Therapieverfahren. In C. Reimer & U. Rüger (Hrsg.), *Psychodynamische Psychotherapien. Lehrbuch der tiefenpsychologisch fundierten Psychotherapieverfahren* (S. 3–22). Heidelberg: Springer. http://doi.org/10.1007/3-540-34272-9_1

Rüger, U. & Reimer, C. (2006b). Dynamische Psychotherapie. In C. Reimer & U. Rüger (Hrsg.), *Psychodynamische Psychotherapien. Lehrbuch der tiefenpsychologisch fundierten Psychotherapieverfahren* (S. 85–106). Heidelberg: Springer. http://doi.org/10.1007/3-540-34272-9_5

Rush, A.J., Trivedi, M.H., Ibrahim, H.M., Carmody, T.J., Arnow, B., Klein, D.N. et al. (2003). The 16-item Quick Inventory of Depressive Symptomatology (QIDS), Clinician rating (QIDS-C), and Self-Report (QIDS-SR): A psychometric evaluation in patients with chronic major depression. *Biological Psychiatry, 54,* 573–583. http://doi.org/10.1016/S0006-3223(02)01866-8

Sachsse, U. (2009). *Traumazentrierte Psychotherapie.* Stuttgart: Schattauer.

Sack, M., Sachsse, U. & Schellong, J. (2013). *Komplexe Traumafolgestörungen. Diagnostik und Behandlung von Folgen schwerer Gewalt und Vernachlässigung.* Stuttgart: Schattauer.

Salzer, S., Cropp, C., Jaeger, U., Masuhr, O. & Streeck-Fischer, A. (2014). Psychodynamic therapy for adolescents suffering from co-morbid disorders of conduct and emotions in an inpatient setting: a randomized controlled trial. *Psychological Medicine, 44,* 2213–2222. http://doi.org/10.1017/S003329171300278X

Salzer, S., Cropp, C. & Streeck-Fischer, A. (2014). Early Intervention for Borderline Personality Disorder: Psychodynamic Therapy in Adolescents. *Zeitschrift für Psychosomatische Medizin und Psychotherapie, 60,* 368–382. http://doi.org/10.13109/zptm.2014.60.4.368

Salzer, S., Stefini, A., Kronmüller, K.-T., Leibing, E., Leichsenring, F., Henningsen, P. et al. (2018). Cognitive-Behavioral and Psychodynamic Therapy in Adolescents with Social Anxiety Disorder: A Multicenter Randomized Controlled Trial. *Psychotherapy and Psychosomatics, 87* (4), 223–233. http://doi.org/10.1159/000488990

Sandahl, C., Herlitz, K., Ahlin, G. & Rönnberg, S. (1998). Time-limited group psychotherapy for moderately alcohol dependent patients: A randomized controlled clinical trial. *Psychotherapy Research, 8,* 361–378. http://doi.org/10.1080/10503309812331332467

Sandell, R., Blomberg, J. & Lazar, A. (1999). Wiederholte Langzeitkatamnesen von Langzeitpsychotherapien und Psychoanalysen. *Zeitschrift für psychosomatische Medizin und Psychotherapie, 45,* 43–56. http://doi.org/10.13109/zptm.1999.45.1.43

Sandell, R., Blomberg, J. & Lazar, A. (2002). Time matters: On temporal interactions in long-term follow-up of long-term psychotherapies. *Psychotherapy Research, 12,* 39–58. http://doi.org/10.1080/713869616

Sandell, R., Blomberg, J., Lazar, A., Carlsson, J., Broberg, J. & Schubert, J. (2001). Unterschiedliche Langzeitergebnisse von Psychoanalysen und Langzeitpsychotherapien. Aus der Forschung des Stockholmer Psychoanalyse- und Psychotherapieprojekts. *Psyche, 55,* 273–310.

Sandell, R., Lazar, A., Grant, J., Carlsson, J., Schumbert, J. & Broberg, J. (2007). Therapist attitude and patient outcomes: II. Therapist attitudes influence change during treatment. *Psychotherapy Research, 17,* 196–204. http://doi.org/10.1080/10503300600608439

Sanderson, W.C., Raue, P.J. & Wetzler, S. (1998). The generalizability of cognitive behavior therapy for panic disorder. *Journal of Cognitive Psychotherapy, 12,* 323–320. http://doi.org/10.1891/0889-8391.12.4.323

Sandler, J. Sandler, A. (1985). Vergangenheits-Unbewußtes, Gegenwarts-Unbewußtes und die Deutung der Übertragung. *Psyche – Z Psychoanal., 39* (9), 800–829.

Sashin, J., Eldred, S.H. & van Amerongen, S.T. (1975). A search for predictive factors in institute supervised cases: A retrospective study of 183 cases from 1959 to 1966 at the Boston Psychoanalytic Society and Institute. *International Journal of Psycho-Analysis, 56,* 343–359.

Sattel, H., Lahmann, C., Gündel, H., Guthrie, E., Kruse, J., Noll-Hussong, M. et al. (2012). Brief psychodynamic interpersonal psychotherapy for patients with multisomatoform disorder: randomised controlled trial. *The British Journal of Psychiatry: The Journal of Mental Science, 200* (1), 60–67. http://doi.org/10.1192/bjp.bp.111.093526

Schlessinger, N. & Robbins, F.P. (1974). Assessment and follow-up in psychoanalysis. *Journal of the American Psychoanalytic Association, 22,* 542–567. http://doi.org/10.1177/000306517402200305

Schlessinger, N. & Robbins, F. P. (1975). The psychoanalytic process: Recurrent pattems of conflict and changes in ego functions. *Journal of the American Psychoanalytic Association, 23,* 761–782. http://doi.org/10.1177/000306517502300404

Schlessinger, N. & Robbins, F.P. (1983). A developmental view of the psychoanalytic process: Follow-up studies and their consequences. *Emotions and Behavior Monographs, 1,* 228.

Schulz, K.F., Chalmers, I., Grimes, D.A. & Altman, D. (1994). Assessing the quality of randomization from reports of controlled trials published in obstetrics and gynecology journals. *Journal of the American Medical Association, 13,* 125–128. http://doi.org/10.1001/jama.1994.03520020051014

Schulz-Venrath, U. (2015). *Lehrbuch Mentalisieren* (3. Aufl). Stuttgart: Klett-Cotta.

Schur, M. (1960). Discussion of Dr. John Bowlby's paper. *The Psychoanalytic Study of the Child, XV,* 63–84. http://doi.org/10.1080/00797308.1960.11822568

Schwidder, W. (1972). Klinik der Neurosen. In K.P. Kisker, J.E. Meyer & M. Müller (Hrsg.), *Psychiatrie der Gegenwart Bd. II/I.* Berlin: Springer.

Seligman, M.E.P. (1995). The effectiveness of psychotherapy. The Consumer Reports study. *American Psychologist, 50,* 965–974. http://doi.org/10.1037/0003-066X.50.12.965

Shadish, W.R., Cook, T.D. & Campbell, D.T. (2002). *Experimental and quasi-experimental designs for generalized causal inference.* Boston, MA: Houghton Mifflin.

Shadish, W.R., Matt, G., Navarro, A. & Phillips, G. (2000). The effects of psychological therapies under clinically representative conditions: A meta-analysis. *Journal of Consulting and Clinical Psychology, 126,* 512–529. http://doi.org/10.1037/0033-2909.126.4.512

Shapiro, D.A. (1991). *Neurotische Stile.* Göttingen: Vandenhoeck & Ruprecht.

Shapiro, D.A., Barkham, M. & Rees, A. (1994). Effects of treatment duration and severity of depression on the effectiveness of cognitive-behavioral and psychodynamic-interpersonal psychotherapy. *Journal of Consulting and Clinical Psychology, 62,* 522–534. http://doi.org/10.1037/0022-006X.62.3.522

Shapiro, D.A. & Firth, J. A (1985). *Exploratory therapy manual for the Sheffield Psychotherapy Project (SAPU Memo 733).* Sheffield, England: University of Sheffield.

Shapiro, D.A., Rees, A., Barkham, M. & Hardy, G.E. (1995). Effects of treatment duration and severity of depression on the maintenance of gains after cognitive-behavioral and psychodynamic-interpersonal psychotherapy. *Journal of Consulting and Clinical Psychology, 63,* 378–387. http://doi.org/10.1037/0022-006X.63.3.378

Sifneos, P.E. (1979). *Short-term dynamic psychotherapy: evaluation and technique.* New York: Plenum. http://doi.org/10.1007/978-1-4684-3530-6

Sifneos, P.E. (1984). Short-term dynamic psychotherapy for patients with physical symptomatology. *Psychotherapy and Psychosomatics, 42,* 48–51. http://doi.org/10.1159/000287823

Silberschatz, G. & Curtis, J.T. (1986). Clinical Implications of research on brief dynamic psychotherapy II. How the therapist helps or hinders therapeutic progress. *Psychoanalytic Psychology, 3,* 27–37. http://doi.org/10.1037/0736-9735.3.1.27

Sneed, J.D. (1971). *The logical structure of mathematical physics.* Dordrecht: Reidel. http://doi.org/10.1007/978-94-010-3066-3

Spitz, R.A. (1960). Discussion of Dr. John Bowlby's paper. *The Psychoanalytic Study of the Child, XV,* 85–94. http://doi.org/10.1080/00797308.1960.11822569

Stefini, A., Salzer, S., Reich, G., Horn, H., Winkelmann, K., Bents, H. et al. (2017). Cognitive-Behavioral and Psychodynamic Therapy in Female Adolescents with Bulimia Nervosa: A Randomized Controlled Trial. *Journal of the American Academy of Child and Adolescent Psychiatry, 56* (4), 329–335. http://doi.org/10.1016/j.jaac.2017.01.019

Stegmüller, W. (1979). *The structuralist view of theories.* New York: Springer. http://doi.org/10.1007/978-3-642-95360-6

Steil, R., Matulis, S., Schreiber, F. & Stangier, U. (2011). *Soziale Phobie bei Jugendlichen. Behandlungsmanual für die Kognitive Therapie.* Weinheim: Beltz.

Steinert, C., Bumke, P.J., Hollekamp, R.L., Larisch, A., Leichsenring, F., Mattheß, H. et al. (2016). Treating post-traumatic stress disorder by resource activation in Cambodia. *World Psychiatry: Official Journal of the World Psychiatric Association (WPA), 15* (2), 183–185. http://doi.org/10.1002/wps.20303

Steinert, C., Bumke, P.J., Hollekamp, R.L., Larisch, A., Leichsenring, F., Mattheß, H. et al. (2017). Resource activation for treating post-traumatic stress disorder, co-morbid symptoms and impaired functioning: a randomized controlled trial in Cambodia. *Psychological Medicine, 47* (3), 553–564. http://doi.org/10.1017/S0033291716002592

Steinert, C., Schauenburg, H., Dinger, U. & Leichsenring, F. (2016). Psychodynamische Kurzzeittherapie der Depression – ein evidenzbasiertes vereinheitlichtes Therapieprotokoll. *Psychotherapie, Psychosomatik, Medizinische Psychologie, 66* (1), 9–20.

Stolorow, R. & Atwood, G. (1992). *Contexts of being: The intersubjective foundations of psychological life.* Hillsdale, NJ: The Analytic Press.

Strachey, J. (1934). The nature of the therapeutic action of psycho-analysis. *International Journal of Psycho-Analysis, 15,* 127–159.

Streeck, U. (1991). Klinische Psychotherapie als Fokalbehandlung. *Zeitschrift für Psychosomatische Medizin, 37,* 3–13.

Streeck, U. (2006). Psychoanalytisch-interaktionelle Therapie. In C. Reimer & U. Rüger (Hrsg.), *Psychodynamische Psychotherapien. Lehrbuch der tiefenpsychologisch fundierten Psychotherapieverfahren* (S. 107–136). Heidelberg: Springer.

Streeck, U. (2007). *Psychotherapie komplexer Persönlichkeitsstörungen. Grundlagen der psychoanalytisch-interaktionellen Methode.* Stuttgart: Klett-Cotta.

Streeck, U. (2018). *Psychoanalytisch-interaktionelle Therapie struktureller Störungen.* Göttingen: Vandenhoeck & Ruprecht. http://doi.org/10.13109/9783666406423

Streeck, U. & Leichsenring, F. (2015). *Handbuch psychoanalytisch-interaktionelle Therapie. Behandlung von strukturellen Störungen und schweren Persönlichkeitsstörungen.* Göttingen: Vandenhoeck & Ruprecht.

Streeck-Fischer, A., Cropp, C., Streeck, U. & Salzer, S. (2016). *Borderline-Störungen bei Jugendlichen. Die psychoanalytisch-interaktionelle Methode* (Praxis der psychodynamischen Psychotherapie – analytische und tiefenpsychologisch fundierte Psychotherapie, Bd. 10). Göttingen: Hogrefe. http://doi.org/10.1026/02701-000

Strupp, H.H. & Binder, J.L. (1984). *Psychotherapy in a new key.* New York: Basis Books.

Strupp, H.H. & Binder, J.L. (1991). *Kurzpsychotherapie.* Stuttgart: Klett-Cotta.

Subic-Wrana, C., Milrod, B. & Beutel, M.E. (2012). *Panikfokussierte Psychodynamische Psychotherapie* (Praxis der psychodynamischen Psychotherapie – analytische und tiefenpsychologisch fundierte Psychotherapie, Bd. 3). Göttingen: Hogrefe.

Sullivan, H.S. (1950). The illusion of individual personality. *Psychiatry, 13,* 317–332. http://doi.org/10.1080/00332747.1950.11022783

Sullivan, H.S. (1976). *Das psychotherapeutische Gespräch.* Frankfurt a.M.: S. Fischer.

Sullivan, H.S. (1980). *Die interpersonale Theorie der Psychiatrie.* Frankfurt a.M.: S. Fischer.

Svartberg, M. & Stiles, T.C., Seltzer, M.H. (2004). Randomized, controlled trial of the effectiveness of short-term dynamic psychotherapy and cognitive therapy for Cluster C personality disorders. *American Journal of Psychiatry, 161,* 810–881. http://doi.org/10.1176/appi.ajp.161.5.810

Tasca, G.A., Hilsenroth, M. & Thompson-Brenner, H. (2014). Psychoanalytic psychotherapy or cognitive-behavioral therapy for bulimia nervosa. *The American Journal of Psychiatry, 171* (5), 583–584. http://doi.org/10.1176/appi.ajp.2014.13121616

Tasca, G.A., Ritchie, K., Conrad, G., Balfour, L. Gayton, J., Lybanon, V. & Bissada, H. (2006). Attachment scales predict outcome in a randomized controlled trial of two group therapies for binge eating disorder: An aptitude by treatment interaction. *Psychotherapy Research, 16* (1), 106–121. http://doi.org/10.1080/10503300500090928

Task Force on Promotion and Dissemination of Psychological Procedures (1995). Training and Dissemination of empirically-validated psychological treatments. Report and recommendations. *Clinical Psychologist, 48,* 3–23.

Taylor, D. (2015) Treatment manuals and the advancement of psychoanalytic knowledge: The Treatment Manual of the Tavistock Adult Depression Study. *International Journal of Psycho-Analysis, 96,* 845–875. http://doi.org/10.1111/1745-8315.12360

Thomä, H. & Kächele, H. (2006). *Psychoanalytische Therapie. Grundlagen* (3., überarbeitete und aktualisierte Aufl.). Heidelberg: Springer.

Thompson, L., Gallagher, D. & Breckenridge, J.S. (1987). Comparative effectiveness of psychotherapies for depressed elders. *Journal of Consulting and Clinical Psychology, 55,* 385–390. http://doi.org/10.1037/0022-006X.55.3.385

Tolin, D.F., McKay, D., Forman, E.M., Klonsky, E.D. & Thombs, B.D. (2015). Empirically Supported Treatment: Recommendations for a New Model. *Clinical Psychology: Science and Practice, 22* (4), 317–338. http://doi.org/10.1111/cpsp.12122

Tryon, G.S. & Winograd, G. (2011). Goal consensus and collaboration. In J.C. Norcross (Ed.), *Psychotherapy relationships that work: Evidence-based responsiveness* (2nd ed., pp. 153–167). New York: Oxford University Press.

Tuschen-Caffier, B., Pook, M. & Frank, M. (2001). Evaluation of manual-based cognitive behavioral therapy for bulimia nervosa in a service setting. *Behavior Research and Therapy, 39,* 299–308. http://doi.org/10.1016/S0005-7967(00)00004-8

Tynan, W.D., Schuman, W. & Lampert, N. (1999). Concurrent parent and child therapy groups for externalizing disorders: from the laboratory to the world of managed care. *Cognition and Behavioral Practice, 6,* 3–9. http://doi.org/10.1016/S1077-7229(99)80035-2

Verband Deutscher Rentenversicherungsträger (1999). *VDR-Statistik.* Frankfurt a.M.: VDR.

Vinnars, B., Barber, J.P., Noren, K., Gallop, R. & Weinryb, R.M. (2005). Manualized supportive-expressive psychotherapy versus nonmanualized community-delivered psychodynamic therapy for patients with personality disorders: Bridging efficacy and effectiveness. *American Journal for Psychiatry, 162,* 1933–1940. http://doi.org/10.1176/appi.ajp.162.10.1933

Wade, W.A., Treat, T.A. & Stuart, G.L. (1998). Transporting an empirically supported treatment for panic disorder to a service clinic setting: a benchmarking strategy. *Journal of Consulting and Clinical Psychology, 66,* 231–239. http://doi.org/10.1037/0022-006X.66.2.231

Wallerstein, R.S. (1986). *Forty-two lives in treatment: A study of psychoanalysis and psychotherapy*. New York: Guilford Press.

Wallerstein, R.S. (1988). Psychoanalysis and Psychotherapy: Relative Roles Reconsidered. *Annual of psychoanalysis, 16,* 129–151.

Wallerstein, R.S. (2001). Die Generationen der Psychotherapieforschung – Ein Überblick. In U. Stuhr, M. Leuzinger-Bohleber & M.E. Beutel (Hrsg.), *Langzeit-Psychotherapie. Perspektiven für Therapeuten und Wissenschaftler* (S. 38–60). Stuttgart: Kohlhammer.

Wallerstein, R.S., Robbins, L.L., Sargent, H.D. & Luborsky, L. (1956). The psychotherapy research project of the Menninger Foundation. *Bulletin of the Menninger Clinic, 20,* 221–278.

Waltz, J., Addis, M.E., Koerner, K. & Jacobson, N.S. (1993). Testing the Integrity of a Psychotherapy Protocol: Assessment of Adherence and Competence. *Journal of Consulting Psychology, 61,* 620–630. http://doi.org/10.1037/0022-006X.61.4.620

Wampold, B.E. (2001). *The Great Psychotherapy Debate. Models, Methods, and Findings.* Mahwah, NJ: Lawrence Erlbaum.

Wampold, B.E., Imel, Z.E. & Flückiger, C. (2018). *Die Psychotherapie-Debatte. Was Psychotherapie wirksam macht*. Bern: Hogrefe.

Wampold, B.E., Minami, T., Tierney, S.C., Baskin, T.W. & Bhati, K.S. (2005). The placebo is powerful: Estimating placebo effects in medicine and psychotherapy from randomized clinical trials. *Journal of Clinical Psychology, 61,* 835–854. http://doi.org/10.1002/jclp.20129

Weber, J.J., Bachrach, H.M. & Solomon, M. (1985a). Factors associated with the outcome of psychoanalysis: Report of the Columbia Psychoanalytic Center Research Project (II). *International Review of Psycho-Analysis, 12,* 127–141.

Weber, J.J., Bachrach, H.M. & Solomon, M. (1985b). Factors associated with the outcome of psychoanalysis: Report of the Columbia Psychoanalytic Center Research Project (III). *International Review of Psycho-Analysis, 12,* 251–262.

Weber, J.J., Solomon, M. & Bachrach, H.M. (1985c). Characteristics of psychoanalytic clinic patients: Report of the Columbia Psychoanalytic Center Research Project (I). *International Review of Psycho-Analysis, 12,* 13–26.

Weiss, E. (1978). Einleitung. In P. Federn (Hrsg.), *Ichpsychologie und die Psychosen* (S. 9–27). Frankfurt a.M.: Suhrkamp.

Weiss, J., Sampson, H. & the Mount Zion Psychotherapy Tresearch Group (1986). *The psychoanalytic process. Theory, clinical observation & empirical research.* New York: Guilford Press.

Wells, K.B. (1999). Treatment research at the crossroads: The scientific interface of clinical trials and effectiveness research. *American Journal of Psychiatry, 156,* 5–10. http://doi.org/10.1176/ajp.156.1.5

Westen, D., Novotny, C.M. & Thompson-Brenner, H. (2004). The empirical status of empirically supported psychotherapies: Assumptions, findings, and reporting in controlled clinical trials. *Psychological Bulletin, 130,* 631–663. http://doi.org/10.1037/0033-2909.130.4.631

Westmeyer, H. (1978). Wissenschaftstheoretische Grundlagen der Klinischen Psychologie. In U. Baumann, H. Berbalk & G. Seidenstücker (Hrsg.), *Klinische Psychologie 1: Trends in Forschung und Praxis* (S. 108–132). Bern: Huber.

Westmeyer, H. (1982). Wissenschaftstheoretische Aspekte der Feldforschung. In J.L. Patry (Hrsg.), *Feldforschung* (S. 67–84). Bern: Huber.

Westmeyer, H. (1989). Psychological theories from a structuralist point of view. In H. Westmeyer (Ed.), *Psychological theories from a structuralist point of view* (pp. 1–13). New York: Springer. http://doi.org/10.1007/978-3-642-84015-9

Wiborg, I.M. & Dahl, A.A. (1996). Does brief dynamic psychotherapy reduce the relapse rate of panic disorder? *Archives of General Psychiatry, 53,* 689–694. http://doi.org/10.1001/archpsyc.1996.01830080041008

Wilson, G.T. (1996). Manual-based treatments: The clinical application of research findings. *Behavior Research and Therapy, 34* (4), 295–314. http://doi.org/10.1016/0005-7967(95)00084-4

Winston, A., Laikin, M., Pollack, J., Samstag, L.W., McCullough, L. & Muran, J.C. (1994). Short-term psychotherapy of personality disorders. *American Journal of Psychiatry, 151,* 190–194. http://doi.org/10.1176/ajp.151.2.190

Woody, G.E., Luborsky, L., McLellan, A.T. & O'Brien, C.P. (1987). Twelve-month follow-up of psychotherapy for opiate dependence. *American Journal of Psychiatry, 144,* 590–596.

Woody, G.E., Luborsky, L., McLellan, A.T. & O'Brien, C.P. (1990). Corrections and revised analyses for psychotherapy in methadone maintenance patients. *Archives of General Psychiatry, 47,* 788–789. http://doi.org/10.1001/archpsyc.1990.01810200096018

Woody, G.E., Luborsky, L., McLellan, A.T. & O'Brien, C.P. (1995). Psychotherapy in community methadone programs: a validation study. *American Journal for Psychiatry, 152,* 1302–1308. http://doi.org/10.1176/ajp.152.9.1302

Woody, G.E., Luborsky, L., McLellan, A.T. & O'Brien, C.P., Beck, A.T., Blaine, J., Herman, I. & Hole, A. (1983). Psychotherapy for opiate addicts: Does it help? *Archives of General Psychiatry, 40,* 639–645. http://doi.org/10.1001/archpsyc.1983.04390010049006

Woody, G.E., McLellan, A.T., Luborsky, L. & O'Brien, C.P. (1985). Sociopathy and psychotherapy outcome. *Archives of General Psychiatry, 42,* 1081–1086. http://doi.org/10.1001/archpsyc.1985.01790340059009

Wurmser, L. (1987). *Flucht vor dem Gewissen. Analyse von Über-Ich und Abwehr bei schweren Neurosen.* Heidelberg: Springer. http://doi.org/10.1007/978-3-642-97016-0

Wurmser, L. (2019). *Scham und der böse Blick. Verstehen der negativen therapeutischen Reaktion* (Lindauer Beiträge zur Psychotherapie und Psychosomatik, 3. Aufl.). Stuttgart: Kohlhammer.

Yeomans, F. (2007). Questions Concerning the Randomized Trial of Schema-Focused Therapy vs Transference-Focused Psychotherapy. *Archives of General Psychiatry, 64,* 609–610. http://doi.org/10.1001/archpsyc.64.5.609-c

Yeomans, F.E., Clarkin, J.F. & Kernberg, O.F. (2017). *Übertragungsfokussierte Psychotherapie für Borderline-Patinten. Das TFP-Praxismanual.* Stuttgart: Schattauer.

Zipfel, S., Wild, B., Groß, G., Friederich, H.-C., Teufel, M., Schellberg, D. et al. (2014). Focal psychodynamic therapy, cognitive behaviour therapy, and optimised treatment as usual in outpatients with anorexia nervosa (ANTOP study): randomised controlled trial. *The Lancet, 383* (9912), 127–137. http://doi.org/10.1016/S0140-6736(13)61746-8

Zitrin, C.M., Klein, D.F., Woerner, M.C. & Ross, D.C. (1983). Treatment of phobias. I. Comparison of imipramine hydrochloride and placebo. *Archives of General Psychiatry, 40,* 125–138. http://doi.org/10.1001/archpsyc.1983.01790020019002

Zwerenz, R., Becker, J., Gerzymisch, K., Siepmann, M., Holme, M., Kiwus, U. et al. (2017). Evaluation of a transdiagnostic psychodynamic online intervention to support return to work: A randomized controlled trial. *PLoS One, 12* (5), e0176513. http://doi.org/10.1371/journal.pone.0176513

Zwerenz, R., Becker, J., Johansson, R., Frederick, R.J., Andersson, G. & Beutel, M.E. (2017). Transdiagnostic, psychodynamic web-based self-help intervention following inpatient psychotherapy: Results of a feasibility study and randomized controlled trial. *JMIR Mental Health, 4,* e41. http://doi.org/10.2196/preprints.7889

Zwerenz, R., Becker, J., Knickenberg, R.J., Siepmann, M., Hagen, K. & Beutel, M.E. (2017). Online self-help as an add-on to inpatient psychotherapy: Efficacy of a new blended treatment approach. *Psychotherapy and Psychosomatics, 86,* 341–350. http://doi.org/10.1159/000481177